JN232315

医療事故対処マニュアル

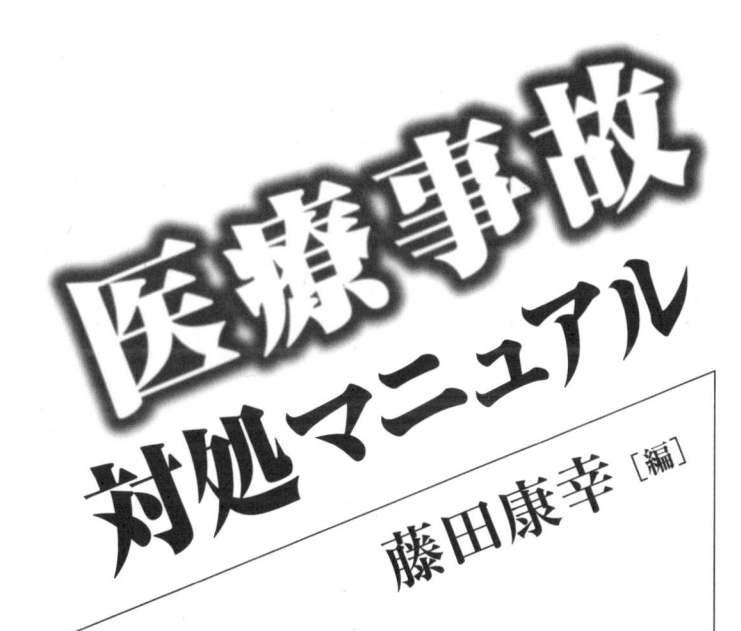

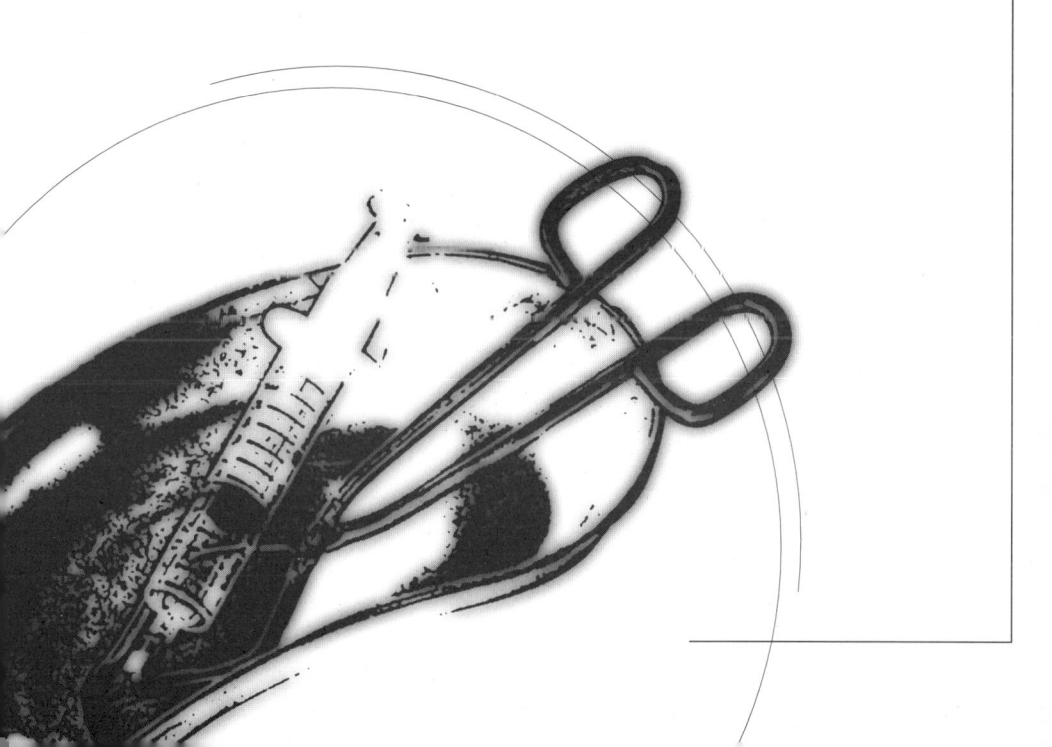

藤田康幸［編］

はじめに

　マスコミでしばしば報道されているように医療事故が増えています。日本の医療の現状に根ざすいくつかの原因のために今後も医療事故が増え続けるでしょう。本書は、医療事故の被害者（患者と家族など）、そして、被害者から相談・委任等を受ける弁護士・司法書士などが医療事故に対処するために役立つマニュアルを作りたいとの考えから企画されました。

　医療事故をテーマとする書籍は多く出版されていますが、本書の特色は以下の点にあります。

　第1に、医療事故の被害者に役立つとともに、被害者から相談・委任等を受ける弁護士・司法書士などの役に立つことをめざしました。「二兎を追う」形になりますが、このようなことをめざした理由はいくつかあります。

　1つは、日本の法制度の下では、被害者は弁護士に委任しなくても法的手続を行えることに関係しています。たとえば、訴訟を被害者本人が行うこと（本人訴訟と呼ばれる）ことも可能であるし、証拠保全手続などは訴訟に比べれば被害者本人が行いやすい手続であるともいえます。現に被害者本人が行っている例もあります。

　時間・労力をさける条件があって、しかも、やる気がある被害者本人は自ら法的手続をとることが促進されてよいだろうと思います。特に日本の現状を考えた場合、損害額が比較的少額である場合（弁護士等に委任する被害者も、被害者から委任を受ける弁護士等も経済的に引き合わないといえる現実があります）は、被害者本人が法的手続を行うことが十分に考えられるでしょう。

　また、時間・労力等をさける条件等がなく、専門家に相談・委任等をする場合も、医療の場で患者の主体性が害された被害者がさらに法律の場でも主体性を害されないようにしたいと考えました。つまり、たとえば「知らしむべからず、寄らしむべし」というような関係が法的手続等の場でも続くことは避けたいと思います。被害者自身が法的手続等の意味をよく理解し、弁護士等に要求すべきことはきちんと要求したり、弁護士等の活動を注視することも有益でしょう。弁護士等と依頼者との関係は理想的には「車の両輪」（協力・協働関係）だと思います。

さらに、相談・委任等を受ける弁護士等にとっても、法的手続を行う際の留意事項を見逃さないための書物、そして、法的手続に関する様々なことを詳しく説明することは負担でもあるので依頼者が法的手続の意味などを理解する書物があれば便利だろうと考えました。

　第2の特色は、第1の特色と関係しますが、医療事故訴訟等の経験がある弁護士以外に、医療事故の被害者が執筆に参加していることです。第2章は、医療事故被害者・医療事故訴訟原告の執筆ですし、そのほかにも、「被害者・原告からのアドバイス」というコラムを各所に収録して、被害者や、被害者から相談・委任等を受ける弁護士に役立つよう心がけました。なお、執筆に参加した弁護士も医療事故被害者の団体の活動などに参加しています。当事者の視点からも被害者等に有益な情報等が提供されているだろうと自負しています。

　第3の特色は、現代がインターネットの時代であることに関係しています。インターネットは特別な設備等を持たない者が世界に向けて情報を発信できるという人類史上画期的な環境を提供しています。誰もが机の前などで有益な情報を入手できるようになっているので、本書では、インターネット上で入手できる情報について可能なかぎりURL（インターネット上の住所みたいなもの）を表示して読者の便宜を考慮しました。特に、医学情報については、「医学情報の入手――サイト編」（134頁参照）などを用意しました。

　第4に、法律上問題になる事項については可能なかぎり最近の参考文献を表示して、被害者および弁護士等の参考になることをめざしました。そして、参考文献の表示にあたっては、執筆者の立場（主に被害者側代理人として活動しているのか、裁判官等であるのかなど）を区別するよう心がけました。そのほうが読むべき文献の優先順位の判断に役立つと考えました。また、参考文献の刊行年も重視しました。新しいもののほうが新たな判例等の状況を踏まえていることが多いからです。

　第5は、2000（平成12）年という時期において最新の判例等を踏まえたことです。医療事故をめぐる裁判所の状況や実務は、1995（平成7）年から1999（平成11）年にかけての6つの最高裁判決により大きく変わることになると思います。この時期は日本の医療事故訴訟の歴史の中でも特筆すべき時期として評価されることでしょう。これら6つの最高裁判決については、その重要性を考慮して、各所でふれるとともに、全文を収録しました（22頁以下参照）。このような判例状況を踏まえた出版とし

ての意味があると思います。

　第6は、本書の執筆者全員が、医療の改善をめざす「医療改善ネットワーク」(MIネット)のメンバーであること、医療事故について適正な救済を図ることのほか、医療事故の防止や医療の改善に深い関心を持って活動していることに関係します。私たちは、医療事故の被害者や医療事故に関わった弁護士等が自分のあるいは自分が関与した事故を通じて持った問題意識を大切にしつつ、より広く医療の改善をめざすことを願って執筆しています。その意味で特に第8章「医療事故の予防と救済のために」を加えています。

　本書の成立の経過ですが、第3章ないし第7章は、藤田康幸『医療事件取扱マニュアル』(医療問題弁護団、1994)、同「医療事件の実務——患者側代理人として」第一東京弁護士会弁護士研修委員会編『法律実務研修会——平成6年度秋期研修録』(第一東京弁護士会、1995) 103頁以下をベースに、第3章・第4章につき五十嵐、第5章につき安東、第6章につき藤田・高木・大森、第7章につき藤田・福地・堀が主に担当しました。また、第1章・第8章は藤田、第2章は阿部が担当しました。その上で執筆者全員で討議し、最終的には藤田が加筆・編集等を行いました。

　さらに、被害者・原告の経験がある阿部、海野、勝村が「被害者・原告からのアドバイス」のコラムを執筆したほか、安原がコラムを執筆しました。

　また、編集作業は五味武司氏(元日本評論社)に依頼し、同氏の紹介で、現代人文社の成澤壽信社長が出版を快諾してくれました。

　本書が医療事故の被害者(医療事故にあったのではないかと思う人々を含みます)、被害者から相談・委任等を受ける弁護士・司法書士などが「最初に手に取る1冊」としてお役に立てば幸いです。

　最後に、本書に関する今後の情報に関しては、< http://www.ne.jp/asahi/law/y.fujita/m_a_man/ >を通じて提供させていただきますので、ご参照いただければ幸いです。

2000年2月29日

弁護士　藤田　康幸

本書の利用法——主要参考文献と凡例

本書は、医療事故に対処するための一般的マニュアルであり、個別の法律的論点、特定の医療行為に即した論点等については、必ずしも詳しくは言及していない。

これらの論点等については、各箇所の＜主要参考文献＞欄記載の文献を参照されたい。

なお、参考文献についての一般的ソースとしては、

- 日本医事法学会（編）『年報医事法学』の「医事法学文献目録」「医事法関係判決目録」（年刊）（日本評論社）
- 法律時報の「文献月報」（毎号）・「学界回顧」（毎年12月発行）（日本評論社）
- 法律判例文献情報の「医事・薬事法」（冊子体とCD-ROMで提供）（第一法規出版）

が役に立つ。

1　主要参考文献と略語

本書では各箇所で以下の参考文献については、略語を使用して引用した。（　）内の数字は刊行年である。

定期刊行物については、一般に用いられている略称を使用した。

（例）　ジュリ　　ジュリスト
　　　　判時　　　判例時報
　　　　判タ　　　判例タイムズ

なお、参照のための便宜を考え、職種・立場等につき、以下の4分類をして記載した。ただし、情報不足等もあるので、一応の目安としてご理解いただきたい。立場等が不明の場合は、原則として「□」欄に分類した。

「☆」欄　主に患者側代理人として活動している弁護士（と思われる場合を含む）の著作
「○」欄　裁判官（元裁判官を含む）（と思われる場合を含む）の著作
「□」欄　研究者の著作または他の3種類に属するかどうかが不明の場合
「◇」欄　主に医療機関側代理人として活動している弁護士（と思われる場合を含む）および医師の著作

● 最判解
　法曹会『最高裁判所判例解説民事篇』（法曹会）（各年度版あり）（○）
　なお、単行本にまとめられる前は、法曹時報に掲載される。
　＜引用例＞田中豊＜最高裁調査官＞・最判解25（25は判例番号）
● 東京地裁・提言（2000）（○）

東京地方裁判所プラクティス第1委員会「医療過誤訴訟の運営について」＜医療過誤訴訟の運営に関する提言＞（平成11年12月）判タ1018号（2000）32頁以下
　　＜引用例＞東京地裁・提言（2000）33頁
●前田ほか・司法研究（2000）（○）
　前田順司ほか＜平成10年度司法研究員＞「司法研究報告概要　専門的な知見を必要とする民事訴訟の運営」判タ1018号（2000）4頁以下
　　＜引用例＞前田ほか・司法研究（2000）18頁
●東京地裁・実情（2000）（○）
　東京地方裁判所医療過誤訴訟検討チーム「東京地方裁判所における医療過誤訴訟の審理の実情について」判タ1018号（2000）59頁以下
　　＜引用例＞東京地裁・実情（2000）60頁
●太田編・大系（2000）（☆、○、□）
　太田幸夫編『医療過誤訴訟法』新・裁判実務大系1（青林書院、2000）
　　＜引用例＞中村哲「医師の説明義務とその範囲」太田編・大系（2000）69頁
●浅井ほか編・大系（1998）（☆、○、□、◇）
　浅井登美彦＝園尾隆司編『医療過誤』現代裁判法大系7（新日本法規、1998）
　　＜引用例＞中山博之「説明義務」浅井ほか編・大系（1998）131頁
●上田・入門（-1998）（☆）
　上田和孝「医療過誤入門(1)～(25)」医療事故情報センターニュース103号（1996）～127号（1998）
　　＜引用例＞上田・入門（-1998）「(20)医療過誤訴訟の盲点⑤開業医だから仕方がない？」ニュース122号9頁
●110番（1997）（☆）
　医療過誤問題研究会（編）『Q&A医療事故110番』（民事法研究会、1997）
　　＜引用例＞110番（1997）58頁
●判例百選（1996）（☆、○、□、◇）
　唄孝一ほか編『医療過誤判例百選　第2版』（有斐閣、1996）
　　＜引用例＞評釈につき、中村哲・判例百選（1996）19（19は判例番号）
　　　　　　　判例につき、判例百選（1996）19（19は判例番号）
●判例ガイド（1996）（☆、□）
　植木哲ほか『医療判例ガイド』（有斐閣、1996）
　　＜引用例＞判例ガイド（1996）293頁［平栗勲］
●畔柳ほか編・実務（1996）（☆、○、◇）
　畔柳達雄ほか編『民事弁護と裁判実務6　損害賠償Ⅱ』（ぎょうせい、1996）

＜引用例＞森谷和馬「診療記録の証拠保全」畔柳ほか編・実務（1996）12頁
●石原編・相談（1995）（☆、◇）
　　石原寛編『医者と患者の法律相談』（青林書院・青林法律相談1、1995）
　　＜引用例＞藤田康幸「カルテの閲覧・謄写」石原編・相談（1995）105頁
●対処法（1993）（☆）
　　医療過誤問題研究会（編）『医療事故紛争の上手な対処法──被害者救済の実践策と法的論点』（実務法律学全集第4巻）（民事法研究会、1993）
　　＜引用例＞対処法（1993）101頁（池田伸之）
●米田・紛争（1993）（◇）
　　米田泰邦『医事紛争と医療裁判──その病理と法理　第2版』兵庫県医師会叢書（成文堂、1993）
　　＜引用例＞米田・紛争（1993）195頁
●加藤・過誤（1992）（☆）
　　加藤良夫『患者側弁護士のための実践（書式付）医療過誤』（ふれあい企画、1992）
　　＜引用例＞加藤・過誤（1992）146頁
●稲垣・展開（1992）（○）
　　稲垣喬『医事訴訟理論の展開』（日本評論社、1992）
　　＜引用例＞稲垣・展開（1992）1頁
●山口ほか編・課題（1991）（○、□、◇）
　　山口和男ほか編『医療過誤』現代民事裁判の課題9（新日本法規、1991）
　　＜引用例＞小林昭彦「医師の転医指示義務」山口ほか編・課題（1991）318頁
●根本編・大系（1990）（○、□、◇）
　　根本久編『医療過誤訴訟』裁判実務体系17（青林書院、1990）
　　＜引用例＞都築弘「問診義務」根本編・大系（1990）261頁
●判タ・現状と展望（1989）（☆、○、□、◇）
　　判例タイムズ686号（1989.3.20）「特集・医療訴訟の現状と展望」（西村宏一＝石川明責任編集）
　　＜引用例＞西野喜一「説明義務、転医の勧奨、患者の承諾、自己決定権」判タ・現状と展望（1989）79頁
●渡辺・評釈（1988）（☆、□）
　　渡辺良夫監修／新美育文ほか編『判例評釈医療事故と患者の権利』（エイデル研究所、1988）
　　＜引用例＞鈴木利廣「薬剤ショック死」渡辺・評釈（1988）165頁
●畔柳・研究（1987）（◇）

畔柳達雄『医療事故訴訟の研究』（日本評論社、1987）
　＜引用例＞畔柳・研究（1987）17頁
●稲垣・理論（1985）（○）
　稲垣喬『医事過誤訴訟の理論』（日本評論社、1985）
　＜引用例＞稲垣・理論（1985）18頁
●稲垣・責任（1981）（○）
　稲垣喬『医事訴訟と医師の責任』（有斐閣、1981）
　＜引用例＞稲垣・責任（1981）1頁

　なお、以下の論稿は各種の論点等に関し参考になるものであるが、本書では個々の箇所で引用等は原則として省略した。
　全体にわたる論点等にふれている比較的最近のものとして、以下の加藤新太郎論文、加藤良夫論文、吉川孝三郎論文がある。短時間で全体的な論点等を把握したい場合にはこれらの論文を参照されたい。

○加藤新太郎「医療過誤訴訟の現状と展望」判タ884号（1995）4頁
☆加藤良夫「医療過誤をめぐる諸問題」日本弁護士連合会編・日弁連研修叢書『現代法律実務の諸問題＜平成10年版＞』（1999）113頁
☆鈴木篤「患者の側から見た医療過誤訴訟」日本弁護士連合会編・日弁連研修叢書『現代法律実務の諸問題　上＜昭和62年度＞』（第一法規、1988）379頁
☆鈴木篤「医療裁判を始める人のための心得七ヶ条」東京弁護士会弁護士研修委員会編『弁護士研修講座昭和61年度講義録』（東京弁護士会、1987）181頁
☆鈴木利廣「医療過誤事件における訴訟技術──続・訴訟の技術と準備⑤」判タ624号（1987）65頁
☆鈴木利廣「続・医療過誤事件における訴訟技術」リーガルマインド71号（1990）15頁
☆辻本育子「医療過誤事件の調査（証拠保全）」『医療に心と人権を　第5集』（九州・山口医療問題研究会、1989）155頁
☆辻本育子「医療過誤裁判の勝ち方」『医療に心と人権を　第9集』（九州・山口医療問題研究会、1994）134頁
☆吉川孝三郎「医療過誤訴訟における訴訟活動──原告代理人の留意点」浅井ほか・大系（1998）15頁

2　広く市販はされていないが役立つことが多い資料（比較的最近のものに限る）
●医療問題弁護団・研究会（巻末参照）の全国交流集会とその報告集（報告書）

＜引用例＞交流集会（1990）「鑑定をめぐる諸問題」14頁
　　　第12回横浜1990（H 2）開催
　　　第13回群馬1991（H 3）開催
　　　第14回京都1992（H 4）開催
　　　第15回仙台1993（H 5）開催
　　　第16回富山1994（H 6）開催
　　　第17回徳島1995（H 7）開催
　　　第18回神戸1996（H 8）開催
　　　第19回岡山1997（H 9）開催
　　　第20回札幌1998（H10）開催
　　　第21回熊本1999（H11）開催
● 医療事故情報センター（巻末参照）の総会記念シンポジウム
　　＜引用例＞センター・シンポ（1995）「証拠保全について考える」
　　　1993（H 5）.5.15開催「医療被害者の救済をめざして──医療従事者の役割を考える──」
　　　　1993（H5）.10発行
　　　1994（H 6）.5.21開催「裁判官はどのように訴訟をとらえているか」1995（H7）.1発行
　　　1995（H 7）.5.27開催「証拠保全について考える」1995（H7）.12発行
　　　1996（H 8）.5.25開催「医療は過ちから何を学ぶか」1996（H8）.12発行
　　　1997（H 9）.5.31開催「医療の質の評価と事故防止」1997（H9）.12発行
　　　1998（H10）.5.30開催「医療被害者の救済システムを考える」1998（H10）.12発行
　　　1999（H11）.5.15開催「医療の安全を求めて」1999（H11）.12発行
● 医療事故情報センター（巻末参照）のセンターニュース（月刊）
　　＜引用例＞加藤良夫・ニュース98号6頁
● 医療事故調査会（巻末参照）のシンポジウム「医療事故を防ぐために」
　　　1996（H 8）.5医療事故調査会『医療事故調査会シンポジウム記録集』（1998.8、日本アクセル・シュプリンガー）に収録
　　　1997（H 9）.5同上
　　　1998（H10）.5『医療事故調査会第3回シンポジウム　医療事故を防ぐために』
　　　1999（H11）.5『医療事故調査会第4回シンポジウム　医療事故を防ぐために』
● 九州・山口医療問題研究会の『医療に心と人権を』
　　＜引用例＞浦田秀徳「産科事故判例の傾向」九州・山口9（1994）144頁
　　　第 6 集1990（H2）.9
　　　第 7 集1991（H3）.9
　　　第 8 集1992（H4）.10

第 9 集 1994（H6）　.2
　　第10集 1995（H7）　.9

3　裁判例と事例

裁判例については以下の例のように表記した。
出典については一般に使用されている略語を使用した。
（例）　民集　最高裁判所民事判例集
　　　　判時　判例時報
　　　　判タ　判例タイムズ

なお、アクセスの便宜のために、公式判例集以外に、判例時報（「判時」）または判例タイムズ（「判タ」）の出典もなるべく表示した。

　＜例＞最高裁第2小法廷平成7年（1995年）6月9日判決（民集49巻6号1499頁、判時1537号3頁、判タ883号92頁）

なお、判例データベースとしては、以下のものがある。
「判例 MASTER」（新日本法規出版）
「リーガルベース」（日本法律情報センター、EOC）
「判例体系 CD-ROM」（第一法規出版）

同種事故についての裁判例や事例の調査については、以下のものが便利である。
- 症例報告集：医療事故情報センター『医療過誤事件症例報告集　第1集〜第4集』（医療事故情報センター、1991〜1998）
　　　目次について、＜http://www.nttl-net.ne.jp/mmic/013.htm＞参照
- ニュース：医療事故情報センター『医療事故情報センターニュース』（月刊、医療事故情報センター）
- 鑑定書集：医療事故情報センター『医療過誤訴訟鑑定書集　第1集〜第11集』（医療事故情報センター、1988〜2000）
　　　目次について＜http://www.nttl-net.ne.jp/mmic/009.htm＞参照

医療事故対処マニュアル ■目次

■はじめに
　■本書の利用法―主要参考文献と凡例

第一章　医療事故と救済の手続

1.1■ 医療事故の増加／p2
1.2■ 普遍的問題としての医療事故／p6
1.3■ 医療事故に取り組む実務の特色／p7
1.3.1■ 情報面での特色／p7
1.3.2■ 法的手続面での特色／p9
1.4■ 取り組みの基本的視点／p10
1.4.1■ 患者側にとって／p10
1.4.2■ 患者側代理人弁護士にとって／p11
1.5■ 重要な最高裁判決―最善の医療を受ける権利と医療水準など／p11
1.5.1■ 平成7年5月30日判決／p13
1.5.2■ 平成7年6月9日判決／p14
1.5.3■ 平成8年1月23日判決／p16
1.5.4■ 平成9年2月25日判決／p17
1.5.5■ 平成11年2月25日判決／p18
1.5.6■ 平成11年3月23日判決／p20
重要判例―1　新生児核黄疸・説明義務／p22
重要判例―2　未熟児網膜症・光凝固（姫路日赤事件）／p27
重要判例―3　虫垂切除・腰椎麻酔ショック・添付文書・医療慣行／p34
重要判例―4　顆粒球減少症・開業医の義務・鑑定評価／p44
重要判例―5　肝硬変・検査義務・延命可能性・因果関係／p54
重要判例―6　顔面けいれん・脳神経減圧手術・血腫の原因の認定
　　　　　　　鑑定評価（神戸大病院事件）／p59

第二章　医療事故の疑いがあるとき　～当事者にとって～

2.1■ 医療事故に遭ったら／p70
2.2■ 冷静に行動する／p70
2.3■ 解剖について／p71
2.4■ 事実関係を整理する／p71
2.5■ 何をしたいのか、目的を定める／p72
2.6■ 基本的な医学知識を身につける／p72
2.7■ 医療事故法律相談／p74
2.8■ 医事紛争処理委員会について／p75
2.9■ 弁護士への委任／p75
2.10■ 弁護士とのつき合い方／p77
　　■被害者・原告からのアドバイス―弁護士の選任／p76
　　■忘れられない「一言」／p78

第三章 医療事故法律相談と受任 〜弁護士にとって〜

3.1■ 相談の申込みについて／p82
3.1.1■ 相談票など／p82
3.1.2■ 注意事項／p83
3.1.3■ 解剖／p83
3.2■ 面接相談の受け方／p88
3.2.1■ 事情聴取／p88
3.2.2■ 過失等との関係／p88
3.2.3■ 医学文献のコピー／p88
3.2.4■ 精神的ケアなど／p88
3.3■ 委任の受け方／p89
3.3.1■ 受任の範囲／p89
3.3.2■ 費用の説明／p90
3.3.3■ 依頼者の目的の把握／p92
3.3.4■ 車の両輪／p92

第四章 調査の仕方

4.1■ 医療記録について／p94
4.1.1■ はじめに／p94
4.1.2■ 医療記録の種類／p94
4.1.3■ 医療記録（カルテ等）の開示の問題／p103
4.2■ 証拠の保全／p104
4.2.1■ 証拠保全の申立て／p104
　　　書式―証拠保全:申立書の例／p112
　　　書式―証拠保全:検証物目録の例／p115
　　　書式―証拠保全:陳述書の例／p116
4.2.2■ 裁判所との面接／p117
4.2.3■ 検証期日まで／p118
　　　書式―証拠保全.検証調書の例／p119
4.2.4■ 証拠保全の結果について／p120
4.3■ 医学文献の調査／p121
4.4■ 判例・法律文献などの調査／p121
4.5■ 医師などへの相談／p122
4.5.1■ 協力医の確保方法／p122
4.5.2■ 協力を得る場合の注意事項／p122
4.6■ 方針の決定／p123
　　　被害者・原告からのアドバイス―レセプトの入手／p102
　　　被害者・原告からのアドバイス―カルテの入手／p105
付録1　医学情報の入手―書籍編／p124
付録2　医学情報の入手―JOIS編／p131
付録3　医学情報の入手―サイト編／p134
付録4　診療科・診療行為類型・医療事故類型ごとの参考文献の例／p145

第五章 交渉など

- 5.1 ■ 医療機関側との交渉／p158
- 5.2 ■ 説明会／p158
  - 5.2.1 ■ 説明会の要求／p158
  - 5.2.2 ■ 説明会の目的／p159
  - 5.2.3 ■ 説明会の申入れと開催／p160
  - 5.2.4 ■ 説明を求める根拠／p161
- 5.3 ■ 意見書等の送付／p161
  - 書式―示談書の例／p162
- 5.4 ■ 医師会による紛争解決と医師賠償責任保険など／p164
  - 5.4.1 ■ 医師賠償責任保険など／p164
  - 5.4.2 ■ 医師会の手続の問題点／p165
- 5.5 ■ 調停／p167
  - 5.5.1 ■ 調停とは／p167
  - 5.5.2 ■ 調停手続の特徴／p168
  - 5.5.3 ■ 調停制度と医師賠償責任保険制度とは無関係／p170
  - 5.5.4 ■ 調停成立の可能性のある事案・ない事案／p170
  - 5.5.5 ■ 調停から裁判への移行／p172
- 5.6 ■ 医薬品機構による救済手続の利用／p172
  - 5.6.1 ■ 医薬品機構とは／p172
  - 5.6.2 ■ 制度の仕組み／p173
  - 5.6.3 ■ 制度の適用外とされる場合／p174
  - 5.6.4 ■ 給付までの手続／p177
  - 5.6.5 ■ 医療過誤責任追及との関係／p179

第六章 訴訟の提起

- 6.1 ■ 訴訟の受任／p185
  - 6.1.1 ■ 説明など／p185
    - 訴訟用印紙額／p190
    - 弁護士費用（民事事件の着手金・報酬金）／p192
  - 6.1.2 ■ 法律扶助・訴訟上の救助／p193
  - 6.1.3 ■ 訴訟委任契約書／p195
    - 書式―訴訟委任契約書の例／p195
- 6.2 ■ 訴状〈原告・被告・裁判所〉／p198
  - 6.2.1 ■ 原告の確定／p198
  - 6.2.2 ■ 被告の確定／p201
  - 6.2.3 ■ 裁判所の確定（管轄）／p203
    - 書式―訴状の例／p203
- 6.3 ■ 訴状〈請求の趣旨〉／p212
- 6.4 ■ 訴状〈請求の原因（責任論）〉／p213
  - 6.4.1 ■ 不法行為構成と債務不履行構成／p213
  - 6.4.2 ■ 過失（注意義務違反）の類型／p214
  - 6.4.3 ■ 過失等の判断の参考となる法令・通達等／p216
  - 6.4.4 ■ 説明義務／p222
  - 6.4.5 ■ 転医義務／p226

6.4.6■ 複数医療従事者の責任・チーム医療／p228
6.4.7■ 免責約款／p231
6.5■ 訴状〈請求の原因（因果関係論）〉／p232
6.5.1■ 因果関係と過失／p232
6.5.2■ 交通事故との競合／p233
6.6■ 訴状〈請求の原因（損害論）〉／p236
6.6.1■ 損害算定方式について／p237
6.6.2■ 中間利息の率／p240
6.6.3■ 期待権侵害・延命利益など／p242
6.6.4■ 制裁的慰謝料論／p246
6.6.5■ 文娩過誤等に伴う胎児死亡による損害／p247
6.7■ 添付資料／p248
6.7.1■ 当事者関係／p248
6.7.2■ 証拠書類等／p249
6.8■ 訴えの提起／p249
6.8.1■ 訴えの提起に伴う事務／p249
6.8.2■ マスコミ対策（記者会見など）／p251

被害者・原告からのアドバイス—弁護士との委任契約／p199
被害者・原告からのアドバイス—提訴地をどこにするか／p202
被害者・原告からのアドバイス—提訴時・裁判終結時に記者会見を／p250

第七章 訴訟活動

7.1■ 訴訟の進行の仕方／p253
7.1.1■ はじめに／p253
7.1.2■ 第1回期日まで／p257
7.1.3■ 弁論・争点整理から証拠調べへ／p257
7.1.4■ 期日への当事者の出席／p260
7.2■ 今後の訴訟実務の変化／p260
7.2.1■ 医療事故訴訟の審理の実情／p261
7.2.2■ 医療事故訴訟への専門的知見の導入／p263
7.2.3■ 東京地裁の提言／p266
7.3■ 主張—準備書面の提出／p268
7.3.1■ 各段階の準備書面／p268
7.3.2■ 準備書面の書き方／p271
7.4■ 各種の論点／p272
7.4.1■ 医療水準（過失の基準）論／p272
7.4.2■ 医師の裁量権論／p274
7.4.3■ 診療録の記載と事実認定／p276
7.4.4■ 因果関係論／p277
7.4.5■ 割合的因果関係論等／p279
7.4.6■ 特異体質論・素因論など／p280
7.4.7■ 損害額減額事由・過失相殺論など／p281
7.4.8■ 消滅時効論／p283
7.4.9■ 証明論・証明妨害など／p283
7.5■ 証拠—書証などの提出／p285
7.5.1■ はじめに／p285
7.5.2■ 被告医療機関の診療記録等／p286
7.5.3■ 医学文献／p288

7.5.4■ 他の医療機関の診療記録等／p288
7.5.5■ 文書提出命令・送付嘱託／p289
7.6■ 尋問／p289
7.6.1■ はじめに／p290
7.6.2■ 反対尋問の特質／p293
7.6.3■ 申請、尋問の順序、期日の扱い／p295
7.6.4■ 尋問の準備／p297
7.6.5■ 当日の対応／p302
7.6.6■ 対質尋問について／p302
7.7■ 鑑定／p305
7.7.1■ はじめに／p306
7.7.2■ 鑑定についての方針と鑑定申請／p307
　　　書式―訴訟：鑑定申請書の例／p309
7.7.3■ 鑑定人／p309
7.7.4■ 鑑定費用／p312
7.7.5■ 鑑定事項／p312
　　　書式―訴訟：鑑定事項の例／p314
7.7.6■ 鑑定資料／p316
7.7.7■ 不当な鑑定結果の場合／p316
7.7.8■ 鑑定人尋問／p317
7.7.9■ 鑑定証人／p318
7.7.10■ 私的鑑定意見書／p319
7.8■ 和解／p320
7.8.1■ はじめに／p321
7.8.2■ 和解の時期／p321
7.8.3■ 和解条項／p323
　　　書式―訴訟：和解条項の例／p324
7.9■ 判決と上訴／p324
7.9.1■ 判決／p324
7.9.2■ 記者会見／p325
7.9.3■ 上訴／p327
　　　被害者・原告からのアドバイス―傍聴支援の呼びかけ／p256
　　　被害者・原告からのアドバイス―傍聴依頼について／p256
　　　被害者・原告からのアドバイス―裁判情報のインターネットでの公開を／p257
　　　被害者・原告からのアドバイス―医療過誤裁判インターネット公開術／p258
　　　被害者・原告からのアドバイス―和解勧告への対応1／p322
　　　被害者・原告からのアドバイス―和解勧告への対応2／p323
　　　被害者・原告からのアドバイス―判決への対応1／p326
　　　被害者・原告からのアドバイス―判決への対応2／p327
　　　被害者・原告からのアドバイス―記者会見について／p328

医療事故の予防と救済のために

第八章

8.1■ 医療事故―現状の問題点／p334
8.1.1■ 医学の限界／p334
8.1.2■ 訴訟の限界／p335
8.1.3■ 予防と救済のために必要なこと／p339
8.2■ 患者の権利の一層の確立などによる医療の質の改善／p339
8.2.1■ 徹底した情報の開示（情報の隠匿の防止）とその活用（死蔵の防止）／p340

8.2.2■ 健康保険制度の改革／p343
8.2.3■ 薬の過剰使用の是正／p345
8.2.4■ 薬害防止のための措置／p346
8.2.5■ 医学教育と研修の改善／p347
8.2.6■ 患者の権利法などの制定／p348
 8.3■ 事故情報の集積と活用／p352
8.3.1■ 事故情報の開示と集積／p353
8.3.2■ 分析と活用／p354
 8.4■ 紛争解決手段・補償方法の改善―ADR（裁判外紛争解決制度）など／p354
8.4.1■ ドイツの例／p355
8.4.2■ 日本の場合／p356
8.4.3■ 加藤良夫氏の構想／p357
 8.5■ 危険の分散などのための保険制度／p359
8.5.1■ スウェーデンの例／p359
8.5.2■ ニュージーランドの例／p360
8.5.3■ 加藤雅信氏の構想／p360

■本書の執筆者／p362
■各種団体リスト／p364

第1章

医療事故と救済の手続

1.1 医療事故の増加

　本書は医療事故への対処をテーマとしている。ここでいう医療事故とは、「診療の過程で患者に意外な結果（患者が覚悟していない結果）が発生したこと」の意味で使っている。

　このような意味での医療事故は増え続けており、しかも、今後しばらくは増加し続けるだろう。そのように考える理由はいくつかあるが、まず、4頁以下の医療事故訴訟の数について見てみよう。

　この表のように、提訴される医療事故訴訟の数は基本的に増加傾向にあるといってよいだろう。しかし、提訴される訴訟の数だけを見るのでは不十分である。より基本的な問題は、たとえば、いま日本では年間に何件の医療事故が発生しているのかということ自体が把握できないことにある。➡1 つまり、医療事故についての情報が集積されて分析・検討され、それを踏まえて将来の事故を予防することに向けての組織的な取り組みがなされていないのである。これでは医療事故が減少することを期待しにくい。

　たとえば、交通事故や労災（労働災害）事故については、年間の事故数や死亡者数などはきちんと集計され、事故の分析や予防に向けての各種の取り組みが行われているが、それらに比べて医療事故の場合は情報の集約と活用は甚だしく遅れている。

　医療事故は、密室の中で発生することがあり、また、専門的知識等がないと事故の存在自体が把握できないことがあるほか、とかく隠される傾向がある。また、大きな1つの事故のかげには多くの中小の事故があり、さらに多くのニアミスがあるといわれている。➡2 小さい事故やニアミスは将来の大事故を防止するための大きな教訓になりうるが、それらの情報の分析・検討は十分に行われていない。交通事故（航空機事故・自動車事故など）や労災事故などに比べて、医療事故は情報の収集と活

➡1　たとえば、朝日新聞1997年1月30日の「ルポ　なぜ？　どうして！　医療事故の現場から」（連載、田辺功編集委員）では、「今回、日本医師会や病院団体、保険会社などに最近の医療事故を問い合わせた。しかし、内容は極秘のうえ、事故をきちんと分析し、注意を呼びかけている団体も見当たらなかった。」としている。

➡2　労災事故に関して、「ハインリッヒの法則」というものが語られており、1件の大事故があると、そのまわりに29件の中小の事故があり、さらに300件のニアミスがあるといわれている。

用が著しく不足しているといってよいだろう。

　このように事故情報が集積・活用されない現状の下では、事故が減少することを期待しにくい。また、医療の内容が高度化してきており、ちょっとしたミスが重大な結果をもたらしやすいということもあろう。

　さらに重要な問題は、日本の医療では患者の権利が十分には尊重されていないという点である。たとえば、医師が患者の最善の医療を受ける権利を尊重しようとすれば、自己研鑽に努めたり、慎重な経過観察をしたり、自分の手に負えない場合は高度医療機関への転送が行われやすくなるだろう。また、患者の自己決定権を尊重すれば、情報の開示、インフォームド・コンセント、セカンド・オピニオンなどを通じて、適切な医療を受ける機会が増え、医療事故や意外な結果に遭遇することは少なくなるであろう。

　世界医師会（WMA）は「患者の権利に関するリスボン宣言」（1981 年）を 1995 年のバリ総会で改訂した➡3 が、報道によると日本医師会は世界で唯一棄権したという。➡4 私たちの国は、患者の権利についての医師の意識が世界でもまれな国ということができよう（もっとも、日本医師会は日本の医師の約 6 割を会員としているにすぎない）。

　要するに、医療の高度化に伴う危険が増加するのに、患者の権利が十分に尊重されずに、事故やニアミスから学ばないとすれば、事故は増えるしかないであろう。

➡3　世界医師会（WMA）「患者の権利に関するリスボン宣言」（1981 年，改訂 1995 年）は、「以下の宣言は、医療専門家が確認し促進する患者の基本的権利の一部を表すものである。保健医療にかかわる医師その他の個人もしくは団体は、これらの権利を認容し擁護していく上で共同の責任を担っている。医師は、立法、政府の行為あるいはその他の行政機関や組織が患者に対してこれらの権利を否定する場合にはいつでも、これらの権利を保証しもしくは回復するために適切な手段を講じなければならない。」として、「良質の医療を受ける権利」、「選択の自由の権利」、「自己決定の権利」などについて規定している。
　　なお、詳細は、以下のサイトを参照。
　　リスボン宣言（和文）
　　　　　http://www.ne.jp/asahi/law/y.fujita/mi-net/lisbon/D_Lisbon_j.html
　　リスボン宣言（英文）
　　　　　http://www.ne.jp/asahi/law/y.fujita/mi-net/lisbon/D_Lisbon.html

➡4　日本経済新聞社『病める医療——現場から問う危機の実態——』（1997）24 頁、朝日新聞 1996 年 9 月 3 日付朝刊・家庭面。

◆第1章◆医療事故と救済の手続

■医療事故訴訟の動向

年	新受	既済	判決	判決率	和解	和解率	放棄	認諾	取下	他	他計
1970 昭和50	102	25	9	36.0%							
1971 昭和49	170	41	19	46.3%							
1972 昭和49	170	59	20	33.9%							
1973 昭和49	170	75	23	30.7%							
1974 昭和49	170	66	20	30.3%							
1975 昭和50	223	84	26	31.0%							
1976 昭和51	234 *	144 *	39 *								
1977 昭和52	257	153	46 *								
1978 昭和53	238 *	184 *	75 *								
1979 昭和54	252 *	179	61 *								
1980 昭和55	310	176	76 *								
1981 昭和56	195	195	82	42.1%	91	46.7%	3	0	11	8	22
1982 昭和57	270	235 *	95	40.4%	107	45.5%	0	0	26	7	33
1983 昭和58	271 *	224	102	45.5%	83	37.1%	1	0	29	9	39
1984 昭和59	255 *	218 *	94	43.1%	95	43.6%	2	0	14	13	29
1985 昭和60	272	262	123	46.9%	104	39.7%	2	0	24	9	35
1986 昭和61	335 *	268 *	110	41.0%	109	40.7%	3	0	30	16	49
1987 昭和62	335 *	303 *	148	48.8%	120	39.6%	0	0	20	15	35
1988 昭和63	352	279	108	38.7%	122	43.7%	3	0	22	24	49
1989 平成1	369	301	145	48.2%	125	41.5%	1	0	22	8	31
1990 平成2	364	282	109	38.7%	133	47.2%	4	0	16	20	40
1991 平成3	357	310	111	35.8%	166	53.5%	1	0	15	17	33
1992 平成4	373	303	134	44.2%	131	43.2%	0	0	15	23	38
1993 平成5	444	292	113	38.7%	142	48.6%	2	0	17	18	37
1994 平成6	504	328	152	46.3%	146	44.5%	0	0	15	15	30
1995 平成7	434	293	112	38.2%	133	45.4%	1	1	21	15	38
1996 平成8	581	432	150	34.7%	224	51.9%	0	0	25	33	58
1997 平成9	595	441	157	35.6%	232	52.6%	1	0	27	24	52
1998 平成10	629	476									
1981~1997 昭和56~平成9		4,966	2045	41.2%	2,263	45.6%					
1989~1997 平成1~平成9		2,982	1183	39.7%	1,432	48.0%					
1995~1997 平成7~平成9		1,166	419	35.9%	589	50.5%					

(注)
(1) 主に、以下のものを参考にした。
- 最高裁事務総局「医療過誤訴訟事件関係統計表」加藤ほか監修『医療過誤紛争をめぐる諸問題』(法曹会、1976)
  1970年~1975年について詳しい。
- 最高裁事務総局(編)『医療過誤関係民事訴訟事件執務資料』(法曹会、1989)
  1976年~1987年、特に1981年~1987年について詳しい。
  なお、1970年1月1日~1975年12月31日の判決率は34.0%、和解率は50.9%、
  　　　1976年1月1日~1981年6月30日の判決率は35.9%、和解率は45.1%
  とされている。
- 林道晴(最高裁事務総局)「裁判統計から見た医療過誤訴訟の実情」浅井ほか編・大系(1998)1頁
  1988年~1997年について詳しい。
- 前田達明(京都大)「医療契約について」京都大学法学部創立百周年記念論文集第3巻(有斐閣、

認容	認容率	棄却等	未済	認容率：3年平均		認容率：5年平均	
1	11.1%	8	308				
11	31.6%	12	376	'70-'72	37.5%		
11	55.0%	9	452	'71-'73	45.2%		
11	47.8%	12	514	'72-'74	52.4%		
11	55.0%	9	618	'73-'75	40.6%		
6	23.0%	20	757	'74-'76	45.9%	'71-'75	41.7%
22*	56.4%	17*	848	'75-'77	40.5%		
17*	37.0%	29*	952	'76-'78	40.6%		
26*	34.7%	49*	1,007	'77-'79	36.8%		
24*	39.3%	37	1,081	'78-'80	34.4%		
23*	30.3%	53*	1,215	'79-'81	36.1%	'76-'80	37.7%
32	39.0%	50	1,213	'80-'82	34.0%		
31	32.6%	64	1,247	'81-'83	35.5%		
36	35.3%	66	1,293	'82-'84	31.6%		
25	26.6%	69	1,329	'83-'85	31.3%		
39	31.7%	84	1,339	'84-'86	29.7%	'81-'85	32.9%
33	30.0%	77	1,407	'85-'87	25.7%		
26	17.6%	122	1,435	'86-'88	22.4%		
23	21.3%	85	1,508	'87-'89	22.2%		
40	27.6%	105	1,576	'88-'90	26.5%		
33	30.3%	76	1,658	'89-'91	28.2%	'86-'90	25.0%
30	27.0%	81	1,705	'90-'92	31.9%		
50	37.3%	84	1,775	'91-'93	31.6%		
33	29.2%	80	1,927	'92-'94	35.6%		
59	38.8%	93	2,103	'93-'95	34.5%		
38	33.9%	74	2,244	'94-'96	38.4%	'91-'95	33.8%
62	41.3%	88	2,393	'95-'97	35.8%		
50	31.8%	107	2,547			'96+'97	36.5%
			2,700				
640	31.3%						
395	33.4%						
150	35.8%						

1999) 75頁

1992年～1996年について詳しい。
(2) そのほか、以下のものがある。
● 小坂義弘、(島根医大)『麻酔とインフォームド・コンセント』(南江堂、1998) 5頁
(3) 「*」は、資料によって数値にわずかの違いがある箇所、他の数値に基づいて計算した箇所などである。
(4) 単年を越えての認容率等は、単年の数値を平均したものではなく、基礎となる判決数等の合計に基づく。

1.2 普遍的問題としての医療事故

　医療事故は誰にでも起こりうる問題であり、自分が注意すれば完全に避けられるというものではないといってよいだろう。

　まず、ライフステージから考えてみよう、人の一生は、まず出産によって始まる。産科の事故は医療事故の中でも多い類型である。医療事故訴訟の中でも産科事故は大きな割合を占めている。また、幼児・小児は病気にかかりやすく、医療機関にかかることが多い。自分自身が症状を説明できないことや症状が急変しやすいことなどもあって、医療事故に結びつきやすい。

　自分が成人になっても、いろいろな病気になったり、また、交通事故・労災事故その他の事故にあって医療措置を受けることがある（交通事故と医療事故の競合という問題が論じられている）。健康診断を受けるなどして注意していても、健康診断の誤りが問題になることもある。

　多くの家庭では子どもが生まれる。先に述べたように、子どもはしばしば医療機関のお世話になる。また、自分の両親などが高齢者になると、高齢者は医療機関にかかることが多い。そして、自分自身も高齢者になり、医療機関のお世話になることが多くなる。

　では、安心できる医療機関や医師にかかる確実な方法があるかといえば、そのような方法はないといってよい。医療機関の適切な選択は非常に難しい。仮に信頼できる医師がいたとしても、現代医療は専門分野が細分化されており、➡5 どの分野でも信頼できる医師を確保することは難しい。そして、自分自身が医師や看護婦などの医療従事者であっても、医療事故にあう例が結構ある。

➡5　医療法69条では、医師や病院などについての広告が一定の事項に制限されており、法の認める診療科名については広告できることになっている。そして、医療法70条1項・医療法施行令5条の3で、「医業」について、内科、心療内科、精神科、神経科（または神経内科）、呼吸器科、消化器科（胃腸科）、循環器科、アレルギー科、リウマチ科、小児科、外科、整形外科、形成外科、美容外科、脳神経外科、呼吸器外科、心臓血管外科、小児外科、皮膚泌尿器科（皮膚科または泌尿器科）、性病科、こう門科、産婦人科（産科または婦人科）、眼科、耳鼻いんこう科、気管食道科、リハビリテーション科、放射線科の27科、「歯科医業」について歯科、矯正歯科、小児歯科、歯科口腔外科の4科が定められている。その他、医療法70条2項により「厚生大臣の許可を受けたもの」として、麻酔科がある。

数え方にもよるが30以上の専門分野があると見ることができよう。

　要するに、人は誰しも医療サービスの受け手（側）になりうるのであり、医療事故からの救済は市民全員にとっての課題であるといってよいだろう。

1.3　医療事故に取り組む実務の特色

　患者側が医療事故の救済に向けて取り組む作業には、いくつかの特色があるといってよいだろう。一般の事件と比べて、特に情報面での特色と手続面での特色を簡単に述べる。

1.3.1　情報面での特色

　患者側にとっては、情報の壁が非常に厚い。加藤良夫氏（弁護士）は、かねてから「医療過誤訴訟の3つの壁」として、「専門性の壁」、「密室性の壁」、「封建性の壁」を指摘してきた。➡6「専門性の壁」とは、高度に専門化した医学・医療についての情報などの壁で、「密室性の壁」とは、手術室や病室などの密室で行われることが多い医療行為についての情報の壁で、「封建性の壁」とは、医療の世界では相互批判の精神が乏しく、かばいあう傾向が強いため、患者側にとって有利な助言・見解等が得られにくいという壁である。

　これら3つの壁は、情報の入手や活用の面で患者側にとって大きなハンディキャップである。したがって、患者側としては、このハンディキャップを乗り越えるための努力が必要になる。特に、以下の点に十分留意する必要があろう。

(1) **医学情報収集の重要さ**

　患者側としては、医学文献の収集など、医学情報の収集が非常に大きな課題である。ゼロから手作業で参考になる医学文献を収集しようとすると非常に膨大な時間と手間を食ってしまうので、いかにして適切な医学情報に速く効率よくアクセスす

➡6　加藤良夫「医療過誤・患者の人権」＜特集　弁護士業務と専門化——専門化の現場から＞自由と正義42巻7号39頁（1991）（その後、加藤・過誤（1992）32頁以下に収録）。

るかということが非常に重要になってくる。

医学文献のデータベースの活用、同種の事故を扱った弁護士への協力依頼などが重要な課題となる（→詳しくは、124頁以下など参照）。

(2) 協力医確保の重要さ

患者側としては、医学情報との関係で、どのようにして協力してくれるドクターを見つけて有益なアドバイスをもらうかということが非常に重要になる。

これについては、どのようなルートで協力医を見つけるかが重要な課題となる（→詳しくは、122頁以下参照）。

(3) 判例・事例の重要さ

医療事故の場合、日本全国を探せば同種の事故が起きている可能性が高いので、過去の事故事例が大いに参考になる。訴訟になって判例になっている場合もあるが、訴訟を起こさないで示談で解決したり、あるいは訴訟上の和解で解決したりして、判例集・判例雑誌等に出ていない事例も結構ある。そういう他の事故事例をいかに参考にするかということが非常に重要だと思う。また、関係する判例の中の医学的な知見を要約・整理している部分は非常に参考になる。

したがって、関係する判例を判例データベースなどで検索すること、医療事故情報センターの症例報告集、センターニュース、鑑定書集（xi頁参照）などで参考になる事例を探すことが有益である（→詳しくは、121頁など参照）。

(4) 対等性の確保——協力のネットワークの重要性

情報面での壁あるいは落差との関係で、患者側としての立場から考えると、医療機関側は、医学文献の収集は簡単であるし、協力医の確保も簡単である（医療機関内部での協力で足り、他の医療機関の医師の協力を必要としない場合も多い。大学時代の恩師・先輩・後輩を通じて、あるいは学会を通じて、いろいろな形で医学情報を集められる立場にある）。また、医療機関側の代理人となる弁護士は、たとえば医師会・保険会社・大規模医療機関の顧問という立場で、医療事故についての経験が多い場合が普通である。

それに対して、患者側は滅多にない経験であるし、患者側の代理人となる弁護士にとっても、多数の医療事件の経験がないという場合も多い。そういう意味で、医療機関と患者側の間、そして双方の弁護士の間において情報収集力の差があるといえよう。

したがって、ではどうすべきかということになるが、患者側あるいは患者側の代理人弁護士としては、ほかの患者あるいは患者側代理人弁護士の間で協力関係をつくっていく、そして、なるべく相互に情報を活用し合うということが、非常に重要である。そうしないかぎり、なかなか対等な闘いにならないといってよい。

協力ネットワークの例としては、医療事故情報センター、各地の弁護士を中心とする医療問題弁護団・研究会など、医療改善ネットワーク（MIネット）や医療事故市民オンブズマン（メディオ）などの市民団体がある（→詳しくは、363頁以下参照）。

1.3.2 法的手続面での特色

医療事故事件には、一般の民事事件と比較した場合に、法的な手続面で、いくつかの特色がある。

(1) 証拠保全の重要さ

医療事件の場合、最初の段階で特に大きな意味を持つことが多いのは、証拠保全手続である。証拠保全などにより医療記録の改ざんが心配ない状況になっているのでないかぎり、相手方との交渉等（医療記録の改ざんを誘発する危険がある）をしないのが鉄則である。

とにかく、医療事件の場合、法的手続の面で最初にまずやらないといけない手続として証拠保全がある（→詳しくは、104頁以下参照）。

(2) 相手方医師の尋問の重要さ

医療事故訴訟では、相手方の医師の尋問が非常に重要である。一般事件では、原告側の本人ないし証人と被告側の本人ないし証人の、要はどちらのほうが信用性が

認められるかというところで最終的に判断される場面が非常に多いであろう。が、医療事件の場合は、診療行為が密室の中で行われていることが非常に多く、患者側の理解能力の点での限界があるから、原告である患者側の証言・供述等と、被告側医師の証言・供述等との信用性の対比という形で判断する場面はないといってよい。

そういう意味では、相手方医師の尋問（基本的に反対尋問になる）でいかに相手方の主張の信用性を減殺し、患者側の主張を裏付ける根拠を証言させるかということが非常に重要なポイントになる（→詳しくは、287頁以下参照）。

(3) 鑑定の重要さ

鑑定は、他の事件でもありうるが、一般的に医療事件について裁判所は最終的な判断を自分でしたがらない傾向があるのではないかといわれており、それなりの一定の心証を持ったとしても、鑑定によってそれを裏付けたい、鑑定をした上で判決を書きたいという欲求が否定できない部分があると思われる。そういう意味で、鑑定をするのかどうかを含めて、訴訟の中で鑑定が持っている意味というのは、他の事件よりもかなり大きいといってよい。

しかし、鑑定はとかく医師や医療機関の側に有利な内容になりがちなので、患者側としては、安易に鑑定をさせない努力、適切な鑑定人を選任するための努力、鑑定事項や鑑定資料の工夫などが求められる（→詳しくは、304頁以下参照）。

1.4 取り組みの基本的視点

1.4.1 患者側にとって

患者（患者の家族・遺族などを含む）にとっては、悔しさ・悲しさ・憎しみなどは簡単に消えるものではない。でも、悔しさ・悲しさ・憎しみなどにとどまっていては、救済に向けては一歩も進まない。ひとつひとつステップを進めていくしかない。

弁護士に代理人として依頼したときは、弁護士に任せきりにならないことが重要

である。医療事件は、難しさのために弁護士にとっても重荷であること多い。また、ほかの弁護士業務に比べて経済的に引き合わないことも多い。だから、患者も自分にできることは自分でやるという姿勢が望ましい。

要するに、当事者である患者と法的な知識や経験がある弁護士が車の両輪として協力して取り組んでいくことが望ましい。

1.4.2 患者側代理人弁護士にとって

弁護士にとっては、医療事件はほかの事件に比べて負担が大きい。2人以上の弁護士で共同してあたることが望ましい。

患者の悔しさ・悲しさ・憎しみなどを理解しつつ、それらにとどまっていては前進しないことを徐々に理解してもらえるようにしたい。得た情報は逐次、患者に伝えるようにし、方針の決定にあたって、「インフォームド・コンセント」や「自己決定権」を弁護士が損なうことがあってはならないだろう。

1.5　重要な最高裁判決
　　　──最善の医療を受ける権利と医療水準など

患者は最善の医療を受ける権利を有する。そして、医療機関・医師の過失や債務不履行は医療水準に基づいて判断されるが、医療事故訴訟においては、最高裁判所(以下「最高裁」)の判断が全国の地方裁判所・高等裁判所に影響を与えるので、非常に重要である。

最善の医療を受ける権利については、日本でも古くから最高裁によって認められてきた。つまり、最高裁第1小法廷昭和36年（1961年）2月16日判決（民集15巻2号244頁、判時251号7頁、判タ115号76頁）➡7＜輸血による梅毒感染事件＞は「人の生命及び健康を管理すべき業務（医業）に従事する者は、その業務の性質に照らし、危

➡7　最高裁第1小法廷昭和36年（1961年）2月16日判決（民集15巻2号244頁、判時251号7頁、判タ115号76頁）の評釈
　　○北村良一＜最高裁調査官＞・最判解12など
　　□錦織成史・判例百選41など

険防止のため実験上必要とされる最善の注意義務を要求される」としていた。

この判例は、いわゆる水虫訴訟についての最高裁第1小法廷昭和44年（1969年）2月6日判決（民集23巻2号195頁、判時547号38頁、判タ233号73頁）➡8などでも踏襲された。

しかし、その後、最高裁第3小法廷昭和57年（1982年）3月30日判決（判時1039号66頁、判タ468号76頁）➡9などにより「注意義務の基準となるべきものは、診療当時のいわゆる臨床医学の実践における医療水準である」とされ、最高裁第2小法廷平成4年（1992年）6月8日判決（判時1450号70頁、判タ812号177頁）➡10でも同趣旨の判示が行われた。

これらの判決により、患者に対して行われるべき医療が、「最善の医療」ではなく、「臨床医学の実践における医療水準」という名前の「低い医療水準」に抑えられるという実際上の結果がもたらされてきた。

「低い医療水準」論の下では、「大学病院であるからといって、一般開業医よりも重い注意義務を負うわけではない」、「高度な治療法が一部の医療機関で行われていても、他の医療機関では実施する義務を負わない」などの議論も行われたりして、医療従事者の研鑽による医療水準の向上や自己の手におけない症例についての高度医療機関への転送などが促進されず、患者が良質の医療を受ける利益が阻害される形となっていた。

しかし、このような悪影響は、1995（平成7）年から1999（平成11）年までの6つの最高裁判決により大きく是正されることになった。おそらくこの時期は日本の医療事故訴訟の歴史の中で画期的な時期と評価されるはずであり、21世紀の日本の医療事故被害の救済のあり方を規定するとともに、医療事故の予防に向けての大きなモーメントとして作用するはずである。

➡8 　最高裁第1小法廷昭和44年（1969年）2月6日判決（民集23巻2号195頁、判時547号38頁、判タ233号73頁）の評釈
　　○奈良次郎＜最高裁調査官＞・最判解92、星野雅紀・判例百選（1996）38ほか

➡9 　最高裁第3小法廷昭和57年（1982年）3月30日判決（判時1039号66頁、判タ468号76頁）の評釈
　　□野田寛・民商87巻4号168頁など

➡10 　最高裁第2小法廷平成4年（1992年）6月8日判決（判時1450号70頁、判タ812号177頁）の評釈
　　○鬼頭季郎＜最高裁調査官＞・最判解29ほか

これらの最高裁判決を十分に踏まえないで今後の医療事故についての的確な対処は考えられないと思われる。そこで、本章の末尾にはこの6つの最高裁判決の全文を収録している。ここでは、6つの最高裁判決を概観するが、是非各判決の全文を参照されたい。なお、これらの最高裁判決については第2章以下でも随時引用する。

1.5.1 平成7年5月30日判決

まず、**最高裁第3小法廷平成7年（1995年）5月30日判決**（判時1553号78頁、判タ897号64頁）（全文は22頁参照）➡11は、新生児の核黄疸についての医療水準を判断し、その上で、産婦人科医が患者を退院させる場合の説明義務・指導義務に違反したと判断した。主な判示は以下のとおりである（なお、X_1（P）は患者、X_3は患者の母、Y（D）は医師である）。

＊　　　＊　　　＊

- 「人の生命及び健康を管理すべき業務に従事する者は、その業務の性質に照らし、危険防止のために実験上必要とされる最善の注意義務を要求されるのであるが、……、右注意義務の基準となるべきものは、一般的には診療当時のいわゆる臨床医学の実践における医療水準であるというべきである」（これは、従来の最高裁判決に基づく部分である）

- 「新生児の疾患である核黄疸は、これに罹患すると死に至る危険が大きく、救命されても治癒不能の脳性麻痺等の後遺症を残すものであり、生後間もない新生児にとって最も注意を要する疾患の1つということができるが、核黄疸は、血液中の間接ビリルビンが増加することによって起こるものであり、間接ビリルビンの増加は、外形的症状としては黄疸の増強として現れるものであるから、新生児に黄疸が認められる場合には、それが生理的黄疸か、あるいは核黄疸の原因となり得るものかを見極めるために注意深く全身状態とその経過を観察し、必要に応じて母子間の血液型の検査、血清ビリルビン値の測定などを実施し、生理的黄疸とはいえない疑いがあるときは、観察をより一層慎重かつ頻繁にし、核黄疸についてのプラハの第1期症状が認められたら時機を逸することなく交換輸血実施の措置を執る必要があり、未熟児の場合

➡11　最高裁第3小法廷平成7年（1995年）5月30日判決（判時1553号78頁、判タ897号64頁）の評釈
　○河野泰義・判タ945号110頁
　□手嶋豊・判時1570号193頁、松村弓彦・NBL617号60頁・別冊NBL45号282頁

には成熟児に比較して特に慎重な対応が必要であるが、このような核黄疸についての予防、治療方法は、X1（P）が出生した当時既に臨床医学の実践における医療水準となっていた」

● 「産婦人科の専門医であるY（D）としては、退院させることによって自らはX1（P）の黄疸を観察することができなくなるのであるから、X1（P）を退院させるに当たって、これを看護するX3らに対し、黄疸が増強することがあり得ること、及び黄疸が増強して哺乳力の減退などの症状が現れたときは重篤な疾患に至る危険があることを説明し、黄疸症状を含む全身状態の観察に注意を払い、黄疸の増強や哺乳力の減退などの症状が現れたときは速やかに医師の診察を受けるよう指導すべき注意義務を負っていたというべきところ、Y（D）は、X1（P）の黄疸について特段の言及もしないまま、何か変わったことがあれば医師の診察を受けるようにとの一般的な注意を与えたのみで退院させているのであって、かかるYの措置は、不適切なものであったというほかはない」

● 「このような経過に照らせば、退院時におけるYの適切な説明、指導がなかったことがX3らの認識、判断を誤らせ、結果として受診の時期を遅らせて交換輸血の時機を失わせたものというべきである。したがって、Y（D）の退院時の措置に過失がなかったとした原審の判断は、是認し難いものといわざるを得ない。そして、Y（D）の退院時の措置に過失があるとすれば、他に特段の事情のない限り、右措置の不適切とX1（P）の核黄疸罹患との間には相当因果関係が肯定されるべきこととなる筋合いである」

1.5.2　平成7年6月9日判決

次いで、**最高裁第2小法廷平成7年（1995年）6月9日判決**（民集49巻6号1499頁、判時1537号3頁、判タ883号92頁）（全文は27頁参照）➡12は、未熟児網膜症についての光凝固法という治療法について、医療水準が医療機関の性格や所在地域の医療環境の特性等によって異なることを明示した。主な判示は、以下のとおりである。

＊　　＊　　＊

● 「当該疾病の専門的研究者の間でその有効性と安全性が是認された新規の治療法が普及す

➡12　最高裁第2小法廷平成7年（1995年）6月9日判決（民集49巻6号1499頁、判時1537号3頁、判タ883号92頁）の評釈
☆判例ガイド321頁［平栗勲］
○田中豊＜最高裁調査官＞・最判解25、同・ジュリ1077号111頁、波床昌則・判タ913号94頁、稲垣喬・判タ884号59頁
□丸山英二・判例百選72、金川琢雄・判時1549号185頁、手嶋豊・別冊法時13号40頁、新美育文・ジュリ1091号63頁

るには一定の時間を要し、医療機関の性格、その所在する地域の医療環境の特性、医師の専門分野等によってその普及に要する時間に差異があり、その知見の普及に要する時間と実施のための技術・設備等の普及に要する時間との間にも差異があるのが通例であり、また、当事者もこのような事情を前提にして診療契約の締結に至るのである」

● 「ある新規の治療法の存在を前提にして検査・診断・治療等に当たることが診療契約に基づき医療機関に要求される医療水準であるかどうかを決するについては、当該医療機関の性格、所在地域の医療環境の特性等の諸般の事情を考慮すべきであり、右の事情を捨象して、すべての医療機関について診療契約に基づき要求される医療水準を一律に解するのは相当でない。そして、新規の治療法に関する知見が当該医療機関と類似の特性を備えた医療機関に相当程度普及しており、当該医療機関において右知見を有することを期待することが相当と認められる場合には、特段の事情が存しない限り、右知見は右医療機関にとっての医療水準であるというべきである」

● 「そこで、当該医療機関としてはその履行補助者である医師等に右知見を獲得させておくべきであって、仮に、履行補助者である医師等が右知見を有しなかったために、右医療機関が右治療法を実施せず、又は実施可能な他の医療機関に転医をさせるなど適切な措置を採らなかったために患者に損害を与えた場合には、当該医療機関は、診療契約に基づく債務不履行責任を負うものというべきである。」

● 「また、新規の治療法実施のための技術・設備等についても同様であって、当該医療機関が予算上の制約等の事情によりその実施のための技術・設備等を有しない場合には、右医療機関は、これを有する他の医療機関に転医をさせるなど適切な措置を採るべき義務がある。」

* * *

これは、未熟児網膜症についての光凝固法についての判断であるが、一般の検査・治療等についても別に解する必要はないであろうし、高度医療機関への転医義務についての判示も非常に重要である。より良質の医療を受ける機会が患者に保障されることになろう。

1.5.3　平成8年1月23日判決

　平成7(1995)年の2つの判決に次いで、平成8(1996)年にも注目すべき最高裁判決があった。**最高裁第3小法廷平成8年(1996年)1月23日判決**(民集50巻1号1頁、判時1571号57頁、判タ914号106頁)(全文は34頁参照)➡13は、以下のように、医療水準の規範的性格について明快に判示し、医療慣行に従っても注意義務を尽くしたとはいえないとした。

　この判決の事案は医薬品の添付文書(能書)の記載事項に関するものであるが、「平均的医師が現に行っている医療慣行」に従っていたことが免責事由にはならないと判断した意義は大きい。医師の研鑽などが促進されることになろう。

＊　　＊　　＊

- 「人の生命及び健康を管理すべき義務(医業)に従事する者は、その業務の性質に照らし、危険防止のために実験上必要とされる最善の注意義務を要求されるのであるが……、具体的な個々の案件において、債務不履行又は不法行為をもって問われる医師の注意義務の基準となるべきものは、一般的には診療当時のいわゆる臨床医学の実践における医療水準である」(従来の最高裁判例に基づく部分である)

- 「この臨床医学の実践における医療水準は、全国一律に絶対的な基準として考えるべきものではなく、診療に当たった当該医師の専門分野、所属する診療機関の性格、その所在する地域の医療環境の特性等の諸般の事情を考慮して決せられるべきものであるが(最高裁平成4年(オ)第200号同7年6月9日第2小法廷判決・民集43巻6号1499頁参照)、医療水準は、医師の注意義務の基準(規範)となるものであるから、平均的医師が現に行っている医療慣行とは必ずしも一致するものではなく、医師が医療慣行に従った医療行為を行ったからといって、医療水準に従った注意義務を尽くしたと直ちにいうことはできない」

- 「医薬品の添付文書(能書)の記載事項は、当該医薬品の危険性(副作用等)につき最も高度な情報を有している製造業者又は輸入販売業者が、投与を受ける患者の安全を確保するために、これを使用する医師等に対して必要な情報を提供する目的で記載するものであるから、

➡13　最高裁第3小法廷平成8年(1996年)1月23日判決(民集50巻1号1頁、判時1571号57頁、判タ914号106頁)の評釈
　　☆加藤良夫・ニュース98号6頁、判例ガイド313頁[平栗勲]
　　○大橋弘<最高裁調査官>・最判解1、松野嘉貞・判例選37、升田純・NBL623号72頁、稲垣喬・年報医事法学12号119頁
　　□伊藤文夫ほか・判タ957号42頁、手嶋豊・ジュリ1109号120頁、同・ジュリ1113号78頁、植垣勝裕・判タ945号70頁、松原昌樹・判時1588号203頁

医師が医薬品を使用するに当たって右文書に記載された使用上の注意事項に従わず、それによって医療事故が発生した場合には、これに従わなかったことにつき特段の合理的理由がない限り、当該医師の過失が推定されるものというべきである」

1.5.4　平成9年（1997年）2月25日判決

次いで、平成9（1997）年には、**最高裁第3小法廷平成9年（1997年）2月25日判決**（民集51巻2号502頁、判時1598号70頁、判タ936号182頁）（全文は44頁参照）➡14 が出た。この判決の事案では、患者は、風邪症状で開業医にかかり、多種の薬剤を投与されたが、開業医は患者の体に発疹が現れ始めたが見落とした。開業医はその後に発疹に気づき、薬剤の投与を中止し、他の病院への検査入院を勧めた。国立病院への入院を希望したが、満床を理由に断られ、別の病院に入院した。その後に国立病院の診察を受け、中毒性発疹と診断され入院した。その日の検査で顆粒球減少症（末梢血液中の白血球のうち顆粒球が減少する疾患）と診断され、その後、高熱が持続した後、敗血症による内毒素性ショックにより死亡した。

この判決は、以下のように判示した（なお、Pは患者である）。

＊　　＊　　＊

● 「本件鑑定は、Pの病状のすべてを合理的に説明し得ているものではなく、経験科学に属する医学の分野における1つの仮説を述べたにとどまり、医学研究の見地からはともかく、訴訟上の証明の見地からみれば起因剤及び発症日を認定する際の決定的な証拠資料ということはできない。そうすると、本件鑑定のみに依拠して、ネオマイゾンが唯一単独の起因剤であり、Pの本症発症日を4月13日から14日朝とした原審認定は、経験則に違反したものというべきである」

● 「開業医の役割は、風邪などの比較的軽度の病気の治療に当たるとともに、患者に重大な病気の可能性がある場合には高度な医療を施すことのできる診療機関に転医させることにあるのであって、開業医が、長期間にわたり毎日のように通院してきているのに病状が回復せずか

➡14　最高裁第3小法廷平成9年（1997年）2月25日判決（民集51巻2号502頁、判時1598号70頁、判タ936号182頁）の評釈
　　○野山宏＜最高裁調査官＞・最判解14、同・ジュリ1122号72頁、田中敦・判タ978号94頁
　　□松村弓彦・NBL638号59頁、吉田邦彦・判時1621号199頁、野田寛・別冊法時16号73頁

◆第1章◆医療事故と救済の手続

えって悪化さえみられるような患者について右診療機関に転医させるべき疑いのある症候を見落とすということは、その職務上の使命の遂行に著しく欠けるところがあるものというべきである」

● 「開業医が本症の副作用を有する多種の薬剤を長期間継続的に投与された患者について薬疹の可能性のある発疹を認めた場合においては、自院又は他の診療機関において患者が必要な検査、治療を速やかに受けることができるように相応の配慮をすべき義務があるというべきである」。

＊　＊　＊

この判決は開業医の注意義務を判断したものとして重要である。また、鑑定の評価についての判断も重要であろう。

以上の4つの判決は、注意義務の判断基準とされた医療水準について、既存の状況をそのまま是認することにより医療の質が低い水準にとどまることを事実上容認するのではなく、規範としての意義を明確にし、また、医療機関の性質などを踏まえて、患者が受ける医療の質が向上することを促進するモーメントを組み込んだものとして評価することができるだろう。これらの判決により、ベクトルは医療水準の向上に向けて大きく変わったといえる。

1.5.5　平成11年2月25日判決

さらに、1999（平成11）年には、損害の判断や因果関係の判断などに関して2つの重要な判決が出た。まず、**最高裁第1小法廷平成11年（1999年）2月25日判決**（民集登載予定、判時1668号60頁、判タ997号159頁）（全文は54頁参照）➡15は、医師が肝硬変の患者について肝細胞がんを早期に発見するための検査を実施しなかったことと患者の死亡との間の因果関係を否定した原審の判断を違法とした。

この判決は以下のように判示した（なお、Pは患者、Y（D）は医師である）。

＊　＊　＊

➡15　最高裁第1小法廷平成11年（1999年）2月25日判決（民集登載予定、判時1668号60頁、判タ997号159頁）の評釈
☆石川寛俊・ニュース135号6頁
○八木一洋＜最高裁調査官＞・ジュリ1163号140頁
□吉田邦彦・判時1688号213頁、手嶋豊・法教228号124頁、加藤了・ひろば1999年10月号37頁、水野謙・ジュリ1165号82頁

- 「訴訟上の因果関係の立証は、一点の疑義も許されない自然科学的証明ではなく、経験則に照らして全証拠を総合検討し、特定の事実が特定の結果発生を招来した関係を是認し得る高度の蓋然性を証明することであり、その判定は、通常人が疑いを差し挟まない程度に真実性の確信を持ち得るものであることを必要とし、かつ、それで足りるものである」（従来の最高裁判決に基づくものである）
- 「右は、医師が注意義務に従って行うべき診療行為を行わなかった不作為と患者の死亡との間の因果関係の存否の判断においても異なるところはなく、経験則に照らして統計資料その他の医学的知見に関するものを含む全証拠を総合的に検討し、医師の右不作為が患者の当該時点における死亡を招来したこと、換言すると、医師が注意義務を尽くして診療行為を行っていたならば患者がその死亡の時点においてなお生存していたであろうことを是認し得る高度の蓋然性が証明されれば、医師の右不作為と患者の死亡との間の因果関係は肯定されるものと解すべきである」
- 「患者が右時点の後いかほどの期間生存し得たかは、主に得べかりし利益その他の損害の額の算定に当たって考慮されるべき事由であり、前記因果関係の存否に関する判断を直ちに左右するものではない」
- 「Pの肝細胞癌が昭和61年1月に発見されていたならば、以後当時の医療水準に応じた通常の診療行為を受けることにより、Pは同年7月27日の時点でなお生存していたであろうことを是認し得る高度の蓋然性が認められるというにあると解される。そうすると、肝細胞癌に対する治療の有効性が認められないというのであればともかく、このような事情の存在しない本件においては、Y（D）の前記注意義務違反と、Pの死亡との間には、因果関係が存在するものというべきである」

＊　＊　＊

この判決のような考え方により、注意義務違反と結果との間の因果関係は認められやすくなり、賠償されるべき損害額の高額化が期待される。

1.5.6　平成11年3月23日判決

次いで、**最高裁第3小法廷平成11年3月23日判決**（判時1677号54頁、判タ1003号158頁）（全文は59頁参照）➡16は、脳神経減圧手術の後間もなく発生した脳内血腫等により患者が死亡した事案につき脳内血腫等の原因が右手術にあることを否定した原審の認定判断を違法とした。

この判決は、以下のように判示した（なお、Pは患者、Xは患者の遺族、Y2（D1）、Y3（D2）は医師である）。

＊　　＊　　＊

- 「結局、原審は、本件手術操作の誤り以外の原因による脳内出血の可能性が否定できないことをもって、前示のとおり、Pの脳内血腫が本件手術中の操作上の誤りに起因するのではないかとの強い疑いを生じさせる諸事実やその他の後記2の事実を軽視し、Xらに対し、本件手術中における具体的な脳ベラ操作の誤りや手術器具による血管の損傷の事実の具体的な立証までをも必要であるかのように判示しているのであって、Pの血腫の原因の認定に当たり前記の諸事実の評価を誤ったものというべきである」

- 「以上によれば、診療録中に血腫に関する前記記載があるにもかかわらず、これを検討することなく、鑑定人白馬の鑑定及び同人の証言から直ちに、血腫の位置は小脳正中部及び傍正中部にあるとした原審の認定は、採証法則に反するものといわなければならない。また、本件手術の翌日には小脳右半球に強い突出やヘルニア等の異常が現われていたことが確認されていたことは前記のとおりであるところ、原審は、右の異常の部位と本件手術との関連性についても何ら検討するところがない」

- 「なお、鑑定人白馬の鑑定は、診療録中の記載内容等からうかがわれる事実に符合していない上、鑑定事項に比べ鑑定書はわずか1頁に結論のみ記載したもので、その内容は極めて乏しいものであって、本件手術記録、PのCTスキャン、その結果に関するY2（D1）、Y3（D2）らによる各記録、本件剖検報告書等の記載内容等の客観的資料を評価検討した過程が何ら記されておらず、その体裁からは、これら客観的資料を精査した上での鑑定かどうか疑いが

➡16　最高裁第3小法廷平成11年（1999年）3月23日判決（判時1677号54頁、判タ1003号158頁）の評釈
　　☆森英子・ニュース137号6頁（1999）

もたれないではない。したがって、その鑑定結果及び鑑定人の証言を過大に評価することはできないというべきである」

- 「以上によれば、本件手術の施行とその後のＰの脳内血腫の発生との関連性を疑うべき事情が認められる本件においては、他の原因による血腫発生も考えられないではないという極めて低い可能性があることをもって、本件手術の操作上に誤りがあったものと推認することはできないとし、Ｐに発生した血腫の原因が本件手術にあることを否定した原審の認定判断には、経験則ないし採証法則違背があるといわざるを得ず、右の違法は原判決の結論に影響を及ぼすことが明らかである」

*　　*　　*

最高裁は法律審であり原則として原審（高裁）の事実認定の当否は審査しないのであるが、原審の事実認定を細かく検討し、鑑定の内容の評価にも言及した上で「原審の判断は、採証法則に反する」としたもので、下級審の事実認定や鑑定の評価への影響は大きいと予測される。

先の４つの最高裁判決に続き、因果関係と事実認定についても原審（高裁）の判断を違法としたこれら２つの最高裁判決の影響は大きいと予想される。今後は下級審（地裁・高裁）レベルでも医療事故被害の救済が促進されることが期待される。交渉や提訴にあたっては、これら６つの最高裁判決を十分に踏まえて判断する必要があろうし、訴訟提起後でも医療機関側の主張に対抗する材料としての活用が期待されよう。

重要判例－1　新生児核黄疸・説明義務

最高裁第3小法廷平成7年（1995年）5月30日判決
（判時1553号78頁、判タ897号64頁）
原判決破棄・差戻し
（平成3年（オ）第2030号）

第一審：大阪地裁昭和62年11月9日判決（昭和54年（ワ）第70号）
控訴審：大阪高裁平成3年9月24日判決（昭和62年（ネ）第2377号）
第二次控訴審：大阪高裁平成8年12月12日判決（平成7年（ネ）第1499号）
＜評釈＞手嶋豊・判時1570号193頁、河野泰義・判タ945号110頁、松村弓彦・
　　　　NBL617号60頁・別冊NBL45号282頁
X₁（P）：患者（新生児）（上告人・原告）
X₂：患者の父（上告人・原告）
X₃：患者の母（上告人・原告）
Y（D）：医師（被上告人・被告）
（なお、以下は適宜改行し、単位等略記号を使用している。下線は編者）

主　文

原判決を破棄する。
本件を大阪高等裁判所に差し戻す。

理　由

上告代理人木村澤東、同田村宏一の上告理由第六について
　一　原審の認定し、また当事者間に争いがないとされた事実関係は、次のとおりである。
　1　X₂及びX₃は、大崎産婦人科医院を開業する医師であるYとの間で、昭和48年9月20日、X₃が出産のために右医院に入院する際、分娩、分娩後の母子の健康管理及び仮に病的異常があればこれを医学的に解明し、適切な治療行為を依頼する旨の診療契約を、同月21日、X₁（P）が出生した際、X₁（P）の法定代理人として、X₁（P）の健康管理及びその身体に病的異常があればこれに対する適切な治療行為と治療及び療養方法についての指導を依頼する旨の診療契約をそれぞれ締結した。
　2　X₃の出産予定日は昭和48年11月1日とされていたが、X₃は、同年9月20日、被上告人経営の医院に入院し、翌21日、吸引分娩によりX₁（P）を未熟児の状態で出産した。X₁（P）の生下時体重は、2200gであり、前頭位であって、仮死状態ではなかったものの、娩出後少し遅

れて泣き出し、顔面はうつ（鬱）血状態を示していたが、それ以外には特に異常は認められなかった。Yは、同日夕方からX₁（P）を保育器に入れ、同月23日まで酸素を投与し、24日には酸素投与を中止し、25日には保育器から小児用寝台に移した。

3　X₃は、長男のA、長女のBもともにYの医院に入院して順次出産したが、この2人のどちらにも黄疸が出たこと、X₁（P）は3人目で、この場合は黄疸が強くなると児が死ぬかもしれないと他人から聞かされ、母子手帳にも血液型の不適合と新生児の重症黄疸に関する記載があったことなどから第3子であるX₁（P）に黄疸が出ることを不安に思い、YにX₁（P）の血液型検査を依頼した。Yは、これに応じてX₁（P）の臍帯から血液を採取して血液型の検査を行い、同女の血液型を母親と同じO型と判定し、その旨をX₃に伝えた。しかし、この判定は誤りで、実際にはX₁（P）の血液型はA型であった。

4　X₁（P）の黄疸は、生後4日を経た同年9月25日ころから肉眼で認められるようになり、同月27日に被上告人がイクテロメーター（黄疸計）で計測したところ、その値は2.5であったが、その後、退院する同月30日までX₁（P）の黄疸は増強することはなかった。この黄疸についてのYのX₃らに対する説明は、X₃らにとって、X₁（P）には血液型不適合はなく黄疸が遷延するのは未熟児だからであり心配はない、と理解される内容のものであった。

5　Yは、同年9月30日、X₁（P）には軽度の黄疸が残っており、体重も2100gで生下時の体重を下回っていたが、食思は良好で一般状態が良かったため、X₁（P）を退院させた。右退院に際して、被上告人はX₃に対して、何か変わったことがあったらすぐにYあるいは近所の小児科医の診察を受けるようにというだけの注意を与えた。

6　X₁（P）は、同年10月3日ころから黄疸の増強と哺乳力の減退が認められ、活発でなくなってきた。そこで、X₃は、同月4日、たまたま自宅店舗（時計店）に客として訪れた近所の小児科医に「うちの赤ちゃん黄色いみたいなんですけど、大丈夫でしょうか。」と質問したところ、右小児科医は、心配なら淀川キリスト教病院の診察を受けるよう勧めた。しかし、X₂が受診を急ぐことはないと反対したことなどから、X₁（P）を右病院に連れて行ったのは同月8日になってからであった。

7　X₁（P）は、同年10月8日の午前11時ころ、淀川キリスト教病院で診察を受けたが、その時点では、X₁（P）の体温は35.5度、体重は2040gで、皮膚は柿のような色で黄疸が強く、啼泣は短く、自発運動は弱く、頭部落下法で軽度の落陽現象が出現し、モロー反射はあるが反射速度は遅いという状態であり、また、血清ビリルビン値測定の結果では、総ビリルビン値が1𝑑ℓ当たり34.1mgで、そのうち間接（非抱合）ビリルビン値が32.2mgであった。

　X₁（P）は、同病院医師竹内徹により核黄疸の疑いと診断され、同日午後5時30分から午後7時30分にかけて交換輸血が実施された。しかし、X₁（P）は、核黄疸に罹患し、その後遺症として脳性麻痺が残り、現在も強度の運動障害のため寝た切りの状態である。

8⑴　核黄疸は、間接ビリルビンが新生児の主として大脳基底核等の中枢神経細胞に付着して

黄染した状態をいい、神経細胞の代謝を阻害するため死に至る危険が大きく、救命されても不可逆的な脳損傷を受けるため治癒不能の脳性麻痺等の後遺症を残す疾患である。核黄疸の発生原因としては、血液型不適合による新生児溶血性疾患と特発性高ビリルビン血症とがあるが、いずれも血液中の間接ビリルビンが増加することによって核黄疸になるものである。

(2) 核黄疸の臨床症状は、その程度によって第1期（筋緊張の低下、吸啜反射の減弱、嗜眠、哺乳力の減退等）、第2期（けいれん、筋強直、後弓反射、発熱等）、第3期（中枢神経症状の消退期）、第4期（恒久的な脳中枢神経障害の発現）の4期に分類されるのが一般であり（プラハの分類）、また、核黄疸の予防及び治療方法としては、交換輸血の実施が最も根本的かつ確実なものであるが、この交換輸血は右の第1期の間に行う必要がある。このような核黄疸についての予防及び治療方法は、X_1（P）の出生した昭和48年当時も現在も変わらない。

(3) 右の交換輸血の適応時機の決定に最も重要な意義をもつのは血清ビリルビン値であって、血清ビリルビン値の核黄疸発生に関する危険いき（閾）値は、一般に成熟児では1dℓ当たり20mg、未熟児では15mgとされているところ、昭和48年当時は、独自に血清ビリルビン値の測定をする開業医はほとんどなく、一般に肉眼及びイクテロメーターを用いて黄疸の程度を観察し、黄疸が強ければ、血清ビリルビン値を測定できる医療機関に測定を依頼したり、転医させるなどの措置を執るのが通常であった。また、血清ビリルビン値の測定を行うべきか否かのイクテロメーターの限界値は、4.0とされていた。

二　原審は、右事実関係の下において、X_1（P）にプラハの分類による第1期症状が出始めたのは、退院の3日後である昭和48年10月3日ころであり、同月8日には既に第2期の症状を示していた、X_1（P）の核黄疸は、原因は不明であるがYの医院を退院した時に存在していた黄疸が遷延していたところに、退院後に発生した感染症を基礎疾患とする哺乳力低下、脱水が加わり、黄疸が急速に増強したことにより生じたものであると認定し、退院までのX_1（P）の黄疸は軽度であり、交換輸血の適応時機ではなかったから、Yには交換輸血を自ら実施し、あるいはこれを実施できる他の医療機関への転医の措置を執るべき注意義務はなく、また、X_1（P）は未熟児であったが、黄疸の症状は軽度で、一般状態は良かったことが確認されているから、YがX_1（P）を退院させたことに注意義務違反はなかったと判断した上、X_1（P）が退院する際のYの措置に関して、次のように判示した。すなわち、

新生児特に未熟児の場合は、核黄疸に限らず様々な致命的疾患に侵される危険を常に有しており、医師が新生児の看護者にそれら全部につき専門的な知識を与えることは不可能というべきところ、新生児がこのような疾患に罹患すれば普通食欲の不振等が現れ全身状態が悪くなるのであるから、退院時において特に核黄疸の危険性について注意を喚起し、退院後の療養方法について詳細な説明、指導をするまでの必要はなく、新生児の全身状態に注意し、何かあれば来院するか他の医師の診察を受けるよう指導すれば足りるというべきところ、Yは、X_1（P）の退院に際し、X_3に対して、何か変わったことがあったらすぐにYあるいは近所の小児科医の診察を受け

るよう注意を与えているのであるから、退院時のYの措置に過失はない。
　三　しかしながら、退院時のYの措置に関する原審の右判断は、是認することができない。その理由は、次のとおりである。
　人の生命及び健康を管理すべき業務に従事する者は、その業務の性質に照らし、危険防止のために実験上必要とされる最善の注意義務を要求されるのであるが、（最高裁昭和31年（オ）第1065号同36年2月16日第1小法廷判決・民集15巻2号244頁参照）、右注意義務の基準となるべきものは、一般的には診療当時のいわゆる臨床医学の実践における医療水準であるというべきである（最高裁昭和54年（オ）第1386号同57年3月30日第3小法廷判決・裁判集民事135号563頁、最高裁昭和57年（オ）第1127号同63年1月19日第3小法廷判決・裁判集民事153号17頁参照）。ところで、前記の事実に照らせば、新生児の疾患である核黄疸は、これに罹患すると死に至る危険が大きく、救命されても治癒不能の脳性麻痺等の後遺症を残すものであり、生後間もない新生児にとって最も注意を要する疾患の1つということができるが、核黄疸は、血液中の間接ビリルビンが増加することによって起こるものであり、間接ビリルビンの増加は、外形的症状としては黄疸の増強として現れるものであるから、新生児に黄疸が認められる場合には、それが生理的黄疸か、あるいは核黄疸の原因となり得るものかを見極めるために注意深く全身状態とその経過を観察し、必要に応じて母子間の血液型の検査、血清ビリルビン値の測定などを実施し、生理的黄疸とはいえない疑いがあるときは、観察をより一層慎重かつ頻繁にし、核黄疸についてのプラハの第1期症状が認められたら時機を逸することなく交換輸血実施の措置を執る必要があり、未熟児の場合には成熟児に比較して特に慎重な対応が必要であるが、このような核黄疸についての予防、治療方法は、X_1（P）が出生した当時既に臨床医学の実践における医療水準となっていたものである。
　そして、㈠X_3は、Yの医院で順次出産した長男や長女にも黄疸が出た経緯があり、X_1（P）は3人目で、この場合は黄疸が強くなると児が死ぬかもしれないと他人から聞かされ、母子手帳にも血液型の不適合と新生児の重症黄疸に関する記載があったことから、第3子であるX_1（P）に黄疸が出ることを不安に思っていた、㈡そのためX_3は、YにX_1（P）の血液型検査を依頼し、Yは、これに応じて血液型検査を行ったが、その判定を誤り、実際にはX_1（P）の血液型はA型であったのに母親であるX_3の血液型と同じO型であるとした、㈢体重2200gの未熟児で生まれたX_1（P）には、生後4日を経た昭和48年9月25日ころから黄疸が認められるようになり、X_3らはこれに不安を抱いたが、Yは、X_1（P）には血液型不適合はなく黄疸が遷延するのは未熟児のためであり心配はない旨の説明をしていた、㈣X_1（P）の黄疸は同月30日の退院時にもなお残存していた上、X_1（P）の体重は退院時においても2100gしかなかったなどの事情があったことは、前述のとおりである。
　そうすると、本件においてX_1（P）を同月30日の時点で退院させることが相当でなかったとは直ちにいい難いとしても、産婦人科の専門医であるYとしては、退院させることによって自ら

はX_1（P）の黄疸を観察することができなくなるのであるから、X_1（P）を退院させるに当たって、これを看護するX_3らに対し、黄疸が増強することがあり得ること、及び黄疸が増強して哺乳力の減退などの症状が現れたときは重篤な疾患に至る危険があることを説明し、黄疸症状を含む全身状態の観察に注意を払い、黄疸の増強や哺乳力の減退などの症状が現れたときは速やかに医師の診察を受けるよう指導すべき注意義務を負っていたというべきところ、Yは、X_1（P）の黄疸について特段の言及もしないまま、何か変わったことがあれば医師の診察を受けるようにとの一般的な注意を与えたのみで退院させているのであって、かかるYの措置は、不適切なものであったというほかはない。Yは、X_1（P）の黄疸を案じていたX_3らに対し、X_1（P）には血液型不適合はなく黄疸が遷延するのは未熟児だからであり心配はない旨の説明をしているが、これによってX_3らがX_1（P）の黄疸を楽観視したことは容易に推測されるところであり、本件において、X_3らが退院後X_1（P）の黄疸を案じながらも病院に連れて行くのが遅れたのはYの説明を信頼したからにほかならない（記録によれば、X_3は、10月8日X_1（P）を淀川キリスト教病院に連れて行くに際し、X_2がX_1（P）に黄疸の症状があるのは未熟児だからであり心配いらないとのYの言を信じ切って同行しなかったため、知人の乙山松子に同伴してもらったが、同病院の竹内医師からX_1（P）が重篤な状態にあり、直ちに交換輸血が必要である旨を告げられて驚愕し、乙山を通じて上告人X_2に電話したが、急を聞いて駆けつけた同上告人は、竹内医師から直接話を聞きながら、なお、その事態が信じられず、竹内医師にも告げた上で、Yに電話したが、Yの見解は依然として変わらず、X_2との間に種々の問答が交わされた挙句、竹内医師の手でX_1（P）のため交換輸血が行われた経緯が窺われるのである）。

　そして、このような経過に照らせば、退院時におけるYの適切な説明、指導がなかったことがX_3らの認識、判断を誤らせ、結果として受診の時期を遅らせて交換輸血の時機を失わせたものというべきである。

　したがって、Yの退院時の措置に過失がなかったとした原審の判断は、是認し難いものといわざるを得ない。そして、Yの退院時の措置に過失があるとすれば、他に特段の事情のない限り、右措置の不適切とX_1（P）の核黄疸罹患との間には相当因果関係が肯定されるべきこととなる筋合いである。原審の判断には、法令の解釈適用を誤った違法があるものといわざるを得ず、右違法は原判決の結論に影響を及ぼすことが明らかである。論旨はこの趣旨をいうものとして理由があり、原判決は破棄を免れず、更に審理を尽くさせるため、原審に差し戻すこととする。

　よって、民訴法407条1項に従い、裁判官全員一致の意見で、主文のとおり判決する。

（裁判長裁判官　可部恒雄　裁判官　園部逸夫　裁判官　大野正男　裁判官　千種秀夫　裁判官　尾崎行信）

… 重要判例－2　未熟児網膜症・光凝固（姫路日赤事件）

重要判例－2　未熟児網膜症・光凝固（姫路日赤事件）

最高裁第2小法廷平成7年（1995年）6月9日判決
（民集49巻6号1499頁、判時1537号3頁、判タ883号92頁）
原判決一部破棄・差戻し
（平成4年（オ）第200号）

> 第一審：神戸地裁昭和63年7月14日判決（昭和51年（ワ）第281号の2）
> 控訴審：大阪高裁平成3年9月24日判決（昭和63年（ネ）第1898号）
> 第二次控訴審：大阪高裁平成9年12月4日判決（平成7年（ネ）第1588号）
> ＜評釈＞田中豊・最判解25、同・ジュリ1077号111頁、手嶋豊・別冊法時13号40頁、金川琢雄・判評444号39頁（判時1549号185頁）、稲垣喬・判タ884号59頁、波床昌則・判タ913号94頁、新美育文・ジュリ1091号63頁、丸山英二・判例百選72
> X_1（P）：患者（上告人・原告）
> X_2：患者の父（上告人・原告）
> X_3：患者の母（上告人・原告）
> Y：病院開設者
> D_1：小児科医師
> D_2：眼科医師
> （なお、以下は適宜改行し、単位等略記号を使用している。下線は編者）

主　文

　上告人らの本訴請求中、Yに対し、X_1（P）が金2300万円及び内金2000万円に対する昭和51年7月24日から、内金300万円に対する昭和63年7月15日から各完済まで年5分の割合による金員の支払を求める部分、X_2、X_3が各金230万円及び各内金200万円に対する昭和51年7月24日から、各内金30万円に対する昭和63年7月15日から各完済まで年5分の割合による金員の支払を求める部分につき原判決を破棄し、本件を大阪高等裁判所に差し戻す。

理　由

　上告代理人伊東香保、同山崎満幾美、同辻晶子、同本田卓禾、同小沢秀造、同藤本哲也、同小林廣夫の上告理由第一の二の1、2及び第二の二について

　一　本件は、未熟児網膜症に罹患したX_1（P）とその両親であるX_2、X_3が、X_1（P）出生後の保育診療に当たった姫路赤十字病院（以下「姫路日赤」という。）を設営するYに対し、診

療契約上の債務不履行に基づく損害賠償を求めるものである。原審の確定した事実関係の大要は、次のとおりである。

1 X_1（P）が未熟児網膜症と診断されるまでの経緯について

㈠ X_1（P）は、昭和49年12月11日午後2時8分、姫路市内の聖マリア病院において在胎31週、体重1508gの未熟児として出生し、同日午後4時10分、姫路日赤に転医をし、小児科の「新生児センター」に入院した。X_1（P）の担当医は、小児科のD_1医師外1名であった。Xらは、右転医の際、Yとの間で、X_1（P）の保育、診断、治療等をすることを内容とする診療契約を締結した。

㈡ D_1医師は、同日、X_1（P）を保育器に収容し、濃度が30％以下になるようにして酸素投与を開始し、同月21日午後8時まで、チアノーゼ発作等を認めた時には濃度を34ないし37％に上げたが、それ以外は28％前後の濃度の酸素を投与し、同日午後8時以降昭和50年1月16日まで、21ないし28％の濃度の酸素を投与した。X_1（P）の体重が2000gを超え、体温が36度を超え、呼吸及び脈拍が安定し、呼吸停止及びチアノーゼの症状がしばらくみられなくなったので、D_1医師は、同日、酸素投与を中止してX_1（P）を保育器から出してみたところ、呼吸停止及びチアノーゼの症状を呈したため、再度保育器に収容し、同月23日まで24％前後の濃度の酸素を投与した。そして、D_1医師は、同日、酸素投与を中止してX_1（P）を保育器から出したが、同月27日及び同年2月13日、呼吸停止及び全身チアノーゼを生じたので、酸素ボックスによる酸素吸入をした。

㈢ この間、X_1（P）は、昭和49年12月27日、姫路日赤の眼科のD_2医師による眼底検査を受けたが、同医師は、X_1（P）の眼底に格別の変化がなく次回検診の必要なしと診断した。その後、昭和50年2月21日の退院時まで眼底検査は全く実施されなかった。

㈣ X_1（P）は、退院後の同年3月28日、D_2医師による眼底検査を受け、異常なしと診断されたが、同年4月9日、同医師により眼底に異常の疑いありと診断され、同月16日、D_1医師に紹介されて、兵庫県立こども病院の眼科において診察を受けたところ、既に両眼とも未熟児網膜症瘢痕3度であると診断された。X_1（P）の現在の視力は両眼とも0.06である。

2 未熟児網膜症の予防及び治療法の展開について

㈠ 未熟児網膜症は、在胎32週未満、出生体重1600g以下の未熟児に多く発生する未熟な網膜に起こる血管の増殖性変化を本態とする疾病であって、最悪の場合には、網膜剥離から失明に至る。患児の網膜血管の発達の未熟性を基盤とし、酸素投与が引き金となって発症することがあることは否定できないとされているが、その正確な発症機序についてはいまだに不明な点が多い。我が国の本症についての研究や診断は、従来、オーエンスが昭和30年までに確立した分類法（本症の臨床経過を活動期、寛解期及び瘢痕期の3期に分けるもの）に従って行われてきたが、昭和46年ころから、本症の病態についての研究が進み、右分類に修正が加えられ、さらに急激に進行する激症型の存在も確認されるに至った。

㈡　我が国においては、未熟児に酸素を投与することが少なかったため本症の発生は少なかったが、昭和39年、慶応大学医学部眼科の植村恭夫講師が、未熟児に対する酸素療法の普及に伴い本症の発生が増加していること、本症の発生は酸素と関連があり、酸素濃度を40％以下にしても発生し得ることなどを指摘し、その予防、早期発見及び早期治療の観点から、眼科、小児科及び産科の協力の下、発症頻度の多い生後3週間までの定期的眼底検査及びその後半年に1回程度の眼底検査が望ましい旨を強調した。本症の発生予防のための酸素投与の方法については、昭和40年代後半まで、一般的指針となるような統一見解はなく、酸素濃度を40％以下にとどめ、投与期間が極端に長くならないように注意するというのが一般臨床医の間での一応の指針となっていたが、昭和45年ころには、本症の発生予防のためには保育器内の酸素濃度を指標として酸素管理をしても意味がなく、むしろ未熟児の動脈血酸素分圧を測定して酸素管理をすべきであるとの見解も唱えられるに至っていた。

㈢　天理よろず相談所病院の眼科医永田誠は、昭和42年秋の日本臨床眼科学会において、同年3月に本症2例について光凝固法を施行して病勢の進行を停止させることに成功した旨を報告し、昭和43年4月、この報告が雑誌「臨床眼科」22巻4号に掲載され、治療の可能性を示して注目され、さらに、昭和45年5月、4例の光凝固法施行結果を発表した。

㈣　その後、昭和46年ころから、各地の先駆的研究者によって光凝固法の追試が行われ、光凝固法が本症の進行を阻止する効果があるとの報告が相次ぎ、また、昭和47年、東北大学医学部の山下由起子が光凝固法と同様の作用機序を持つ冷凍凝固法を施行したと発表した。そして、昭和47年ころには、本症の発生率が約10％であり、そのうち自然治癒するものが70％前後ある反面、急激に症状が悪化する症例があることも明らかになり、光凝固法について、右の自然治癒率との関係から施術の適応について議論がされ、また、施術の適期等についてはなお研究を要することが指摘され、その後も先進的医療機関において右の課題解明の努力が続けられていた。

㈤　未熟児の眼底検査をし、本症の発生、進行程度等を的確に診断することができるようになるには、適当な指導者に就いて相当期間の修練と経験を積む必要があるが、昭和49年に至っても、本症を的確に診断することができる眼科医が少ないこと、そのための教育施設が乏しいことなどが指摘されていた。

㈥　光凝固法は、本症の治療について新しい局面を開いたが、本症の病態、光凝固法の施術の適期等に関して研究者間で区々の報告がされるきらいがあったので、厚生省は、昭和49年、本症の診断と治療に関する統一的基準を定めることを主たる目的として、主任を慶応大学医学部眼科の植村教授として本症の指導的研究者らによる研究班を組織した。厚生省研究班は、昭和50年3月、当時における研究成果を整理し、最大公約数的な診断基準となるものを作成し、発表した。そして、これは、同年8月、雑誌「日本の眼科」46巻8号に掲載された。右厚生省研究班報告は、本症を、主に耳側周辺に増殖性変化を起こし、活動期の経過が比較的緩徐で自然治癒傾向の強いⅠ型と、主に極小低体重児の未熟性の強い眼に起こり、初発症状から急速に網膜剥離に進むⅡ型

に大別し、そのほかに両者の混合型もあるとした上、進行性の本症活動期病変に対して適切な時期に行われた光凝固法が本症の治療法として有効であることが経験上認められるとして、Ⅰ型については、活動期の3期に入り、更に進行の徴候があることを見極めて凝固治療をすべきであり、Ⅱ型については、血管新生期から突然網膜剥離を起こすことが多いので、治療の決断を早期に下さなければならず、無血管領域が広く全周に及ぶ症例では、血管新生と滲出性変化が起こり始め、後極部血管の紆曲怒張が増殖する徴候が見えたら直ちに凝固治療をすべきであるなど光凝固法の適応・適期・方法などについて一応の治療基準を示した。

(七) 昭和57年度に厚生省研究班が再度組織され、本症の臨床経過がより明確にされた。しかし、本症に対する治療法として光凝固法が有効なものであるかについて疑問を呈する見解も存する。

3 姫路日赤における未熟児の保育診療体制について

(一) 姫路日赤においては、昭和48年10月ころから、小児科医のD_1医師が中心になり本症の発見と治療を意識して小児科と眼科とが連携する体制をとり、眼底検査は、小児科医が患児の全身状態から眼科検診に耐え得ると判断した時期に眼科のD_2医師に依頼して行い、次回の検診時期は同医師が指示することとし、眼底検査の結果本症の発生が疑われる場合には、光凝固法を実施することのできる兵庫県立こども病院に転医をさせることにしていた。

(二) D_1医師は、本症と酸素との関連、治療法として光凝固法があることを知っていたが、本症の臨床経過等の認識はなく、D_2医師は、未熟児の眼底検査及び本症の診断についてあまり経験がなく、特別の修練も受けていなかった。

二 原審は、右一の事実関係の下において、次のとおり判断した。

1 医療に従事する者は、最善を尽くして患者の生命及び健康を管理する注意義務を負うが、その注意義務の基準は、診療当時のいわゆる臨床医学の実践における医療水準であり、医療従事者がこの義務に違反して患者の生命、身体を害する結果をもたらした場合には、診療契約上の不完全履行の責任を問われるが、医療行為が医療水準に照らして相当と認められる限り、義務違反はなく責任を負うことはない。

2 未熟児に対する眼底検査は、光凝固法が未熟児網膜症の有効な治療方法であって、酸素投与をした未熟児については常に光凝固法の施術を念頭に置いて観察すべきことが医療水準として定着している場合に、光凝固法施術の適期を把握するのに必要な手段として機能するものであるところ、右一の2の認定によれば、X_1（P）が出生した昭和49年当時、光凝固法は、有効な治療法として確立されていなかったものであり、治療基準について一応の統一的な指針が得られたのは厚生省研究班の報告が医学雑誌に掲載された昭和50年8月以降であるから、姫路日赤が本症を意識して、未熟児に対する眼底検査をし、本症の発生が疑われる場合に転医をさせていたとしても、担当医師において、未熟児に対し定期的眼底検査及び光凝固法を実施すること、あるいはこれらのために転医をさせることが法的義務として確立されていたものとすることはできない。

3 したがって、D_1医師及びD_2医師が生後16日にX_1（P）の眼底検査を実施しただけで、

その後退院まで実施せず、そのための転医をさせなかったからといって、右両医師に義務違反があるとはいえない。また、未熟児網膜症の臨床経過は多様で、これを的確に診断することは特別の修練と経験を積まなければ困難であるから、その経験のないD_2医師がX_1（P）の診断時に本症の発生を確認することができなかったとしても、やむを得ない。

　三　しかしながら、原審の右判断は、是認することができない。その理由は、次のとおりである。

　1　Yは、昭和49年12月11日午後4時10分にX_1（P）が聖マリア病院から姫路日赤に転医をするに際し、上告人らとの間で、未熟児として出生したX_1（P）の保育、診断、治療等をすることを内容とする診療契約を締結したのであるが、Yは、本件診療契約に基づき、人の生命及び健康を管理する業務に従事する者として、危険防止のために経験上必要とされる最善の注意を尽くしてX_1（P）の診療に当たる義務を負担したものというべきである（最高裁昭和31年（オ）第1065号同36年2月16日第1小法廷判決・民集15巻2号244頁参照）。そして、右注意義務の基準となるべきものは、診療当時のいわゆる臨床医学の実践における医療水準である（最高裁昭和54年（オ）第1386号同57年3月30日第3小法廷判決・裁判集民事135号563頁参照）。

　2　そこで、診療契約に基づき医療機関に要求される医療水準とはどのようなものであるかについて検討する。

　ある疾病について新規の治療法が開発され、それが各種の医療機関に浸透するまでの過程は、おおむね次のような段階をたどるのが一般である。すなわち、まず、当該疾病の専門的研究者の理論的考案ないし試行錯誤の中から新規の治療法の仮説ともいうべきものが生まれ、その裏付けの理論的研究や動物実験等を経た上で臨床実験がされ、他の研究者による追試、比較対照実験等による有効性（治療効果）と安全性（副作用等）の確認などが行われ、この間、その成果が各種の文献に発表され、学会や研究会での議論を経てその有効性と安全性が是認され、教育や研修を通じて、右治療法が各種の医療機関に知見（情報）として又は実施のための技術・設備等を伴うものとして普及していく。疾病の重大性の程度、新規の治療法の効果の程度等の要因により、右各段階の進行速度には相当の差が生ずることもあるし、それがほぼ同時に進行することもある。また、有効性と安全性が是認された治療法は、通常、先進的研究機関を有する大学病院や専門病院、地域の基幹となる総合病院、そのほかの総合病院、小規模病院、一般開業医の診療所といった順序で普及していく。そして、知見の普及は、医学雑誌への論文の登載、学会や研究会での発表、一般のマスコミによる報道等によってされ、まず、当該疾病を専門分野とする医師に伝達され、次第に関連分野を専門とする医師に伝達されるものであって、その伝達に要する時間は比較的短いが、実施のための技術・設備等の普及は、当該治療法の手技としての難易度、必要とされる施設や器具の性質、財政上の制約等によりこれに要する時間に差異が生じ、通常は知見の普及に遅れ、右の条件次第では、限られた医療機関のみで実施され、一般開業医において広く実施されるということにならないこともある。

以上のとおり、当該疾病の専門的研究者の間でその有効性と安全性が是認された新規の治療法が普及するには一定の時間を要し、医療機関の性格、その所在する地域の医療環境の特性、医師の専門分野等によってその普及に要する時間に差異があり、その知見の普及に要する時間と実施のための技術・設備等の普及に要する時間との間にも差異があるのが通例であり、また、当事者もこのような事情を前提にして診療契約の締結に至るのである。したがって、ある新規の治療法の存在を前提にして検査・診断・治療等に当たることが診療契約に基づき医療機関に要求される医療水準であるかどうかを決するについては、当該医療機関の性格、所在地域の医療環境の特性等の諸般の事情を考慮すべきであり、右の事情を捨象して、すべての医療機関について診療契約に基づき要求される医療水準を一律に解するのは相当でない。そして、新規の治療法に関する知見が当該医療機関と類似の特性を備えた医療機関に相当程度普及しており、当該医療機関において右知見を有することを期待することが相当と認められる場合には、特段の事情が存しない限り、右知見は右医療機関にとっての医療水準であるというべきである。そこで、当該医療機関としてはその履行補助者である医師等に右知見を獲得させておくべきであって、仮に、履行補助者である医師等が右知見を有しなかったために、右医療機関が右治療法を実施せず、又は実施可能な他の医療機関に転医をさせるなど適切な措置を採らなかったために患者に損害を与えた場合には、当該医療機関は、診療契約に基づく債務不履行責任を負うものというべきである。また、新規の治療法実施のための技術・設備等についても同様であって、当該医療機関が予算上の制約等の事情によりその実施のための技術・設備等を有しない場合には、右医療機関は、これを有する他の医療機関に転医をさせるなど適切な措置を採るべき義務がある。

　3　これを本件についてみると、前記一の事実関係によれば、
　(1)　光凝固法については、天理よろず相談所病院の眼科医永田誠による施術の報告後、昭和46年ころから各地の研究者によって追試が行われ、右治療法が未熟児網膜症の進行を阻止する効果があるとの報告が相次いでいたところ、厚生省は、本症の病態や光凝固法の施術時期等に関する各地の研究者による研究成果を整理して、診断と治療に関する最大公約数的な基準を定めることを主たる目的として、昭和49年度厚生省研究班を組織し、右研究班は、昭和50年3月、進行性の本症活動期病変に対して適切な時期に行われた光凝固法が治療法として有効であることが経験上認められるとし、一応の診断治療基準を示した研究成果を発表した、
　(2)　姫路日赤においては、昭和48年10月ころから、光凝固法の存在を知っていた小児科医のD_1医師が中心になって、未熟児網膜症の発見と治療を意識して小児科と眼科とが連携する体制をとり、小児科医が患児の全身状態から眼科検診に耐え得ると判断した時期に、眼科のD_2医師に依頼して眼底検査を行い、その結果本症の発生が疑われる場合には、光凝固法を実施することのできる兵庫県立こども病院に転医をさせることにしていた、
　(3)　姫路日赤は、既に昭和49年には、他の医療機関で出生した新生児を引き受けてその診療をする「新生児センター」を小児科に開設しており、現に、X_1（P）も、同年12月11日に聖マリ

ア病院で生まれたが、姫路日赤の診療を受けるために転医をしたというのである。
　そうすると、姫路日赤の医療機関としての性格、X₁（P）が姫路日赤の診療を受けた昭和49年12月中旬ないし昭和50年4月上旬の兵庫県及びその周辺の各種医療機関における光凝固法に関する知見の普及の程度等の諸般の事情について十分に検討することなくしては、本件診療契約に基づき姫路日赤に要求される医療水準を判断することができない筋合いであるのに、光凝固法の治療基準について一応の統一的な指針が得られたのが厚生省研究班の報告が医学雑誌に掲載された同年8月以降であるというだけで、X₁（P）が姫路日赤の診療を受けた当時において光凝固法は有効な治療法として確立されておらず、姫路日赤を設営するYに当時の医療水準を前提とした注意義務違反があるとはいえないとした原審の判断には、診療契約に基づき医療機関に要求される医療水準についての解釈適用を誤った違法があるものというべきであり、右違法は原判決の結論に影響を及ぼすことが明らかである。
　論旨は以上の趣旨をいうものとして理由があり、その余の点を判断するまでもなく、原判決は上告人らの不服申立てに係る部分につき破棄を免れない。そして、更に審理を尽くさせるため、本件を原審に差し戻すこととする。
　よって、民訴法407条1項に従い、裁判官全員一致の意見で、主文のとおり判決する。
最高裁判所第2小法廷
　　（裁判長裁判官　中島敏次郎　裁判官　大西勝也　裁判官　根岸重治　裁判官　河合伸一）

重要判例－3　虫垂切除・腰椎麻酔ショック・添付文書・医療慣行

最高裁第3小法廷平成8年（1996年）1月23日判決
（民集50巻1号1頁、判時1571号57頁、判タ914号106頁）
原判決一部破棄・差戻し
（平成4年（オ）第251号）

　　　　　第一審：名古屋地裁昭和60年5月17日判決（昭和50年（ワ）第1666号等）
　　　　　控訴審：名古屋高裁平成3年10月31日判決（昭和60年（ネ）第362号）
　　　　　＜評釈＞大橋弘・判解1、同・ジュリ1097号134頁、松原昌樹・判評457号41頁（判時1588号203頁）、伊藤文夫ほか・判タ957号42頁、浦川道太郎・別冊法時14号44頁、植垣勝裕・判タ945号70頁、手嶋豊・ジュリ1109号120頁・1113号78頁、松野嘉貞・別冊ジュリ140号90頁、升田純・NBL623号72頁、稲垣喬・年報医事法学12号119頁、加藤良夫・ニュース98号6頁（1996）

　　　　　X_1（P）：患者（上告人・原告）
　　　　　X_2：患者の父（上告人・原告）
　　　　　X_3：患者の母（上告人・原告）
　　　　　Y_1：病院開設者（被上告人・被告）（医療法人愛生会）
　　　　　D_1：医師（内科）
　　　　　Y_2（D_2）：医師（外科）（被上告人・被告）
　　　　　Y_3（D_3）：医師（外科）（被上告人・被告）
　　　　　D_4：医師（外科）
　　　　　N_1～N_4：被告側病院の看護婦
　　　　　（なお、以下は適宜改行し、単位等略記号を使用している。下線は編者）

　　　主　　文
原判決中、Y_1、Y_2に関する部分を破棄し、右部分につき本件を名古屋高等裁判所に差し戻す。上告人らのその余の上告を棄却する。前項の部分に関する上告費用は上告人らの負担とする。

　　　理　　由
上告代理人加藤良夫、同多田元の上告理由第一、第二及上告代理人加藤良夫の上告理由について

一　本件は、Y₁が経営する病院で虫垂切除手術を受け、その手術中に起こった心停止等により脳に重大な損傷を被ったX₁（P）が、その両親であるX₂、X₃と共に、Y₁とその医師であるY₂（D₂）、Y₃（D₃）に対し、診療契約上の債務不履行又は不法行為を理由として、損害賠償を求めるものである。原審の確定した事実関係は、次のとおりである。

1　診療契約の締結

(一)　X₁（P）（昭和42年4月10日生）は、昭和49年9月25日午前零時30分ころ、腹痛と発熱を訴えて、救急車でY₁の経営する上飯田第一病院に搬送され、同病院の当直医によって経過観察の上加療を要すると診断されて入院したが、同日午後3時40分ころまでに、同病院の内科医であるD₁及び外科医であるY₂（D₂）の診察を受け、その結果、化膿性ないし壊疽性の虫垂炎に罹患しており、虫垂切除手術が必要であると診断された。

(二)　そこで、X₁（P）の両親であるX₂、X₃は、同日、X₁（P）の法定代理人として、Y₁との間で、虫垂切除手術（本件手術）及びこれに付帯する医療処置を目的とする診療契約を締結し、Y₂（D₂）によって本件手術が実施されることになった。

2　本件手術の経過

(一)　Y₂（D₂）は、介助者として看護婦3名（N₁婦長、N₂看護婦、N₃看護婦）、連絡係として看護補助者1名（N₄看護婦）を配置し、同日午後4時25分、X₁（P）を手術室に入れ、再度診察した後、偶発症に備えて血管確保の意味で点滴を開始し、午後4時32分ころ、X₁（P）の第3腰椎と第4腰椎の椎間にルンバール針を用いて、0.3％のペルカミンS（以下「本件麻酔剤」という）1.2mlを注入し、腰椎麻酔（以下「腰麻」ともいう）を実施した。右麻酔実施前の午後4時28分のX₁（P）の血圧は112ないし68水銀柱mm（以下、単位は省略）、脈拍は78（毎分、以下同じ）であり、麻酔実施後の午後4時35分の血圧は124ないし70、脈拍は84で、いずれも異常はなかった。

(二)　Y₂（D₂）は、麻酔実施後X₁（P）の腹部を消毒し、麻酔高を確認した上、午後4時40分、執刀を開始した。この時点の血圧は122ないし72、脈拍は78であった。なお、Y₂（D₂）は、N₂看護婦に対して手術中常時X₁（P）の脈拍をとり5分ごとに血圧を測定して報告するよう、また、N₁婦長に対してX₁（P）の顔面等の監視に当たるよう、それぞれ指示した。

(三)　Y₂（D₂）は、マクバーネーの切開方法により開腹した後、腹膜を切開し、大網を頭側に押しやり、虫垂を切除しようとしたが、虫垂の先端は後腹膜に癒着して遊離不能であったため、逆行性の切除方法を採ることにした。Y₂（D₂）がペアン鉗子でX₁（P）の虫垂根部を挟み、腹膜のあたりまで牽引した午後4時44、5分ころ、急にX₁（P）が「気持ちが悪い」と悪心を訴え、それとほぼ同時にN₂看護婦が脈が遅く弱くなったと報告した。そこで、Y₂（D₂）は、直ちに虫垂根部をペアン鉗子で挟んだまま手を離し、「どうしたぼく、ぼくどうした」とX₁（P）に声をかけたが、返答はなく、顔面は蒼白で唇にはチアノーゼ様のものが認められ、呼吸はやや浅い状態で意識はなかった。この時点で、N₂看護婦から、血圧は触診で最高50であるとの報告があ

った。午後4時45分ころ、手術は中止された。

㈣ Y_2（D_2）は、N_3看護婦に傷口をガーゼで保護するよう指示し、自ら手術台を操作してX_1（P）をトレンデレンブルグ体位に変えながら、看護補助者のN_4看護婦を大声で呼び、外科部長のY_3（D_3）及び外科医のD_4に患者の容態が急変したのですぐに来て欲しいと電話で連絡するよう指示し、トレンデレンブルグ体位にした後、左手でX_1（P）の気道を確保しながら酸素マスクが顔面に密着するよう押し付け、酸素が毎分4ℓの割合で流れるように調節した上、右手でバグを握縮加圧して、X_1（P）の自発呼吸に合わせて気管内に酸素を圧入したが、次第にバグの加圧に抵抗が生じ酸素の入りが悪くなった。Y_2（D_2）は、この操作を行いながらN_2看護婦に指示して、昇圧剤メキサン1アンプルを点滴器具の3方活栓から急速に静注させ、N_1婦長に指示してカルジオスコープの電極をセットさせ、心電図のモニターによる監視を開始させた。モニターの波形はかなり不規則で心室性の期外収縮が見られ、低電位であったが、心室細動はなかった。X_1（P）は、漸次自発呼吸がなくなっていった。

㈤ 午後4時46分ころ、Y_3（D_3）は、N_4看護婦からの電話連絡で直ちに手術室に駆け付けた。この時点で、X_1（P）の自発呼吸はほとんどなく、モニターの波形は不規則、低電位であり、心室細動に移行する前段階の状態を呈していた。Y_3（D_3）は、Y_2（D_2）から状況の報告を受けた後、N_2看護婦に副腎皮質ホルモン剤ソルコーテフ100mgの静脈急注とノルアドレナリン1アンプルの点滴液内の混注を指示し、自らは経胸壁心臓マッサージ（心マッサージ）を実施した。Y_3（D_3）が到着してから約1分後にD_4医師も到着し、緊急処置に加わった。D_4医師は、Y_2（D_2）からバグの加圧に抵抗があることを聞き、気管内チューブの気管内挿管を実施し、Y_2（D_2）に代わって呼吸管理をし、Y_2（D_2）は、Y_3（D_3）と交代して心マッサージを行った。しかし、X_1（P）は、午後4時47、8分ころ、心停止の状態に陥った。Y_3（D_3）は、再びY_2（D_2）と代わって心マッサージを行うとともに、直接心臓腔内にノルアドレナリン1アンプルを注射し、また、D_4医師が酸素の送入に苦労しているのを見て聴診器でX_1（P）の肺を聴診したところ、喘息様の音が聴かれたので気管支痙攣によるものと判断し、気管支拡張のため、N_2看護婦にボスミン2分の1アンプルの右上腕部筋注を指示した。

㈥ 午後4時55分少し前、ようやくX_1（P）に心拍動が戻り、間もなく自発呼吸も徐々に回復し、午後4時55分の血圧は90ないし58、脈拍は120となり、以後は血圧、脈拍ともに安定したが、X_1（P）の意識は回復しなかった。午後5時20分、Y_2（D_2）は、本件手術を再開し、虫垂を逆行性に切除した。虫垂は先端が根部の倍くらいに腫れており、色は赤黒く、先端付近に膿苔が付着して化膿性虫垂炎の症状を呈していた。手術は午後5時42分に終了した。

3 X_1（P）の現在

X_1（P）は、その後名古屋大学付属病院、国立名古屋病院、伊豆韮山温泉病院等に入院して治療を受け、昭和50年6月22日からは自宅療養を続けているが、病態の改善は見られず、現在は、脳機能低下症のため、頭部を支えられた状態のもとで首を回すことができるだけで、発作的

にうなり声、泣き声を発し、発語は一切なく、小便は失禁状態、大便は浣腸のみで排便し、固形物の摂取は不可能で、半流動物を長時間かけて口の中に運んでやらねばならない状態であり、将来にわたり右状態は継続する見込みである。

4　事故の原因等

㈠　本件麻酔剤を用いた腰椎麻酔に伴う医療事故の結果、脳機能低下症に陥る原因としては、⑴本件麻酔剤によるアナフィラキシーショック、⑵高位腰麻ショック、⑶腰麻ショック、⑷迷走神経反射によるショックがある。

㈡　アナフィラキシーショックとは、一般に抗原によって感作された個体に同一抗原を再度投与することによって見られる即時型反応のうち、急激な全身症状を伴うものをいい、皮膚の発赤、じんま疹様発疹、掻痒感、顔面と眼瞼の浮腫、声門浮腫、気管支痙攣が生じ、血圧低下、徐脈、呼吸困難となり、治療に反応しないときは心停止に至ることがあるが、本件麻酔剤の主成分である塩酸ジブカインによるアナフィラキシーショックは、一般に極めて稀である。

㈢　通常、高位腰麻というのは、脊髄くも膜下腔内に注入された麻酔剤が脳脊髄液中で拡散され、麻痺高が乳線以上に及ぶ場合をいい、これがために呼吸筋（肋間筋、横隔膜）が麻痺して、呼吸抑制、呼吸停止を来すことを高位腰麻ショックというが、これに陥ると1時間程度は自発呼吸が戻らない。

㈣　腰麻ショックとは、腰麻剤の影響により血圧が段階的に降下し、脳への血流が減少して脳中枢が低酸素症に陥り、呼吸抑制、呼吸停止となり、ついには心停止にまで至るショック状態をいうが、この血圧降下の機序は、⑴腰麻剤により交感神経がブロックされて末梢血管が拡張し、その抵抗が下がって血圧が下がる、⑵末梢血管が拡張すると、その血管内に血液が貯留されて心臓への静脈還流が減少し、心拍出量が減少して血圧が下がる、⑶交感神経がブロックされて筋肉が弛緩し、血液を絞り出す作用が低下して、静脈還流が減少し、血圧が下がる、⑷麻酔の効果がある程度以上の高さになると、心臓にいく交感神経がブロックされ、心拍数が減少して血圧が下がる、というものである。

㈤　迷走神経反射によるショックとは、腰麻剤のため自律神経の一方である交感神経がより強度に抑制され、他の一方の副交感神経である迷走神経が相対的に優位になった状態で、腹膜刺激、腸管牽引などの手術操作による機械的刺激が加わった場合に、迷走神経反射が起こり、急激な徐脈、血圧降下、呼吸抑制を来すことをいうが、副交感神経が優位になると気管支痙攣の発生しやすい状態になり、これによる低酸素症は迷走神経反射をさらに増強させ、ついには心停止、脳死に至ることもあり得る。

5　本件麻酔剤の添付文書（能書）

㈠　本件麻酔剤の添付文書（能書）には、「副作用とその対策」の項に血圧対策として、麻酔剤注入前に1回、注入後は10ないし15分までに2分間隔に血圧を測定すべきことが記載されている。

(二) 外科医である北原哲夫は、腰椎麻酔につき研究するうち、腰麻剤注入後15分ないし20分の間は血圧降下を伴ういわゆる腰麻ショックが発生する危険度が高いので、その間は頻回に血圧の測定をすべきであることを昭和30年代の早い時期から提唱し、昭和35年には、2分ごとに血圧を測定すべきであるとの論文を発表し、昭和40年には同趣旨をラジオ放送を通じて講演したこともあり、昭和47年には、同人の要望により、本件麻酔剤の能書に前記のような注意事項が記載されるに至り、次第に医師の賛同を得てきた。

(三) しかし、北原医師の提唱にもかかわらず、昭和49年ころは、血圧については少なくとも5分間隔で測るというのが一般開業医の常識であり、Y_2(D_2)も、本件手術においては、介助者であるN_2看護婦に対し、5分ごとの血圧の測定を指示したのみであった。

二 原審は、X_1（P）が脳機能低下症に陥った原因として、塩酸ジブカインによるアナフィラキシーショックは極めて稀である上、X_1（P）にはその初発症状である全身発赤、掻痒感、顔面、眼瞼の浮腫が認められないので、本件ではアナフィラキシーショックは否定され、X_1（P）の自発呼吸は停止後間もなく回復していることなどからすると高位腰麻ショックも否定されるとした上、X_1（P）は、本件手術当日の午後4時32分ころ、本件麻酔剤の注入を受けた後、次第に呼吸抑制の外、上気道炎による発熱により換気量減少を来し、午後4時40分直後から血圧低下の傾向もあったため、低酸素症の状態になっていたところ、午後4時44、5分ころ、虫垂根部を牽引するという機械的刺激を機縁として迷走神経反射が起こって、徐脈、急激な血圧降下に陥り、直ちに酸素吸入の措置が採られたものの、低酸素症により増強された迷走神経反射のため、続いて起こった気管支痙攣により換気不全となり、また、一時期心停止の状態にもなり、心臓マッサージは継続されていたが、自発呼吸が回復した午後4時55分ころまでの間、脳への酸素供給が途絶したか、又は著しく減少したため、重篤な後遺症を残した脳機能低下症になったものと認定した。

そして、原審は、昭和47年には、本件麻酔剤の能書に麻酔剤注入前に1回、注入後は10ないし15分まで2分間隔に血圧を測定すべきことが記載されるようになったが、本件手術のあった昭和49年ころは、血圧については少なくとも5分間隔で測るというのが一般開業医の常識であったから、当時の医療水準を基準にする限り、麻酔剤注入後10ないし15分まで2分ごとに血圧の測定をせず、5分ごとの測定を指示したにすぎないことをもって、Y_2（D_2）に過失があったということはできないが、医師は、使用する薬剤について、その能書に記載された注意事項を遵守することは当然の義務であるから、この観点からすると、本件麻酔剤注入後10ないし15分まで2分ごとに血圧の測定をしなかったY_2（D_2）には、注意義務違反があった。しかし、仮に2分ごとに血圧を測定していたとしても、X_1（P）が急に「気持ちが悪い」というまで、N_2看護婦もN_1婦長もX_1（P）の異常に気付かなかったのであるから、果たしてより早期に異常を発見し得たかどうか明確でない上、X_1（P）の脳機能低下症は、迷走神経反射を機縁に発生した気管支痙攣のため、Y_2（D_2）らの蘇生処置にもかかわらず換気不全に陥り、脳への酸素供給が不足し

たことが原因となったというべきであるから、Y_2（D_2）の前記注意義務違反とX_1（P）の脳機能低下症発症との間には因果関係がない、と判断した。

三　しかしながら、原審の右判断は是認することができない。その理由は、次のとおりである。

人の生命及び健康を管理すべき義務（医業）に従事する者は、その業務の性質に照らし、危険防止のために実験上必要とされる最善の注意義務を要求されるのであるが（最高裁昭和31年（オ）第1065号同36年2月16日第1小法廷判決・民集15巻2号244頁参照）、具体的な個々の案件において、債務不履行又は不法行為をもって問われる医師の注意義務の基準となるべきものは、一般的には診療当時のいわゆる臨床医学の実践における医療水準である（最高裁昭和54年（オ）第1386号同57年3月30日第3小法廷判決・裁判集民事135号563頁、最高裁昭和57年（オ）第1127号同63年1月19日第3小法廷判決・裁判集民事153号17頁参照）。そして、この臨床医学の実践における医療水準は、全国一律に絶対的な基準として考えるべきものではなく、診療に当たった当該医師の専門分野、所属する診療機関の性格、その所在する地域の医療環境の特性等の諸般の事情を考慮して決せられるべきものであるが（最高裁平成4年（オ）第200号同7年6月9日第2小法廷判決・民集49巻6号1499頁参照）、医療水準は、医師の注意義務の基準（規範）となるものであるから、平均的医師が現に行っている医療慣行とは必ずしも一致するものではなく、医師が医療慣行に従った医療行為を行ったからといって、医療水準に従った注意義務を尽くしたと直ちにいうことはできない。

ところで、本件麻酔剤の能書には、「副作用とその対策」の項に血圧対策として、麻酔剤注入前に1回、注入後は10ないし15分まで2分間隔に血圧を測定すべきであると記載されているところ、原判決は、能書の右記載にもかかわらず、昭和49年ころは、血圧については少なくとも5分間隔で測るというのが一般開業医の常識であったとして、当時の医療水準を基準にする限り、Y_2（D_2）に過失があったということはできない、という。しかしながら、医薬品の添付文書（能書）の記載事項は、当該医薬品の危険性（副作用等）につき最も高度の情報を有している製造業者又は輸入販売業者が、投与を受ける患者の安全を確保するために、これを使用する医師等に対して必要な情報を提供する目的で記載するものであるから、医師が医薬品を使用するに当たって右文書に記載された使用上の注意事項に従わず、それによって医療事故が発生した場合には、これに従わなかったことにつき特段の合理的理由がない限り、当該医師の過失が推定されるものというべきである。そして、前示の事実に照らせば、本件麻酔剤を投与された患者は、ときにその副作用により急激な血圧低下を来し、心停止にまで至る腰麻ショックを起こすことがあり、このようなショックを防ぐために、麻酔剤注入後の頻回の血圧測定が必要となり、その趣旨で本件麻酔剤の能書には、昭和47年から前記の記載がされていたということができ（鑑定人宮崎正夫によると、本件麻酔剤を投与し、本位変換後の午後4時35分の血圧が124ないし70、開腹時の同40分の血圧が122ないし72であったものが、同45分に最高血圧が50にまで低下することはあり得ることであり、ことに腰麻ショックというのはそのようにして起こることが多く、このような急

激な血圧低下は、通常頻繁に、すなわち1ないし2分間隔で血圧を測定することにより発見し得るもので、このようなショックの発現は、「どの教科書にも頻回に血圧を測定し、心電図を観察し、脈拍数の変化に注意して発見すべしと書かれている」というのである)、他面、2分間隔での血圧測定の実施は、何ら高度の知識や技術が要求されるものではなく、血圧測定を行い得る通常の看護婦を配置してさえおけば足りるものであって、本件でもこれを行うことに格別の支障があったわけではないのであるから、Y_2(D_2)が能書に記載された注意事項に従わなかったことにつき合理的な理由があったとはいえない。すなわち、昭和49年当時であっても、本件麻酔剤を使用する医師は、一般にその能書に記載された2分間隔での血圧測定を実施する注意義務があったというべきであり、仮に当時の一般開業医がこれに記載された注意事項を守らず、血圧の測定は5分間隔で行うのを常識とし、そのように実践していたとしても、それは平均的医師が現に行っていた当時の医療慣行であるというにすぎず、これに従った医療行為を行ったというだけでは、医療機関に要求される医療水準に基づいた注意義務を尽くしたものということはできない。

そして、原審が前記確定したところによると、X_1(P)には本件手術当日の午後4時32分ころ本件麻酔剤が注入されたが、Y_2(D_2)は、介助者であるN_2看護婦に手術中5分ごとに血圧を測定するよう指示したのみであったため、執刀を開始した午後4時40分の時点で血圧が測定された後は、午後4時44、5分ころX_1(P)の異常に気付くまで血圧は測定されなかったところ、X_1(P)は、虫垂根部の牽引を機縁とする迷走神経反射が起こる前に、午後4時40分直後から血圧低下の傾向にあったため、低酸素症の状態になっていたというのであるから(鑑定人宮崎正夫も、X_1(P)の口唇に認められたチアノーゼは、迷走神経反射に先行する潜在性の腰麻ショックによる低酸素症によるものと考えられ、迷走神経反射そのものによるものではないとしている)、午後4時42分ないし43分ころに、すなわち、2分間隔でX_1(P)の血圧を測定していたとしても、X_1(P)の血圧低下及びそれによる低酸素症の症状を発見し得なかった、とは到底いい得ない筋合いである。本件手術を介助していたN_2看護婦及びN_1婦長がX_1(P)の異常に気付かなかったからといって、血圧の測定をしても血圧低下等を発見し得なかったであろうといえないことは勿論である(2分間隔で血圧を測定しなかったという医師の注意義務の懈怠により生じた午後4時40分から45分にかけての血圧値の推移の不明確を当の医師にではなく患者の不利益に帰することは条理にも反する)。また、X_1(P)の血圧低下を発見していれば、Y_2(D_2)としてもこれに対する措置を採らないまま手術を続行し、虫垂根部を牽引するという挙に出ることはなかったはずであり、そうであれば虫垂根部の牽引を機縁とする迷走神経反射とこれに続く徐脈、急激な血圧降下、気管支痙攣等の発生を防ぎ得たはずである。したがって、Y_2(D_2)には、本件麻酔剤を使用するに当たり、能書に記載された注意事項に従わず、2分ごとの血圧測定を行わなかった過失があるというべきであり、この過失とX_1(P)の脳機能低下症発症との間の因果関係は、これを肯定せざるを得ないのである。

これと異なる原審の判断には、過失及び因果関係についての解釈適用を誤り、ひいては審理不

尽、理由不備の違法があるというべきであり、この違法は原判決中Y₂（D₂）、Y₁に関する部分の結論に影響を及ぼすことが明らかである。右の趣旨をいう論旨は理由があり、その余の点を判断するまでもなく原判決は右部分につき破棄を免れない。

　上告代理人加藤良夫、同多田元の上告理由第六のうちY₃（D₃）に関する部分について
　原審の適法に確定した事実関係の下においては、Y₃（D₃）の採った措置に過失があったとはいえないとした原審の判断は、正当として是認することができる。原判決に所論の違法はなく、論旨は、採用することができない。したがって、不法行為を理由とする上告人らのY₃（D₃）に対する請求は、理由がない。
　以上の次第であるから、原判決中、Y₂（D₂）、Y₁に関する部分については、これを破棄し、進んで上告人らに生じた損害等も含め更に審理を尽くさせるため原審に差し戻すこととし、Y₃（D₃）に関する部分については、上告を棄却することとする。
　よって、民訴法407条1項、396条、384条、95条、89条、93条に従い、裁判官可部恒雄の補足意見があるほか、裁判官全員一致の意見で、主文のとおり判決する。

　裁判官可部恒雄の補足意見は、次のとおりである。
　医療過誤事件につき最高裁の判例に現れる「医療水準」についての所見といわゆる医療慣行との関係につき、原判決理由中の後記説示に鑑み、以下、法廷意見に付加して若干の所見を述べておくことにしたい。
　判例は、かつていわゆる輸血梅毒事件につき、仮に担当医師に問診の義務があるとしても、原判旨のような問診は、医師に過度の注意義務を課するものである旨の論旨に対し、「いやしくも人の生命及び健康を管理すべき義務（医業）に従事する者は、その業務の性質に照らし、危険防止のために実験上必要とされる最善の注意義務を要求されるのは、已むを得ないところといわざるを得ない」としたが（前掲昭和36年2月16日第1小法廷判決）、具体的な個々の案件において、債務不履行又は不法行為をもって問擬せられることとなる担当医師の注意義務の基準となるべきものは、診療当時の医学の最高水準を行く知見であるとすることはできず、一般的には、診療当時のいわゆる臨床医学の実践における医療水準である、とされる（前掲昭和57年3月30日第3小法廷判決、昭和63年1月19日第3小法廷判決）。そして、この臨床医学の実践における医療水準は、全国一律に絶対的な基準として考えるべきものではなく、
　(1)　診療に当たった当該医師の専門分野、
　(2)　当該医師の診療活動の場が大学病院、総合病院、専門病院、一般診療機関のいずれであるかという診療機関の性格、
　(3)　当該診療機関の存在する地域の医療環境の特性等
　を考慮して決せられるべきものであるが（前掲昭和63年第3小法廷判決における伊藤裁判官の

補足意見参照)、医療水準は、医師の注意義務の基準（規範）となるものであるから、平均的医師が現に行っている医療慣行と異なることはいうまでもなく（右伊藤補足意見参照）、さきの輸血梅毒事件においても、先例は、医師の間では従来、給血者が信頼するに足る血清反応陰性の検査証明書や、健康診断及び血液検査を経たことを証する血液斡旋所の会員証等を持参するときは、問診を省略する慣行が行われていたから、担当医師が右の場合に処し、これを省略したとしても注意義務懈怠の責はない旨の論旨に対し、「注意義務の存否は、もともと法的判断によって決定さるべき事項であって、仮に所論のような慣行が行われていたとしても、それは唯だ過失の軽重及びその度合を判定するについて参酌さるべき事項であるにとどまり、そのことの故に直ちに注意義務が否定さるべきいわれはない」（前掲昭和36年第1小法廷判決）旨を判示している。

　以上によれば、人の生命及び健康を管理すべき医業に従事する者は、危険防止のため実験上必要とされる最善の注意義務を要求されるとはいえ、診療に従事する個々の医師につき、その専門分野、医療環境の如何を問わず、常に世界最高水準の知見による診療を要求するのは実際的でなく、そのため診療行為に当たる医師の注意義務の基準となるべきものは、一般的には、診療当時の「いわゆる臨床医学の実践における医療水準」であるとされるのであり、更に右の医療水準も必ずしも全国一律の絶対的基準とされるものでなく、当該医師の専門分野、その所属する診療機関の性格、所在地域の医療環境の特性等が考慮されるべきであるということとなろう。

　しかしながら、ここで特に指摘を要するのは、「いわゆる臨床医学の実践における医療水準」とはいえ、それはあくまで診療に従事する医師の拠るべき規範であって、必ずしもこれに忠実とはいえない者をも含む「平均的医師が現に行っている医療慣行とでもいうべきものとは異なる」（前掲昭和63年第3小法廷判決における伊藤裁判官の補足意見参照）ことである。「注意義務の存否は、もともと法的判断によって決定さるべき事項であって……慣行……の故に直ちに注意義務が否定さるべきいわれはない」（前掲昭和36年第1小法廷判決参照）のである。

　原判決は、原審証人宮崎正夫の証言によれば、北原医師の提唱にもかかわらず、昭和49年ころは、血圧については少なくとも5分間隔で測るというのが一般開業医の常識であったことが認められるとし、これを主たる根拠として、「本件手術当時の医療水準を基準にする限り、腰麻剤注入後10ないし15分まで2分ごとに血圧を測定せず、5分ごとの測定を指示したにすぎないことをもって、Y_2（D_2）に過失があったということはできない」としたが、右は5分間隔での血圧測定が一般開業医の常識であったとの認定を前提としても、担当医師の過失の有無を判断する際の基準となるべき医療水準と平均的医師の間における医療慣行とを取り違えた違法があるものといわなければならない。

　宮崎鑑定書中には、「そもそも手術という医療行為は麻酔科医という医師と、外科医という医師少なくともひとりづつによって遂行される……昭和49年という……時点において、麻酔科医の視点から期待すべき医療体制などは、上飯田第1病院には存在する筈はなかった」との記述も見受けられるが、本件で争われているのは、X_1（P）の手術に際し麻酔医を立ち会わせるべきで

あったか否かではなく、担当医であるY₂（D₂）による介助看護婦への血圧測定の指示が、2分間隔とすべきであったか、5分間隔でよかったか、の一点にある。腰麻剤「注入後は10－15分まで2分間隔に血圧を測定」すべきことは、当時すでに本件麻酔剤であるペルカミンＳの添付文書（能書）に記載されて、次第に他の医師の賛同を得て来たこと、能書に記載された注意事項を遵守することは医師として当然の義務であることは、原判決自体も判示するところであって、2分間隔での血圧測定は、担当医であるY₂（D₂）や血圧測定を指示されたN₂看護婦にとって、何ら高度の知識や技術を要求されるものでなく、その意味で、いわゆる「臨床医学の実践における医療水準」の問題として先例の取り上げた事柄とは論点を異にする。また、麻酔医の立会いこそなかったが、本件手術に際しては、介助者として婦長を含む看護婦3名、連絡係として看護補助者1名が配置されていた程で、Y₂（D₂）が能書の記載に従った指示さえ与えておれば、本件手術に際し、2分間隔での血圧測定が行われることに何の支障もなかったのである。

（裁判長裁判官　可部恒雄　裁判官　園部逸夫　裁判官　大野正男　裁判官　千種秀夫　裁判官　尾崎行信）

重要判例－4　顆粒球減少症・開業医の義務・鑑定評価

最高裁第3小法廷平成9年（1997年）2月25日判決

（判時1598号70頁）

原判決破棄・差戻し

（平成7年（オ）第1205号）

　　　　第一審：山口地裁下関支部平成元年2月20日判決（昭和54年（ワ）第79号）

　　　　控訴審：広島高裁平成7年2月22日判決（平成元年（ネ）第99号）

　　　　＜評釈＞野山宏・最判解14、同・ジュリ1122号72頁、吉田邦彦・判評468号37頁
　　　　　　　（判時1621号199頁）、田中敦・判夕臨増978号94頁、野田寛・別冊法時
　　　　　　　16号73頁、松村弓彦・NBL638号59頁

　　　　P：患者

　　　　X：患者の夫ら（上告人・原告）

　　　　Y₁（D）：医師（被上告人・被告）

　　　　Y₂（D）：医師（被上告人・被告）

　　　　（なお、以下は適宜改行し、単位等略記号を使用している。下線は編者）

　　　　　　　主　　文

原判決を破棄する。

本件を広島高等裁判所に差し戻す。

　　　　　　　理　　由

上告人らの上告理由第一及び第二について

一　本件は、P（大正7年3月13日生）が風邪で、医師であるYらによる診療を受けたが、Yらの投与した抗生物質等の薬剤が原因で顆粒球減少症にかかって死亡したことにつき、Pの相続人であるXらが、YらにはPに対する診療についての注意義務違反があったと主張して、債務不履行ないし不法行為に基づく損害賠償を請求する事案であり、原審は、Y₁（D）にはXら主張に係る注意義務違反の一部が認められるが、これとPの死亡の結果との間には相当因果関係が認められず、Y₂（D）には注意義務違反が認められないとして、Xらの請求を棄却すべきものとした。

二　原審の確定した事実関係の概要は、次のとおりである。

1　顆粒球減少症（以下「本症」という。）について

㈠　本症は、白血球のうち顆粒球が正常範囲以下に減少することにより引き起こされる病態をいい、顆粒球の約95％を占める好中球数が1500以下（1立方mm当たり。白血球数及び好中球数

について以下同様。）の場合を指す。本症は、薬剤等を原因として、骨髄において生成される顆粒球の数が減少し又は末しょう血液中において消費若しくは破壊される顆粒球の数が増加することにより発生する。好中球は、体内の細菌等を消化、分解する機能を担っており、その比率は白血球総数の50％を上限とする。なお、白血球数は、個人差が大きいが、5000ないし8500の間に70％の人が含まれる。

(二) 薬剤に起因する本症の発症機序には、

(1) 薬物固有の作用により、投与量が多過ぎた場合に発症する中毒性、

(2) (1)と同じ機序によるが、通常使用量が投与された場合において個人の素質により発症する過反応性の中毒性、

(3) 薬物が体内のたん白と結合して抗原となり、生体がそれに対する抗体を作り、次に薬物が入ったときに抗原抗体反応が起こり、その結果発症するアレルギー性、が考えられる。

YらがPに投与した薬剤のうち、本症の副作用を有するものは、リンコシン、ラリキシン、ソルシリン、ネオマイゾン、複合トローチ（以上抗生物質）、オベロン、グリンケンH（以上ピリン系鎮痛解熱剤）、ケルヘチーナ（以上サルファ剤）、PL顆粒、バファリン、ソランタール（以上非ピリン系鎮痛解熱剤）、濃厚プロチンコデイン液、フスタゾール（以上鎮咳剤）であり、そのうち成人通常使用量を超えて投与されたのは、Y₁（D）が投与したケルヘチーナ及び同蒲池が投与したリンコシンである。

本症は、右薬剤のうち複数のものによる加重作用、相乗作用などの相互作用を原因としても発症し得る。

(三) 本症の発症に伴い、発疹が生ずることがある。

慢性型や軽症型の本症は、初期はほとんど無症状で、発症前の1ないし2日間、易疲労感等の前駆的症状がみられる。軽症なら、原因薬剤の投与が完全に中止されると、経過観察のみにより、1ないし2週間で顆粒球は正常値に回復する。中等症以上の場合でも、薬剤投与中止、感染症防止のための適切な抗生物質の選択投与等により、重症に至ることなく回復を期待できる。

急性激症型の本症は、重症感を持った全身倦怠感などを伴って急激に高熱を発し、いったん発生した高熱は持続し、解熱剤に反応し難い。また、強い咽の痛みを訴え、舌、口唇、食道、さらには胃腸に糜爛、潰瘍が発生し、嚥下困難、嘔吐などが生ずる。以上の症状は、数時間から2ないし3日で出そろうことが多い。原因薬剤が除去されない場合には、発症後2ないし3日で重症感染症を併発して死亡する。主な死因は、敗血症、肺炎である。

アミノピリンなどピラゾール系薬剤による症例は急性激症型を呈することが多く、クロラムフェニコール（ネオマイゾンはこの系列に属する。）、サルファ剤（ケルヘチーナはこの系列に属する。）による症例は慢性型を呈することが多い。

(四) 本症の治療上最も重要なのは、早期発見及び原因薬剤の即時投与中止であり、次いで二次感染誘発防止である。早期発見のためには、本症の副作用を有する薬剤の記憶、使用時の頻繁な

血液検査及び白血球分画検査（好中球数等を調べる検査）並びに本症特有の症状を直ちに報告する旨の患者に対する指導が大切である。

2　Y₁（D）によるPの診療の経過

㈠　Pは、夫であるXと共に、山口県下関市内で質屋を経営していたが、Y₁（D）が昭和48年9月ころP宅の近所にニシカワ医院を開業して以来、Y₁（D）にかかるようになった。

㈡　Pは、同51年3月14日、風邪をひいて発熱及び喉の痛みを訴え始めた。Y₁（D）は、同月17日及び18日は往診により、同月19日、22日、24日及び同月26日から同年4月14日までの毎日（日曜日を除く）はニシカワ医院において、Pの診療に当たり、右期間中に本症の副作用を有する多種の薬剤をPに継続的に投与したが、その薬剤名及び投与量は別表記載のとおりである。

㈢　Pは、同年3月19日から同月24日までは微熱が有ってほとんど床に就いていたが、同月25日からは椅子に座って従業員の指導ができるようになった。Pは、同年4月5日に再び38度の熱を出し、Y₁（D）の投薬により翌日には熱が引いたが、同月7日には咳少々と両肩の痛みを訴え、同月10日には咳がひどい状態であった。

㈣　同月12日、Pの体に発疹が現れ始めていたが、Y₁（D）はこれを見落とした。

Y₁（D）は、同月14日、Pの訴えによりPの体に発疹を認め、じんましん、湿疹、風疹、薬疹を疑い、既に投与した薬剤の投与を中止し、念のため他の病院に検査入院をすることを勧めた。

Pは、同月12日から14日までの毎日、耳鼻咽喉科の原八洲雄医師にもかかった。同医師は、Pに重症感を抱かなかったが、総合病院における検査を勧めた。

㈤　Pは、同月14日の帰宅後、苦しいので、国立下関病院（以下「国立病院」という。）に入院する意思を固め、使いの者を介してY₁（D）に国立病院への紹介を依頼した。Y₁（D）は、検査及び治療を依頼する旨並びに治療経過及び投薬状況を記載した国立病院あての紹介状を作成して使いの者に交付し、国立病院を始めいくつかの総合病院に空床の有無を電話照会したが、いずれも満床を理由に断られた。Y₁（D）は、入院先としてY₂（D）の開設する外科病院であるカマチ病院を紹介し、Pは同病院が総合病院でないことから不安を抱いたが、翌朝国立病院に入院すればよいと考えて、カマチ病院に入院することにした。Y₁（D）は、同蒲池に対して、電話で、「Pは、希望の国立病院に入院できない。風疹のようで、ひどくはないが、神経質で不安感が強い患者なので、国立病院に入院できるまで預かってくれ。発疹は風疹と思われるが判然としない、諸検査治療をよろしく頼む。」と説明し、また、Pの使いの者に対して、国立病院あての紹介状をカマチ病院に渡すように伝えた。

3　Y₂（D）によるPの診療の経過

㈠　Pは、昭和51年4月14日午後4時20分、カマチ病院に入院した。Pの体温は35.5度で、重症感はなかった。Y₂（D）は、Pは当時流行していた風疹の可能性が最も高いが、感染症の疑いもあると診断した。Y₂（D）は、血液検査のため同日午後4時30分にPから採血したが、検査結果が判明したのはP退院後の同月16日であり、その白血球数は2800であった。また、Y₂

（D）は、白血球分画検査は実施しなかった。

Y₂（D）の指示により、同月14日午後7時、Pに対するリンコシン600mgの筋肉注射が行われた。

㈡　同月15日には、Pに対するリンコシン600mgの筋肉注射が、午前零時、同6時、正午、午後6時の4回にわたって行われた。Pの娘であるX克子が、Y₁（D）に対し、同日国立病院に転院できなかったこと及びカマチ病院における治療内容に対する不信を訴えたので、Y₁（D）は、同日正午ころ、カマチ病院に往診してPを診察した。

㈢　同月16日には、Pに対するリンコシン600mgの筋肉注射が、午前零時、同6時の2回にわたって行われた。P及びXらは、同日午前8時30分ころ、Y₂（D）に無断でカマチ病院を退院しようとしたため、両者間で押し問答になったが、結局Pは退院し、Y₂（D）は非定型的風疹と考えている旨の国立病院内科外来あての紹介状をPに作成交付した。

4　国立病院における治療の経過

㈠　Pは、昭和51年4月16日午前、国立病院外来において診察を受け、主治医となった村上紘一医師は、中毒性発疹と診断し、直ちにPを同病院に入院させた。同日行われた白血球分画検査の結果、同日中に白血球数は1800、好中球数は零と判明し、村上医師は、Pを本症と診断した。

㈡　Pは、同月19日に40度の高熱を発し、以後高熱が持続した。同月20日に行われた検査の結果、Pの白血球数は700であり、本症による敗血症を併発していることが判明した。Pは、同月23日、敗血症に基づく内毒素性ショックで死亡した。

5　Pの本症の発症時期、原因

㈠　YらがPに投与した薬剤に本症の副作用を有するものが多数存し、右の薬剤以外の原因を疑うに足りる資料はないから、Pの本症発症の原因としては、右の薬剤が最も疑われる。

㈡　好中球数は最大でも白血球数の50％であり、好中球数1500以下の場合が本症とされるので、白血球数2800という検査結果のある4月14日午後4時30分における好中球数は零と1400の間と推定され、この時点においては本症が発症していたといえる。それ以前には、本症の特徴である高熱の持続などの症状がみられず、同月12日から14日にかけて診察に当たった原医師もPに重症感を抱いていない。発疹が生じたのが4月12日であるから、Pの発症時期を4月13日から14日朝にかけてとする鑑定の結果及び鑑定人の証言（以下「本件鑑定」という。）は支持し得る。

Pの本症は、4月14日は平熱で重症感がなく、同月19日から40度前後の高熱が続き、白血球数も同月14日の2800から、同月16日に1800、同月20日に700と急激に減少したことに照らすと、急性の劇症型に近いものと認められる。

㈢　そこで進んで、YらがPに投与した薬剤のうち本症発症の原因となった起因剤の特定が、検討されなければならない。

⑴　Y₁（D）が3月に投与したリンコシンは、投与の際に副作用らしき症状は起こっておらず、起因剤としての蓋然性は低い。Y₂（D）が4月14日以後に投与したリンコシンは、本症発

症後の投与であるから起因剤ではなく、3月の投与の際に副作用が生じておらず、成人通常使用量の2倍程度が使用されたにすぎないから、アレルギー反応により本症を悪化させた可能性は極めて少ない。

　(2)　ラリキシン及びソルシリンによるアレルギー反応、ケルヘチーナによるアレルギー反応並びにオベロン、バファリン及びPL顆粒によるアレルギー反応により本症が発症する可能性はあるが、いずれの薬剤も発疹が生じた時期よりもかなり前に投与されているから、本症発症の原因としての蓋然性は低い。

　(3)　4月10日から13日に投与されたネオマイゾンが、発疹の発生時期などから、起因剤としては最も疑わしい。もっとも、ネオマイゾンの血液毒性についての報告例には、赤血球系のものが多く、白血球系のものは少ないし、投与量、投与期間に係る中毒性機序のものが大半であるところ、Ｐには成人通常使用量が投与されたにすぎないから、通常の中毒性機序は考えられず、過反応性の中毒性機序により発症したものと考えられる。

　(4)　その他の薬剤については、起因剤となった可能性を認めることはできない。

　(5)　本件鑑定によれば、本件においてＰに投与された複数の薬剤による加重作用、相乗作用などの相互作用を原因として本症が発症したことは、医学的に具体的には証明されていないと認められる。

　(6)　以上によれば、本件鑑定を採用して、Ｐの本症は、ネオマイゾンによる過反応性の中毒性機序により発症したものと認定すべきである。

　三　原審は、右事実関係に基づき、次のとおり判断して、Xらの請求を棄却すべきものとした。

　1　Y₁（D）について

　(1)　Y₁（D）がＰに多種多量の薬剤を投与したことが過剰治療であったとはいえず、この点についてY₁（D）に注意義務違反があるということはできない。

　(2)　Y₁（D）は、Ｐが再度発熱した4月5日又は遅くとも咳がひどい状態であった4月10日には、血液検査等を行うべきであり、これを怠った点に検査義務違反がある。しかし、本症は、同日以後投与されたネオマイゾンにより同月13日ないし14日朝に発症したものであるから、右検査義務違反と本症の発症との間に因果関係はない。

　(3)　Y₁（D）は、3月17日以後本症の副作用を有する薬剤を継続投与し、本症の発症に伴い発疹を生ずることがあるのに、4月12日にＰの発疹を見落とし、同月14日にＰが発疹を訴えるまで何ら問診等をしていない点に、経過観察義務違反がある。しかし、当時流行していた風疹による発疹と薬疹の識別は困難であり、本件の起因剤であるネオマイゾンは一般的には投与量に係る中毒性機序により本症を発症させる薬剤であるから、ネオマイゾンの成人通常使用量を2日間投与した段階である同月12日にＰの発疹を確認しても、直ちに本症発生を予見し、投薬を中止し、血液検査をすべき義務があったといえるかは疑問であるといわざるを得ない。そして、Ｐの本症がネオマイゾンでは通常起こり得ない過反応性の中毒性機序による急性の激症型に近いものであ

ったことを考慮すると、Y₁（D）の経過観察義務違反とPの本症発症との間には、相当因果関係がない。

（4）Y₁（D）が4月14日にPの発疹を確認した際直ちに本症と確定診断しなかったことは、誤診とはいえず、治療のための措置も適切であった。薬疹の疑いのある発疹を認めても、同時に本症併発を示唆する高熱、喉の痛み、全身状態としての重症感などの症候がみられないのに、全例について直ちに本症の発症を想定した血液検査等を実施すべきであるとまではいえない。

（5）Y₁（D）は、本症と確定診断していない4月14日の時点では、Pないしその家族であるXらに対し、発疹が本症による薬疹であると説明する義務はない。

（6）Y₁（D）は、Pに検査入院を勧め、治療経過及び投薬状況等を記載した国立病院あて紹介状をP側に作成交付し、カマチ病院に転院させる際にもY₂（D）に諸検査と治療を依頼し、P側に対して国立病院あて紹介状をカマチ病院に渡すように指示したから、転医義務及びその際の引継義務を尽くした。

（7）国立病院への転院を求めるPらに対して、Y₁（D）が同病院は満床であるなどとうそを言って転院を妨害した旨のXら主張事実は、証明がない。

2　Y₂（D）について

㈠　Pのカマチ病院への入院は一時的に預かる趣旨であり、いずれ国立病院での専門的検査が見込まれたこと、Pに薬疹の疑いのある発疹はあったが発熱や重症感がなかったことからすると、Y₂（D）に、本症の発症を予見して白血球数のみならず好中球数をも調べるため白血球分画検査を実施する義務や、検査結果を即日判明させる義務があったとはいえない。

㈡　当時の風疹の流行、風疹による発疹と薬疹の識別は困難であること、Pの本症はネオマイゾンを唯一単独の起因剤として過敏反応性の中毒性機序により発症した上急性の激症型に近い進行をたどったものであること、当時Pに発熱や重症感がなかったこと、ネオマイゾンとリンコシンは全く別の医薬系統に属すること、本件鑑定もリンコシンがPの本症を悪化させた可能性は少ないとしていることからすると、Y₂（D）がPは風疹の可能性が最も高いと診断した上リンコシンを投与したことを診療行為上の過失に当たると断定することはできないし、右のリンコシンの投与と本症の悪化との間に相当因果関係があるということもできない。

㈢　Y₂（D）がPについて本症と確定診断しながらあえて風疹の疑いという記載のある紹介状を国立病院に提出して同Y₁（D）の隠蔽工作に荷担した旨のXら主張事実は、証明がない。

四　しかしながら、原審の右認定判断は、少なくとも以下の説示と異なる限度において、是認することができない。その理由は、次のとおりである。

1　起因剤及び発症日の認定並びにこれに伴う因果関係等の判断について

㈠　訴訟上の立証は、一点の疑義も許されない自然科学的証明ではなく、経験則に照らして全証拠を総合検討し、特定の事実の存在を認定し得る高度の蓋然性を証明することであり、その判定は、通常人が疑いを差し挟まない程度に真実性の確信を持ち得るものであることを必要とし、

かつ、それで足りるものである。

　㈡　原審は、Y_1（D）の4月5日又は10日の時点における検査義務違反とPの本症発症との間の因果関係及び同月12日の時点における経過観察義務違反とPの本症発症との間の因果関係をいずれも否定した。原審の右判断の根拠は、Pの本症が4月10日以後に投与されたネオマイゾンを起因剤として過反応性の中毒性機序により同月13日ないし14日朝に発症したという認定事実にある。

　㈢　しかしながら、本件においては、
　⑴　Y_1（D）が本症の副作用を有する多種の薬剤を約4週間にわたりPに投与してきたこと、
　⑵　遅くとも4月12日にはPに発疹が生じたこと、
　⑶　遅くとも同月14日にはPに本症が発疹していたことを裏付ける血液検査の結果があること、
　⑷　本症の発症に伴い発疹を生ずることがあること、
　⑸　Pに投与された薬剤の相互作用によっても本症が発症し得ること、などの原審認定事実によれば、「Pの本症の原因はY_1（D）がPに投与した薬剤のうちの1つであること又はその複数の相互作用であること及びPは遅くとも発疹が生じた4月12日には本症を発症していたこと」が真実の高度の蓋然性をもって証明されたものというべきである（なお、Y_1（D）が本症の副作用を有する多種の薬剤をPに長期間投与してきたという本件においては、右薬剤のうちの1つ又はその複数の相互作用が本症発症の原因であったという程度の事実を前提としてYらの注意義務違反の有無を判断することも、通常は可能であり、常に起因剤を厳密に特定する必要があるものではない）。

　ところで、原審は、本件鑑定のみに依拠して、ネオマイゾンがPの本症の唯一の起因剤であり、Pの本症発症日は4月13日から14日朝であると認定したものであることは、原判決の説示から明らかである。そこで、原審の本件鑑定に対する証拠評価の適否について検討する。

　㈣　起因剤の認定について
　⑴　本件鑑定は、4月10日から同月13日までの間にPに投与されたネオマイゾンが唯一の起因剤として最も疑われると判断する。
　⑵　しかしながら、本件鑑定は、Y_1（D）がPに投与した薬剤については、ネオマイゾンを含めていずれも起因剤と断定するには難点があるものであることを認めつつ、Pの発症時期に最も近接した時期に投与されたことを論拠として「ネオマイゾンが起因剤として最も疑われるが確証がない」とし、複数の右薬剤の相互作用により本症が発症することはあり得るものの、本件においては、そのような相互作用による本症の発症は医学的に具体的に証明されていない、とするものであって、その蓋然性を否定するものではない。
　⑶　本件の証拠として提出された医学文献（甲第29号証、乙第4号証の1、2）には、「本症の病因論は未完成な部分が多く、薬剤による好中球減少の機序は多様であり、詳細な機序につい

ては決定的なことはいえず、個々の症例において原因薬剤を決定することは困難なことが多い。」旨が記載されていることからすると、ネオマイゾンが最も疑われるが確証がないという本件鑑定のみからネオマイゾンを唯一単独の起因剤と認定することには、著しく無理があるものといわざるを得ない。

(五) 発症日の認定について

(1) 本件鑑定は、発症日を4月13日から14日朝と判断し、その論拠として、4月14日より前のPの病歴に本症発症を確認し得る検査所見及び症候がないこと並びに同日以降のPの症状の急激な進行から推測すると同日よりも相当前に発症していたとはいえないことを挙げる。

(2) しかしながら、4月14日より前のPの病歴に本症発症を確認し得る検査所見等がないというのは、同日までに白血球分画検査並びに本症発症の可能性をも想定した問診及び診察がされたにもかかわらず本症の発症が認められなかったというのではなく、Y_1（D）がPには既に同月12日に発疹が生じていたにもかかわらずこれを看過し診療契約上の検査義務及び経過観察義務を怠り、客観的検査を行わず、本症特有の症状の有無に意識的に注意を払った問診及び診察もされなかった結果をいうにすぎない。

また、本件鑑定は、Y_1（D）によりPに投与された薬剤を原因として4月13日よりも前に本症が発症していた可能性を一般的に否定するものではないが、このことを科学的、医学的に証明できるだけの事実を見いだすことができなかったという趣旨のもので、Pの本症発症日をどこまでさかのぼり得るかについて科学的、医学的見地から確実に証明できることだけを述べたにとどまる。

(3) 本件鑑定のうち4月14日以降のPの症状の進行が急激であるとする点については、同日の白血球数が2800であるから同日の好中球数は零から1400の間とは推定されるがその正確な数は不明であり、本症の発症が同月13日よりも前である可能性が存する以上同月16日の好中球数が零であることを考慮してもなぜ症状の進行が急激であったと評価できるのか疑問となり、この点を重視するのも相当でない。

なお、原審の確定したところによると、急性型の本症では数時間から2ないし3日で重症感を持った全身倦怠感などを伴う高熱などの症状が出そろうというのであるが、Pは、本症にかかったという4月14日から同月18日までの5日間は右症状を呈しておらず、同月19日に初めて40度の高熱を発したというのであるから、右発熱の経緯からいえば、Pの本症が右にいう急性型であったと断ずるには疑問があり、他方、原審認定に係るPの症状は、「初期はほとんど無症状であり、発症前の1ないし2日間、易疲労感等の前駆的症状がみられる」という慢性型の本症が重症化したものであるとの説明を否定し去ることは困難である。

(六) 以上によれば、本件鑑定は、Pの病状のすべてを合理的に説明し得ているものではなく、経験科学に属する医学の分野における1つの仮説を述べたにとどまり、医学研究の見地からはともかく、訴訟上の証明の見地からみれば起因剤及び発症日を認定する際の決定的な証拠資料とい

うことはできない。そうすると、本件鑑定のみに依拠して、ネオマイゾンが唯一単独の起因剤であり、Pの本症発症日を4月13日から14日朝とした原審認定は、経験則に違反したものというべきである。

(七) そうすると、Pの本症がネオマイゾンを唯一単独の起因剤として4月13日から14日朝に発症したものであることを前提としてY_1(D)の4月5日又は10日の時点における検査義務違反及び同月12日の時点における経過観察義務違反とPの本症発症との間には因果関係が認められないとした原審の判断は、是認することができない。

(八) また、原審は、Pの本症はネオマイゾンを唯一単独の起因剤として過反応性の中毒性機序により発症した上急性の激症型に近い進行をたどったものであること、ネオマイゾンとリンコシンは全く別の医薬系統に属することなどを根拠に、Y_2(D)がPにリンコシンを投与したこと等に過失はなく、また、右のリンコシンの投与とPの本症の悪化との間には相当因果関係が認められないと判断したが、Y_2(D)の過失及び相当因果関係に関する右判断は、ネオマイゾンが本症の唯一の起因剤であることを前提とするものであって、以上に説示したとおりこれを是認することができない。原審の右判断には経験則違反ないし審理不尽、理由不備の違法を免れないというべきである。

2 Y_1(D)の注意義務違反について

(一) Y_1(D)のような開業医の役割は、風邪などの比較的軽度の病気の治療に当たるとともに、患者に重大な病気の可能性がある場合には高度な医療を施すことのできる診療機関に転医させることにあるのであって、開業医が、長期間にわたり毎日のように通院してきているのに病状が回復せずかえって悪化さえみられるような患者について右診療機関に転医させるべき疑いのある症候を見落とすということは、その職務上の使命の遂行に著しく欠けるところがあるものというべきである。

(二) ところで、原審は、風疹による発疹と薬疹の識別は困難であり、起因剤であるネオマイゾンは一般的には投与量に係る中毒性機序により本症を発症させるところ4月12日までに成人通常使用量2日分が投与されたにすぎないから、仮にY_1(D)がPに発疹が生じた4月12日に右発疹を確認したとしても、同日の時点においてY_1(D)に本症発症を予見し、投薬を中止し、血液検査をすべき義務はないと判断した。

(三) しかしながら、右(一)の見地に立って本件を見るのに、開業医が本症の副作用を有する多種の薬剤を長期間継続的に投与された患者について薬疹の可能性のある発疹を認めた場合においては、自院又は他の診療機関において患者が必要な検査、治療を速やかに受けることができるように相応の配慮をすべき義務があるというべきであり、Pの発疹が薬疹によるものである可能性は否定できず、本症の副作用を有する多種の薬剤を長期間継続的に投与されたもの以上はネオマイゾンによる中毒性機序のみを注意義務の判断の前提とすることも適当でないから、原審の確定した事実関係によっても、Y_1(D)に本症発症を予見し、投薬を中止し、血液検査をすべ

き注意義務がないと速断した原審の右判断には、診療契約上の注意義務に関する法令の解釈適用を誤った違法があるといわざるを得ない。

3 原判決には右1及び2で説示した法令違反及び審理不尽、理由不備の違法があり、右違法は判決の結論に影響を及ぼすことが明らかである。論旨はこれと同旨をいうものとして理由があり、その余の論旨について判断するまでもなく、原判決は破棄を免れない。そして、以上の説示に従い、事実認定及び法律判断の全般について審理を尽くさせるため、本件を原審に差し戻すこととする。

よって、民訴法407条1項に従い、裁判官全員一致の意見で、主文のとおり判決する。
（裁判長裁判官　大野正男　裁判官　園部逸夫　裁判官　可部恒雄　裁判官　千種秀夫　裁判官　尾崎行信）

重要判例－5　肝硬変・検査義務・延命可能性・因果関係

最高裁第1小法廷平成11年（1999年）2月25日判決
　（判時1668号60頁、判タ997号159頁、民集登載予定）
　原判決一部破棄・差戻し
　（平成8年（オ）第2043号）
　　　　　　第一審：福岡地裁小倉支部平成7年5月16日判決（昭和62年（ワ）第175号）
　　　　　　控訴審：福岡高裁平成8年6月27日判決（平成7年（ネ）第484号等）
　　　　　＜評釈＞石川寛俊・ニュース135号6頁（1999）、八木一洋＜最高裁調査官＞・ジュ
　　　　　　リ1163号140頁、吉田邦彦・判時1688号213頁、手嶋豊・法教228号124
　　　　　　頁、加藤了・ひろば1999年10月号37頁、水野謙・ジュリ1165号82頁
　　　　　P：患者（死亡）
　　　　　X：患者の遺族（妻）（上告人・原告）（複数）
　　　　　Y（D）：医師（内科・肝臓病専門）（Y（D）・被告）
　　　　　（なお、以下は適宜改行し、単位等略記号を使用している。下線は編者）

　　　　　　　主　　　文
原判決中上告人ら敗訴の部分を破棄する。
前項の部分につき本件を福岡高等裁判所に差し戻す。

　　　　　　　理　　　由
上告代理人石川寛俊の上告理由第一点について
一　原審の確定した事実関係の概要は、次のとおりである。
　1　P（昭和5年9月14日生）は、昭和58年10月ころ、社会保険小倉記念病院において、アルコール性肝硬変に罹患しているとの診断を受け、同病院の医師の紹介により、同年11月4日、肝臓病を専門とする医師であり牧坂内科消化器科医院を経営するY（D）との間に、右疾患についての診療契約を締結し、継続的に受診するようになった。
　2　その当時、Pには、肝細胞癌の存在は認められなかったが、肝硬変に罹患した患者に肝細胞癌の発生することが多いことは、医学的に広く知られていた。また、肝細胞癌の発生する危険性の高さを判断する上での因子としては、肝硬変に罹患していること、男性であること、年齢が50歳代であること、B型肝炎ウイルス検査の結果が陽性であることの4点が特に重視されていたところ、Pは、当時53歳の男性であって、肝硬変に罹患しており、医師として肝細胞癌発見のための注意を怠ってはならない高危険群の患者に属していた。

3　右当時、肝細胞癌を早期に発見するための検査方法としては、血液中のアルファ・フェトプロテインの量を測定する検査（AFP検査）と、腹部超音波検査が有効であると認められていた。このうち、AFP検査は、肝細胞癌の大きさと検査による測定値が必ずしも比例せず、特に、細小肝癌の場合には検査による測定値が顕著な上昇を示すことは必ずしも多くないため、定期的に反復継続して検査を行い、その経過を観察することが重要であると認識されていた。このように右検査の有効性には限界があるので、腹部超音波検査を併用することが必要であるとされていたが、同検査も、検査装置使用上の死角や画像描出の鮮明さの限界などの点で完全なものではないため、当時の医療水準においては、その頻度についてはともかくとして、定期的に右各検査を実施し、肝細胞癌の発生が疑われる場合には、早期に確定診断をするため、更にエックス線による身体断面の画像の解析検査（CT検査）その他の検査を行う必要があるものとされていた。

Y（D）は、肝臓病の専門医として以上の事情を認識しており、また、小倉記念病院においてPにAFP検査や腹部超音波検査等を受けさせることは、それほど困難ではない状況にあった。

ちなみに、当時、超音波検査の検査装置等により検出することが可能な腫瘍の最小の直径は、1.5cmとされていた。また、腫瘍の体積の倍加速度については、症例ごとに大幅な差があるとされており、最短のものとしてこれを12日とする調査結果もあった。

4　Y（D）は、昭和58年11月4日から昭和61年7月19日までの間に、合計771回にわたり、Pについて診療行為を行った。その内容は、問診をし、肝庇護剤を投与するなどの内科的治療を実施するほか、1箇月ないし2箇月に1度の割合で触診等を行うにとどまり、肝細胞癌の発生の有無を知る上で有効とされていた前記各検査については、昭和61年7月5日にAFP検査を実施したのみであった。なお、Pの肝臓の機能は、肝硬変の患者としては比較的良好に保たれていたところ、同月9日に明らかになった同検査の結果において、その測定値は、正常値が血液1ml当たり20ナノgであるのに対して同110ナノgであったが、Y（D）は、Pに対し、肝細胞癌についての反応は陰性であった旨告げた。

5　Pは、昭和61年7月17日夜、腹部膨隆、右季肋部痛等の症状を発し、翌18日朝、Y（D）の診察を受けたところ、筋肉痛と診断され、鎮痛剤の注射を受けたが、翌19日、容態が悪化し、Y（D）の紹介により、財団法人健和会大手町病院において同病院医師の診察を受けた。その結果、肝臓に発生した腫瘍が破裂して腹腔内出血を起こしていることが明らかとなり、さらに、同月22日、前記急性腹症の原因は肝細胞癌であるとの確定診断がされた。また、同病院における検査の結果、Pの肝臓には、3つの部位に、それぞれ大きさ約2.6cm×2.5cmないし約7cm×7cmの腫瘍が存在していたほか、他の部分に、大きさ約5cmの境界不明瞭病変及び大きさ不明の転移巣数個が存在し、門脈本幹に大きさ不明の腫瘍塞栓が存在していることが判明した。

なお、Pについては解剖が実施されなかったことなどもあり、腫瘍等の正確な位置、大きさ等は明らかとなっていない。

6　当時、肝細胞癌に対する根治的治療法の第1選択は患部の外科的切除術であるとされ、他

に、門脈から血流が得られない場合以外の場合について肝動脈を塞栓して癌細胞に対する栄養補給を止めこれを死滅させる治療法（TAE療法）や、腫瘍の直径が3cm以下で個数が3個以下の肝細胞癌について病巣部にエタノールを直接注入して癌細胞を壊死させる治療法（エタノール注入療法）が知られていたが、Pについて肝細胞癌が発見された時点においては、その進行度に照らし、既にいずれの治療法も実施できない状況にあり、Pは、同月27日、肝細胞癌及び肝不全により死亡した。

二 本件において、Pの妻であるX及び右両名の間の子であるその余のXらは、Y（D）は、当時の医療水準に応じPについて適切に検査を実施し早期に肝細胞癌を発見してこれに対する治療を施すべき義務を負っていたのに、昭和58年11月4日から昭和61年7月4日までの間に肝細胞癌を発見するための検査を全く行わず、その結果、Pは肝細胞癌に対する適切な治療を受けることができないで、同月27日に死亡するに至ったのであるから、主位的に不法行為により、予備的に診療契約の債務不履行により、Y（D）はPの逸失利益及び精神的苦痛について損害賠償債務を負うところ、XらはPの右請求権を相続したなどとして、X和子は4000万円、その余のXは各自につき1500万円と、これらについての遅延損害金の支払を求めている。

原審は、次のように判示し、Xらの主位的請求を一部認容すべきものとした。

1 Pは、Y（D）の診療を受け始めた昭和58年11月4日当時、肝細胞癌の発生する危険性が高い状態にあったのであるから、当時の開業医の医療水準として、Y（D）は、自らこれを行うか、又はPに対して小倉記念病院等他の医療機関で受診するよう指示するなどして、少なくとも年2回、すなわち、6箇月に1度は、AFP検査及び腹部超音波検査を実施し、その結果肝細胞癌が発生したとの疑いが生じた場合には、更にCT検査等を行って、早期にその確定診断を行うようにすべき注意義務を負っていた。それにもかかわらず、Y（D）は、昭和61年7月5日にAFP検査を1度実施した以外は、Pについて肝細胞癌の発生を想定した検査を1度も実施していないから、Y（D）は右注意義務に違反したというべきである。当時の検査装置の性能において検出可能とされる腫瘍の直径が最小1.5cmとされていたことや、Pについて肝細胞癌が発見された当時の腫瘍の状態、肝細胞癌の成長速度に関する知見を考慮すると、Y（D）が右注意義務を尽くしていれば、遅くとも昭和61年1月ころまでには、Y（D）はPにつき肝細胞癌を発見し得る高度の蓋然性があったと認められる。

2 仮に右の時点でPについて肝細胞癌が発見されたとした場合、実際の発見時における肝細胞癌の状況及び当時のPの肝臓の機能が比較的保たれていたことなどからみて、外科的切除術も適切な治療法として実施可能であったと認められる。そして、外科的切除術による治癒又は延命の効果は、腫瘍の直径に応じて大きく異なるが、仮にPにつきこれが2cm未満の状態で発見されていたとすると、治癒するか長期にわたる延命につながる可能性が高かった。

また、TAE療法の実施についても、腫瘍の直径が2cm未満であれば、一般に門脈への浸潤はなく、同療法の実施は可能である。また、同療法は、4個以上の病巣を持つ多中心性の肝細胞癌や

腫瘍の直径が3cmを超える肝細胞癌に対しても、また、肝機能が悪化して外科的切除術が実施できない場合についても、有効であって、他の療法と組み合わせて実施することにより、大きな腫瘍の場合であっても、延命は可能である。
　このように、Y（D）がPについて当時の医療水準に応じた注意義務に従って肝細胞癌を発見していれば、右各治療法のいずれか又はこれらを組み合わせたものの適切な実施により、ある程度の延命効果が得られた可能性が認められる。
　3　しかしながら、右のようにPについて延命の可能性が認められるとしても、いつの時点でどのような癌を発見することができたかという点などの本件の不確定要素に照らすと、どの程度の延命が期待できたかは確認できないから、Y（D）の前記注意義務違反とPの死亡との間に相当因果関係を認めることはできない。
　4　もっとも、Pは、Y（D）の前記注意義務違反により、肝細胞癌に対するある程度の延命が期待できる適切な治療を受ける機会を奪われ、延命の可能性を奪われたものであり、これにより精神的苦痛を受けたと認められる。本件の事情を総合考慮すると、Pの右精神的苦痛に対する慰謝料については、300万円をもって相当と認め、他に弁護士費用として60万円をもって相当と認める。Xらは、右各損害合計360万円についてのPの損害賠償請求権を、各自の相続分に従って相続したものというべきである。
　三　しかしながら、Y（D）の注意義務違反とPの死亡との間の因果関係の存在を否定した原審の右3の判断は是認することができず、したがって、損害額に関する右4の判断も是認することができない。その理由は、次のとおりである。
　1　訴訟上の因果関係の立証は、一点の疑義も許されない自然科学的証明ではなく、経験則に照らして全証拠を総合検討し、特定の事実が特定の結果発生を招来した関係を是認し得る高度の蓋然性を証明することであり、その判定は、通常人が疑いを差し挟まない程度に真実性の確信を持ち得るものであることを必要とし、かつ、それで足りるものである（最高裁昭和48年（オ）第517号同50年10月24日第2小法廷判決・民集29巻9号1417頁参照）。
　右は、医師が注意義務に従って行うべき診療行為を行わなかった不作為と患者の死亡との間の因果関係の存否の判断においても異なるところはなく、経験則に照らして統計資料その他の医学的知見に関するものを含む全証拠を総合的に検討し、医師の右不作為が患者の当該時点における死亡を招来したこと、換言すると、医師が注意義務を尽くして診療行為を行っていたならば患者がその死亡の時点においてなお生存していたであろうことを是認し得る高度の蓋然性が証明されれば、医師の右不作為と患者の死亡との間の因果関係は肯定されるものと解すべきである。患者が右時点の後いかほどの期間生存し得たかは、主に得べかりし利益その他の損害の額の算定に当たって考慮されるべき事由であり、前記因果関係の存否に関する判断を直ちに左右するものではない。
　2　これを本件について見るに、原審は、Y（D）が当時の医療水準に応じた注意義務に従っ

てPにつき肝細胞癌を早期に発見すべく適切な検査を行っていたならば、遅くとも死亡の約6箇月前の昭和61年1月の時点で外科的切除術の実施も可能な程度の肝細胞癌を発見し得たと見られ、右治療法が実施されていたならば長期にわたる延命につながる可能性が高く、TAE療法が実施されていたとしてもやはり延命は可能であったと見られる旨判断しているところ、前記判示に照らし、また、原審が判断の基礎とした甲第79号証、第88号証等の証拠の内容をも考慮すると、その趣旨とするところは、Pの肝細胞癌が昭和61年1月に発見されていたならば、以後当時の医療水準に応じた通常の診療行為を受けることにより、同人は同年7月27日の時点でなお生存していたであろうことを是認し得る高度の蓋然性が認められるというにあると解される。そうすると、肝細胞癌に対する治療の有効性が認められないというのであればともかく、このような事情の存在しない本件においては、Y（D）の前記注意義務違反と、Pの死亡との間には、因果関係が存在するものというべきである。

してみると、Y（D）の注意義務違反とPの死亡との間の因果関係を否定した原審の判断には、法令の解釈適用を誤った違法があるというほかなく、この違法は原判決の結論に影響を及ぼすことが明らかである。この点をいう論旨は理由があり、その余の論旨について判断するまでもなく、原判決中Xら敗訴の部分は破棄を免れない。そして、右部分については、更に審理を尽くさせる必要があるから、原審に差し戻すこととする。

よって、裁判官全員一致の意見で、主文のとおり判決する。
（裁判長裁判官　遠藤光男　裁判官　小野幹雄　裁判官　井嶋一友　裁判官　藤井正雄　裁判官　大出峻郎）

重要判例－6　顔面けいれん・脳神経減圧手術・血腫の原因の認定・鑑定評価（神戸大病院事件）

最高裁第3小法廷平成11年（1999年）3月23日判決
（判時1677号54頁、判タ1003号158頁、裁判集民事登載予定）
原判決破棄・差戻し
（平成8年（オ）第609号）
　　　　　＜評釈＞森英子・ニュース137号6頁（1999）
　　　　　P：患者
　　　　　X：患者の遺族（上告人・原告）（複数）
　　　　　Y_1：病院開設者（被上告人・被告）（国）
　　　　　Y_2（D_1）：医師（被上告人・被告）
　　　　　Y_3（D_2）：医師（被上告人・被告）
　　　　　（なお、以下は適宜改行し、単位等略記号を使用している。下線は編者）

　　　　　主　　文
原判決を破棄する。
本件を大阪高等裁判所に差し戻す。

　　　　　理　　由
上告代理人荒川文六、同森英子、同藤田健の上告理由について
　一　本件は、X_1が開設する神戸大学医学部附属病院（以下「神大病院」という。）において、顔面けいれんの根治手術である脳神経減圧手術を受けて、その後脳内血腫等により死亡した患者の遺族らが、右死亡は手術担当医師の術中操作に過失があったことによるものであるとして、担当医師ら及びX_1に対し、不法行為に基づく損害賠償を求める事案である。
　原審の確定した事実関係の概要は、次のとおりである。
　1　本件手術前の治療経過
　P（昭和8年12月27日生）は、昭和52年ころから右側顔面けいれんにり患し、昭和54年6月ころから神大病院麻酔科で顔面神経ブロック法の治療を受けていたが、その効果が持続しなくなり、症状も悪化してきたことから、同科で顔面けいれんを根治するための神経減圧術を受けることを勧められ、昭和57年1月、同病院の脳神経外科において診察を受け、後記のとおりの神経減圧術を受けることにした。
　2　神経減圧術について

顔面けいれんは、通常、顔面神経から離れた位置にある脳底部の血管（前下小脳動脈あるいは後下小脳動脈）が動脈硬化等のために伸びたり蛇行したりすることにより、脳橋の近くで一部顔面神経に接触し、そのために当該動脈の拍動が顔面神経を圧迫して起きるものとの見解がほぼ定説になっている。神経減圧術は、顔面けいれんの根治手術であり、患者の耳介後方に直径数cmの開頭を行い、硬膜切開後、後頭蓋窩深部において顔面神経を圧迫している動脈等をはく離し、血管と神経との間に筋肉又はスポンジ等を挿入するというものであるが、後頭蓋窩内での手術であるから、十分な術野を得るために、硬膜切開後、髄液の排出・吸引等により小脳の容積を縮小させるとともに、脳ベラで小脳半球を開排する必要がある。

なお、神経減圧術は、術後の合併症として聴力障害、顔面神経麻痺等を生ずることがあるほか、生命にかかわる小脳内血腫、後頭部硬膜外血腫等を生ずる可能性があり、当時、既に患者の死亡例が1例報告されていた。

3　本件手術の経過

㈠　Pは、昭和57年4月26日、神大病院に入院し、3週間にわたり脳血管撮影等の諸検査を受け、神経減圧術の適応があり、全身麻酔下での開頭手術に耐え得るとの診断を受け、また、入院中一過性の高血圧が見られたが、同病院第1内科で手術に差し支えないとの診断を得た。

㈡　Pに対する神経減圧術（以下「本件手術」という。）は、同年5月17日午前8時50分に開始された全身麻酔の下で、午前9時50分ころ、同病院脳神経外科の医師であるY₂（D₁）を執刀者、Y₃（D₂）外1名を助手として開始され、Pの右後頭部の頭蓋骨に約4cm四方の穴を開けて硬膜を切開し、脳ベラを使用して右小脳を開排し、顕微鏡を使用しながら小脳橋角部に達し、顔面神経と脳動脈との接触部分等をはく離してその間に項部筋の小肉を挟んだ上、開頭部を閉鎖して、午後3時50分ころ、本件手術を終了した。

㈢　本件手術中のPの出血量につき、診療録（乙第3号証の1、2）には、本件手術中の総出血量は906㎖、午後零時30分までに総計516㎖との記載があり、午後1時15分の「spon.」欄（spontaneous）には150㎖、午後2時45分の「suc.」欄（suction）には150㎖との記載がある。

また、本件手術当日のPの血圧は、午前8時55分ころは、収縮期（最大）血圧（以下「最大血圧」という。）160水銀柱mm（以下、血圧については単位を省略し、数値のみを示す。）、拡張期（最小）血圧（以下「最小血圧」という。）100で、午前9時25分から同10時ころまでは断続的に最大血圧180、最小血圧100を記録し、その後しばらく最大血圧130、最小血圧70前後で推移していたものの、午後零時45分ころから再び、最大血圧が155前後となり、午後2時ころにいったん下がったものの、午後3時ころから再度上昇し、午後3時30分ころには最大血圧180、最小血圧80、午後4時20分ころには最大血圧200、最小血圧90を記録した。

4　本件手術後の経過

㈠　Pは、翌18日午前零時ころ、小脳上槽、小脳虫部の上部周辺及び第4脳室に生じた血腫のために閉塞性水頭症になり、頭蓋内圧が亢進して危篤状態に陥った。そこで、Pの頭蓋内圧を減

ずるために、Y₂（D₁）を執刀者、Y₃（D₂）を助手として、同日午前2時ころから、前頭部から脳室内に管を挿入して髄液を排出する脳室ドレナージ術が施され、さらに、同日午後7時25分ころから、頭蓋骨を、一部切除する後頭蓋窩外減圧術が施され、右手術は午後9時40分に終了した。

（二）Pは、本件手術後、症状が一時わずかに好転したものの悪化し、以後、意識を回復することなく、危篤状態を何度も繰り返し、昭和57年7月20日、開頭術後脳幹障害により死亡した。

5　病理解剖の結果

Pの遺体は、神大病院第2病理学教室において病理解剖がされたが、剖検報告書（乙第4号証の1、2）には、「Pの小脳には約80％にわたり出血壊死性変化が見られ、右変化は小脳虫部及び右半球に強く、第4脳室を越えて中脳後部にも及んでいる。また、小脳の高度の上向性ヘルニア及び小脳扁桃嵌頓が見られた。」「時間的経過から考えて開頭術が出血の引き金になったことは否定しえない。」「明らかな血管の破綻部位は指摘できない。」との記載があり、昭和59年8月に作成された剖検追加報告書（乙第5号証、以下、前記剖検報告書と併せて「本件剖検報告書」という。）には、「小脳組織は広範な壊死を伴い軟化状態にあり、血管の詳細な検討は困難であるが、明らかな動脈りゅうや動静脈奇形の所見は認めない。外表に近い一部の小動脈には閉塞、器質化の所見があるが出血との因果関係は不明。一部に反応性の炎症、細胞湿潤、肉芽形成を認めるが、明らかな化膿性炎症の合併は認めない。」と記載されている。

6　高血圧性脳内出血の発生率

なお、高血圧性脳内出血のうちそれが小脳に発生する確率は、約1割程度である。

二　Xらは、右事実関係を前提として、本件手術は長時間に及び、出血量も多かったが、その手術と時間的に近接して脳内血腫が発生したこと、血腫が生じた位置が手術部位と近接していること、本件手術の硬膜内操作に長時間を要している上、出血が右操作中と解される時間内に記録されていることなどを指摘した上、

(1)　本件手術は、小脳橋角部の顔面神経の起始部を露出して行うが、右起始部を小脳片葉が覆っているため、片葉に脳ベラをかけてこれを牽引して右部分を露出する必要があるところ、Y₂（D₁）は脳ベラで小脳を強く圧迫する等の操作の誤りにより小脳に出血を生じさせた、

(2)　本件手術中、前下小脳動脈をはく離する作業中に誤ってこれを損傷し、その結果出血させ、その止血が不十分であったため、手術直後から出血が生じたなどとして、Y₂（D₁）及びY₃（D₂）の手術中の操作上の誤りによりPが死亡した旨主張するものである。

三　原審は、これに対し、おおむね次のように認定判断して、Y₂（D₁）、Y₃（D₂）らの本件手術に、Xら主張のとおりの誤りがあったものと推認するのは相当ではなく、これらの誤りによりPの脳内に血腫を生じさせた旨のXらの主張を認めることはできないとして、Xらの請求を棄却すべきものとした。

1　本件手術当日である5月17日午後11時30分の時点でのPの脳内の血腫は、ほぼ小脳正中

部及び傍正中部の位置に形成されていることが認められ、顔面神経と脳動脈のはく離が行われた本件手術部位である小脳橋角部と血腫の位置とは近接しているといい難い。

　2　証人白馬明は、CTスキャン（検乙第1ないし第10号証）では小脳橋角部には血腫が見当たらない旨、血腫は小脳正中部に存在し、第4脳室及びくも膜下腔にまで及んではいるが、小脳橋角部から出血した場合には普通その位置が横にずれるはずの第4脳室が横にずれていないから、小脳虫部から出血して第4脳室を穿破したと思われる旨供述している。Xらは、小脳橋角部から出血して第4脳室に流れ込んだと主張するが、これを裏付けるに足りる証拠がない。

　3　神経減圧術においては、手術部位の小脳橋角部に到達するために脳ベラを小脳片葉にかける旨のXらの主張に沿う文献はあるが、本件手術においては、髄液の排出により十分な小脳の陥凹が得られたと認められ、また、脳は大小さまざまな差異のある臓器であると認められるから、脳ベラを小脳片葉にかけるまでもなく、小脳右半球の外側部分にかけて、手術部位に到達することが可能であったとのY_2（D_1）の供述は合理性がある。仮に、脳ベラがXら主張のとおり小脳片葉にかけられたとしても、脳ベラの使用が原因となって脳に血腫等が発生するのは、一般に脳ベラがかけられた近傍部、特に直下の部位であるところ、Pの小脳片葉周辺に血腫があったとは認められない。したがって、血腫の位置から想定する限り脳ベラの操作の誤りにより右血腫が生じたと認めるのは困難である。他に、脳ベラの操作の誤り（過剰な圧迫等）があったことを認めるに足りる積極的な証拠はない。

　4　本件手術のうち、硬膜内操作に要した時間は午後零時30分から午後1時30分ころまでの約1時間程度と認められ、本件手術において脳ベラによる小脳の牽引が長時間に及んだとは認められない。また、本件剖検報告書中に「両側上向性小脳ヘルニア。これは右側に強い。」との記載があるが、Pは本件手術後死亡時までの2箇月以上の期間の大部分にわたりレスピレーター（機械呼吸器）により呼吸が確保されていたのであるから、その間脳に血液が十分流れず、脳浮腫の状態が続いたことから、脳の出血性壊死が進行して病相が変化している可能性が高く、現に強い圧力がかかった可能性のない左側にも小脳ヘルニアが生じているのであるから、「右側に強い。」との記載だけをもって、これを根拠に手術中に小脳に過剰な圧迫等が加えられたと認めることはできない。

　5　本件手術記録には、午後1時15分の「spon.」欄に150mlの出血量の記載があるから、硬膜内操作中に少なくとも150mlの出血量があったかのようである。しかし、右には手術に使用された生理的食塩水や排出された脳せき髄液をも含んでいると思われ、また、測定方法も厳密なものとはいい難い。また、午後1時15分の「spon.」欄の記載は、その直前の「spon.」（ガーゼやタオル等によって吸収された血液量を示すものと解される。）の計測がされた午前10時30分ころから午後1時15分ころまでの出血量を示すものと解するのが相当であり、必ずしも硬膜内操作中の出血量ばかりとは認め難い。したがって、右記載をもって本件手術の硬膜内操作中に150mlの出血があったと認めることはできない。906mlの総出血量についても、証人白馬の証言によれば比較

的多いといえなくもないが、同証人が神経減圧術を施行する場合に用意する輸血量の範囲内であると認められるから、総出血量が通常に比して異常に多いとはいえない。

また、本件手術が顕微鏡下の手術であることや検証の結果に照らすと、手術部位である小脳角部と血腫のある小脳正中部及び傍正中部とが直ちに近接しているとはいい難い。

6 本件剖検報告書の前記記載からは、必ずしも本件手術部位付近と壊死の部位とが一致しているとはいえず、また、Ｐの脳は本件手術後から破壊が進行し、病相も初期のものと変わっている可能性があるので、右解剖結果から直ちに、動脈損傷があり、その結果、出血性壊死が生じたと推認することもできない。

7 小脳に高血圧性脳内出血が起きる可能性は、他の部位と比較すると少ないものの1割程度は存在すること、Ｐの本件手術当日の血圧値は手術前の興奮等を考慮しても比較的高い水準で推移していること、神大病院第1内科から手術には差し支えないとの診断を得てはいるものの、入院後一時的に高血圧が認められていたこと、病理解剖の結果、Ｐの中脳大動脈に軽度のアテローム変化や後下小脳動脈の蛇行といった動脈硬化の症状があったことが認められることに照らせば、手術中の操作の誤り以外の原因による予期せぬ高血圧性脳内出血等が本件血腫の原因となったと推測することは、不自然とはいえない。したがって、本件手術中に手術器具による血管の損傷があったと推認するのは相当でない。

四 しかしながら、原審の右認定判断は直ちにこれを是認することができない。その理由は、次のとおりである。

1 前記一記載の事実関係によれば、次の各点を指摘することができる。

(1) 顔面けいれんは、顔面神経が動脈と接触することから生ずるものであって、それ自体、生命に危険を及ぼすような病気ではないところ、その根治手術である本件手術は、小脳橋角部において顔面神経と脳動脈の接触部分をはく離するもので、脳ベラで小脳半球を開排し、手術器具で後頭蓋窩深部の脳動脈に触れる手術であるため、慎重な操作が要求され、生命にかかわる小脳内血腫、後頭部硬膜外血腫等を引き起こす可能性のあることが指摘されている。

(2) 本件手術は、Ｐの右小脳を脳ベラで開排して右小脳橋角部において脳動脈に触れるなど、術中操作は小脳右半球及び右小脳橋角部に及ぶものであるところ、Ｐは術後間もなく、小脳上槽、小脳虫部の上部周辺及び第4脳室に血腫が生じ、神経減圧術によって引き起こされる可能性が指摘されている小脳内出血を起こしたことが認められるほか、翌日には、小脳右半球の突出が強く右側小脳ヘルニアが認められるなど、小脳橋角部の近傍部及び右半球の異常が確認され、遺体の病理解剖においても、小脳虫部及び右半球に出血壊死性変化が強く見られると指摘されるなど、Ｐの脳の病変が手術操作を行った側である小脳右半球に強く現われていることが明らかになっている。

(3) Ｐは、入院後3週間にわたり術前の諸検査を受け、手術の適応があると診断されており、内科においても、高血圧症とは認められず、手術には差し支えないとの診断を得ていたのであっ

て、術前に本件手術中に高血圧性脳内出血を起こす素因があることを確認されていなかった。
　(4)　高血圧性脳内出血のうちそれが小脳に発生する確率は、約1割程度にすぎない。
　(5)　遺体の病理解剖によっても、Pの小脳に生じた血腫の原因となる明らかな動脈りゅうや動静脈奇形の所見は認められないとされている。
　以上のようなPの健康状態、本件手術の内容と操作部位、本件手術とPの病変との時間的近接性、神経減圧術から起こり得る術後合併症の内容とPの症状、血腫等の病変部位等の諸事実は、通常人をして、本件手術後間もなく発生したPの小脳内出血等は、本件手術中の何らかの操作上の誤りに起因するのではないかとの疑いを強く抱かせるものというべきである。
　ところが、原審は、右のとおりの事実関係を前提としながらも、原審の認定した血腫の位置から想定する限り、Y_2（D_1）らの脳ベラ操作の誤りにより血腫が生じたと認めることはできないとし、また、Y_2（D_1）らが本件手術中に血管を損傷したことをうかがわせる出血があったことを認めるに足りず、さらに、動脈硬化による血管破綻や高血圧性脳内出血等、本件手術操作の誤り以外の原因による予期せぬ高血圧性脳内出血が本件血腫の原因となったと推測しても不自然ではないから、本件手術中に血管の損傷があったと推認するのは相当ではないとしている。しかし、Pは一過性の高血圧を示したことはあるものの高血圧症とは認められていなかったのであるから、本件手術中に高血圧性脳内出血を起こす可能性自体低いと考えられる上、高血圧性脳内出血が小脳内に発生する確率は前記のとおり1割程度にすぎず、本件手術中ないし直後に偶然、Pに高血圧性脳内出血等が起きる可能性は実際上極めて低いといわざるを得ない。また、本件手術中に偶然、動脈硬化等による血管破綻が生じた可能性についての具体的立証がなされているわけでもないのである。結局、原審は、本件手術操作の誤り以外の原因による脳内出血の可能性が否定できないことをもって、前示のとおり、Pの脳内血腫が本件手術中の操作上の誤りに起因するのではないかとの強い疑いを生じさせる諸事実やその他の後記2の事実を軽視し、Xらに対し、本件手術中における具体的な脳ベラ操作の誤りや手術器具による血管の損傷の事実の具体的な立証までをも必要であるかのように判示しているのであって、Pの血腫の原因の認定に当たり前記の諸事実の評価を誤ったものというべきである。
　2　本件手術の総出血量は906㎖であるところ（なお、本件手術記録中には総出血量1000㎖との記載もある。）、証人白馬も、右出血量が通常に比して相当多量であることは認める旨の証言をしている。また、本件記録によれば、硬膜内において顔面神経とこれに接触する脳動脈をはく離するという本件手術の硬膜内操作中は、項筋からの出血は止血済みであり、メスによる切除、切開等、出血を伴う操作を行うものではないから、出血が生ずることはほとんどないはずであることがうかがわれるところ、本件手術記録には、少なくとも硬膜内操作中であることが明らかな午後1時15分に150㎖の出血量が記録されているというのである。硬膜内操作中の手術器具による血管損傷の有無が争われている本件において、右記録を軽視することはできないというべきである。原審は、午後1時15分時の出血量の記録は午後零時30分ころから始まった硬膜内操作中の

出血とは限らない旨、測定値には血液のみならず生理食塩水や排出した髄液が含まれている可能性がある旨を説示し、硬膜内操作中に150mlの出血量があったとは認められないとしたが、右測定記録に関する原審の認定は、右記録の読み方としては不自然である。

　また、本件記録によれば、Ｐの家族であるＸらに対する本件手術終了後の結果説明は、本件手術終了から数時間経過した午後7時ころになってから行われ、また、Y_3（D_2）は、その際、本件手術が順調に終了した旨報告することなく、今後、Ｐには脳浮腫、脳出血が生ずる危険があるなどと説明したことがうかがわれるのであり、右の事実は、Y_2（D_1）及び同Y_3（D_2）が、本件手術中に異常な事態が発生したことを認識していたことをうかがわせるものであり、本件手術中の操作によりＰの生命に危険を生じさせたのではないかとの疑いを生じさせる。

　3　その上、原審が本件において重視した血腫の位置と手術部位との関係等に関する認定には、次のとおりの問題がある。すなわち、原審は、小脳内に生じた血腫の位置を問題にし、血腫はほぼ小脳虫部に当たる小脳正中部及び傍正中部に形成されており、手術部位である小脳橋角部に血腫があるとは認められないと認定したが、原審の血腫の位置の認定は、ＣＴスキャンの所見によると小脳正中部及び傍正中部に血腫があるとする鑑定人白馬明の鑑定及び同人の証言に依拠したものであることが原判決及び本件記録に徴して明らかである。しかし、証人白馬の証言中には、ＣＴスキャンを見ると血腫は小脳右半球に多く見られるとする部分もある上、診療録（乙第3号証の1、2）には、本件手術当日午後11時30分に施行されたＣＴスキャンの結果について「後頭蓋窩の第4脳室から中脳水道、さらに脚間槽～迂回～上小脳槽に血腫あり」、翌5月18日施行のＣＴスキャンの結果（検乙第34号証）について「後頭蓋窩血腫は著変なし」「第4脳室周囲の血腫に著変なし」、同日施行された各手術の際の記録として「小脳半球の突出が左側より右側が大であり、右側の扁桃ヘルニアの所見を認めた」との各記載があるのである。これらの各記載と脳内の構造に照らせば、血腫は、小脳正中部及び傍正中部のみならず、手術部位である小脳橋角部を含む第4脳室周囲にもあることがうかがわれるのである。また、同じく診療録には、同月20日に施行されたＣＴスキャンの結果を表した見取り図があるが、この図には小脳右半球に血腫が存在する旨図示されている。

　以上によれば、診療録中に血腫に関する前記記載があるにもかかわらず、これを検討することなく、鑑定人白馬の鑑定及び同人の証言から直ちに、血腫の位置は小脳正中部及び傍正中部にあるとした原審の認定は、採証法則に反するものといわなければならない。また、本件手術の翌日には小脳右半球に強い突出やヘルニア等の異常が現われていたことが確認されていたことは前記のとおりであるところ、原審は、右の異常の部位と本件手術との関連性についても何ら検討するところがない。

　なお、鑑定人白馬の鑑定は、診療録中の記載内容等からうかがわれる事実に符合していない上、鑑定事項に比べ鑑定書はわずか1頁に結論のみ記載したもので、その内容は極めて乏しいものであって、本件手術記録、ＰのＣＴスキャン、その結果に関するY_2（D_1）、Y_3（D_2）らによる各

記録、本件剖検報告書等の記載内容等の客観的資料を評価検討した過程が何ら記されておらず、その体裁からは、これら客観的資料を精査した上での鑑定かどうか疑いがもたれないではない。したがって、その鑑定結果及び鑑定人の証言を過大に評価することはできないというべきである。

4 さらに、原審は、脳ベラの使用が原因となって血腫が発生するのは、脳ベラをかけた場所の直下あるいは近傍部であるが、そのような場所に血腫があったとは認められないとの理由で、脳ベラの操作の誤りにより血腫が生じたとは認められないとし、また、手術部位である小脳橋角部と血腫の位置は近接しているとはいえないとの理由で、手術器具により血管が損傷されて出血したものとは認められないとしている。しかし、鑑定人白馬の鑑定及び証人松本悟の証言中には、脳ベラの操作によって血腫が発生する場所は、脳ベラをかけた部分あるいはその近傍部に限らず、離れた部位に発生することもあり得るとする部分も存するのであるから、脳ベラをかけた場所の直下あるいは近傍部に血腫が存することは認められないとの原審の認定を前提としても、脳ベラの操作と血腫の発生との関連性を一概には否定できないというべきである。また、証人白馬は、本件手術部位である右小脳橋角部と血腫が認められる第4脳室との距離がわずか1cm余であると証言しているのである。原審は、顕微鏡下での手術であること等を理由に、近接しているとはいい難いとしているが、手術部位と原審認定の血腫の位置との距離は、手術中の血管損傷等による血腫発生の疑いを否定し得るほどの距離とは評価し難い。

以上のとおり、血腫の位置等に関する原審の認定事実を前提にするとしても、血腫の位置をもって、脳ベラ等手術器具の操作上の誤りにより血腫が発生したものとは認められないと判断することはできないというべきである。

5 また、原審は、本件においては、小脳橋角部から出血したとすれば横にずれるはずの第4脳室の位置のずれが見当たらないから、小脳橋角部から出血したものではないと考えるとの証人白馬の証言を引用した上、これに反して手術部位から出血したとするXらの主張を裏付けるに足りる証拠はないとしているが、かえって、診療録には、Y₃（D₂）による「くも膜下出血（術創部）が脳室内に逆流して来たと考えられる」との記載があり、右は、Y₃（D₂）が当時、Xらの主張のとおり手術部位から出血したものと考えていたことをうかがわせる。

したがって、診療録に右記載があるにもかかわらず、これに触れることなくXらの前記主張を裏付けるに足りる証拠がないとした原審の判断は、採証法則に反するものといわなければならない。

五 以上によれば、本件手術の施行とその後のPの脳内血腫の発生との関連性を疑うべき事情が認められる本件においては、他の原因による血腫発生も考えられないではないという極めて低い可能性があることをもって、本件手術の操作上に誤りがあったものと推認することはできないとし、Pに発生した血腫の原因が本件手術にあることを否定した原審の認定判断には、経験則ないし採証法則違背があるといわざるを得ず、右の違法は原判決の結論に影響を及ぼすことが明らかである。論旨は右の趣旨をいうものとして理由があるから、その余の上告理由について判断す

るまでもなく、原判決は破棄を免れない。そして、更に再鑑定等の必要な審理を尽くさせるため、本件を原審に差し戻すこととする。
　よって、裁判官全員一致の意見で、主文のとおり判決する。
　　（裁判長裁判官　金谷利廣　裁判官　園部逸夫　裁判官　千種秀夫　裁判官　尾崎行信）

第2章

医療事故の疑いがあるとき
～当事者にとって～

2.1　医療事故に遭ったら

＜主要参考文献：医療事故に遭ったら＞
○110番（1997）2頁、対処法（1993）15頁［山本健司］・27頁［増田聖子］

　医療事故は、突然あなたやあなたの家族に降りかかる。「どうしてこのような結果になってしまったのか。主治医に説明を求めても、納得のいく回答は得られない。事故前日まで、親切に接してくれた看護婦も、口を堅く閉ざしてしまう。他の医師に意見を求めても、歯切れが悪い。自分で調べようにも、医学知識に乏しいので、どこから手をつければよいのか分からない。誰に相談してよいのか分からない」と、途方に暮れる方が多いことだろう。
　医療事故紛争は、「専門知識も金もなく、弁護士とは無縁の患者」と「専門知識はもちろんのこと、重要な証拠となるカルテを握り、顧問弁護士や他の医師から支援を受けられ、資金も潤沢な医師・病院」との極めて不平等な闘いになることが多い。
　本章では、そのように不利な立場に置かれた被害者が医療事故の発生後にどのように行動すべきかについて、医療事故の被害者としての経験に基づき述べる。

2.2　冷静に行動する

　医療被害を受け、ショックが大きいだろうが、第1に重要なことは、落ち着いて行動するよう心がけることである。
　まず、冷静に医師から説明を受けるべきである。納得の行かない、または責任回避と思われる説明があったとしても、決して興奮してはいけない。医師に「紛争となる可能性あり」と判断されると、医療ミスを実証する重要な証拠となるカルテが改ざんされる危険がある。

説明を受ける際には、家族など親しい人と一緒に説明を受けることを勧める。複数の者が立ち会うことにより、質問も多くできるし、理解度も高まる。1人はメモをとることも有益である。

医療事故直後の医師の説明は、大変重要である。というのは、医師が過失を隠すために、当初の説明内容をコロコロと変更することが多々あるからだ。できれば、医師の説明をテープに録音しておくことを勧める。録音について、医師に承諾を得る必要はない。

医療被害のショック等のために、感情の起伏が激しくなったり、不眠が続くことがある。これは被害者の誰にでも起こる症状であり、通常は、時間の経過とともにそのような症状は軽減される。しかし、症状が重い場合や、長時間症状が続く場合は、「心的外傷後ストレス傷害（PTSD）」の疑いがあるので、精神科医等の診断を受けることを考慮するとよい。➡1 (犯罪)被害者の心をケアする団体に相談するのもよいだろう。

2.3 解剖について

手術等の医療行為は密室で行われるため、医療事故の真相を追及することは困難である。したがって、解剖により死亡原因を解明することは、後日に医療事故の責任（特に、死亡原因と過失等との関係）を明確にする上で、重要な証拠となる。

家族が亡くなり悲しい中で、遺体を大事にしたいと思うのは当然であるが、死因に疑問があれば、それをはっきりさせるために解剖することを勧める（83頁参照）。

2.4 事実関係を整理する

記憶が薄れないうちに、医療事故前後の症状の変化、治療内容、医師の説明等を

➡1 犯罪被害者に関するものとして、小西聖子『犯罪被害者の心の傷』（白水社、1996）など。なお、90頁参照。

記録するべきである。時間の経過に従い、5W1H（いつ、どこで、誰が、何を、なぜ、どのようにして、行った）を明確にしながら作成するとよい。

このメモは、後日、弁護士等の第三者に事態を説明するときや、被害者側の陳述書を作成するときに非常に役立つ。詳細なメモのほかに、医療事故の概要を紙1枚にまとめておくと、第三者に手短かに説明するとき、便利である。

2.5 何をしたいのか、目的を定める

自分が、「何をしたいのか」、「なぜ、そうしたいのか」など、気持ちを整理するべきである。これからとる行動の目的をはっきりさせずに、感情的に行動すると、第三者の理解が得られないし、自分自身その活動が長続きしない。

目的としては、たとえば、以下のことが考えられる。➡2
(1) 真実を知りたい（どのような治療が行われたか、それが妥当なものであったか、結果に対して誰が責任を負うのか等）
(2) 病院や医師に謝罪してもらいたい
(3) 経済的補償を求めたい
(4) 同様の事故を予防するため、医療事故を公けにしたい

2.6 基本的な医学知識を身につける

医師の説明や、弁護士の調査報告を理解し、積極的に問題解決にあたるために、基本的な医学知識を身につけるようにしたい。

弁護士は基本的に代理人にすぎない。また、弁護士に任せっきりになるのもよくないので、自分で調べ、判断する力をつけることが肝心である。

➡2 久能恒子氏（医師、三女が医療事故で死亡）は、医療被害者には、①原状回復、②真相究明、③反省謝罪、④再発防止、⑤損害賠償の5つの願いがあるという（1999年6月2日付毎日新聞）。

＜当事者にとって＞

(1) 書　物

　書物では、看護婦を対象としたもの（一般書店にも置いてあることが多い）は価格が安いし、イラストが豊富など内容を理解しやすい。手術等の偶発症や合併症についても結構詳しく記述されている（→詳しくは、「医学情報の入手――書籍編」：124頁参照）。

　もっと詳しいことを知りたい場合は、医学書店や大書店の医学書コーナーで適当なものを購入することも考えられるが、医学図書館を利用することも有益である。現在、一般市民対象の医学専門図書館はどこにもないが、大学医学部や医科大学などが運営する医学図書館が全国に100以上存在する。その図書館のリストが、インターネット上に掲載されている。➡3 その図書館の多くは一般市民を受け入れていないが、事前に図書館に連絡し、一般市民の受入れの可否、受入れ条件等を問い合わせた上で利用してはどうだろうか。

(2) インターネットなど

　インターネットを利用できる人は、インターネット上でもかなりの医学情報を入手できるので、検索してみるべきである。インターネットは情報の宝庫であり、適当な検索エンジン➡4 を利用して、関心のあるキーワードを検索するだけで、医学文献を見付けることができる。米国の医学文献データベースMedline（無料）を利用することも可能である（→詳しくは、「医学情報の入手――サイト編」：134頁参照）。

(3) その他

　医療事故情報センター（→巻末参照）、各地の医療問題弁護団・研究会（→巻末参照）の会員弁護士などを通じて医学文献を検索する方法もある。なお、一般市民でも、医療事故情報センターが発行する「センターニュース」（月刊）や「医療過誤事件症例報告集」を購入することができる。

➡3　http://www.asahi-net.or.jp/~AL9Y-IS/
➡4　網羅的に医学文献を検索するには、JOISというデータベースを利用することになる。なお、JOISは、科学技術振興事業団（JST; http://www.jst.go.jp/）が提供するオンラインによる文献情報等の検索サービスである（→詳しくは、「医学情報の入手――JOIS編」131頁参照）。
　基本的に有料であるが、このサイトの国内医学系学会で発表されたビデオテープのデータベース http://stvideo.tokyo.jst.go.jp/）は、発表者名や発表タイトル等を無料で検索できる。サービスの詳細は、JST情報資料館（東京都練馬区 03-3976-4141）へ。

2.7　医療事故法律相談

　主に弁護士によって構成されている全国の医療問題弁護団・研究会（巻末参照）や医療事故に関する市民団体を通じて、医療事故相談をすることができる。
　たとえば、医療改善ネットワーク（MIネット）（巻末参照）は会員に対して、医療事故法律相談を受ける弁護士を紹介しており、医療事故法律相談票に記入して、FAX・郵便・電子メールで送ることになる（医療事故法律相談には弁護士会報酬規定に基づく相談料がかかる）。
　また、医療事故市民オンブズマン（メディオ）（巻末参照）は正会員に対して医療事故相談にのっており、相談内容に応じて、医療事故訴訟経験のあるスタッフ、医師、弁護士からアドバイスを受けることができる。医療事故・被害の概要を、以下の事項に沿って箇条書きにし、参考資料を添付して、メディオ事務局へ郵送すると、平均して2～3週間で回答を得ることができる。
　どの相談機関であっても、用意されている相談票などに記入するか、事実関係などを整理して書くことが望ましい。
　たとえば、以下の事項を整理していることが望ましい。
①事故発生前の健康状態（年齢・病名・症状）
②事故発生日時
③病院名・病院所在地
④治療の目的・方法
⑤治療の問題点
⑥被害内容

2.8 医事紛争処理委員会について

　各地の医師会には、医事紛争処理委員会（医師会によって名称が異なることがある）があり、患者からの苦情に対応している。しかし、医事紛争処置委員会はその名のとおり「医者にふりかかった紛争をおさめるための機関」であり、医療被害者の身になって相談にのってくれる場ではない。苦情を申し立てても、数ヵ月間放置されたあげく、「希望に沿えない」と回答されることがあるし、医師に責任があるとされる場合でも損害賠償額が低いといわれている（第5章参照）。

2.9 弁護士への委任

　　＜主要参考文献：弁護士への委任＞
　　○110番（1997）8頁、対処法（1993）28頁［増田聖子］

　医療事故被害の救済を求める手続などには難しい点やノウハウなどがあり、素人は簡単にはできない。したがって、医療事故問題を扱う弁護士に問題解決を委任することが基本である。
　一般に、医療事故は、その専門性や裁判の長期化等のため、弁護士があまり扱いたがらない案件である。その医療事故を扱う弁護士の多くは、「患者の人権を擁護する」という社会的使命を担う尊敬に値する人々ともいえる。そのような限られた弁護士に事件を引き受けてもらうにはどうすればよいだろうか。参考になると思われることを挙げてみよう。➡5

➡5　油井香代子『医療事故で死ぬな！』（小学館、2000）219頁では、「医療で被害にあい、弁護士でも被害にあったという声も聞こえる。弁護士選びも医師選びと同様、慎重にしたいものだ。」として、
　「◎着手金だけとって、何もしない弁護士は要注意。
　◎協力医を自分で探せる弁護士は、医師の人脈もあり、医療に詳しい。
　◎カルテを見て、問題点を依頼者に探させる弁護士は問題。
　◎医療を知らない弁護士でも、誠実で懸命に努力する人はある程度信頼できる。
　◎弁護士にもインフォームド・コンセントが必要。
　◎医療問題を勉強している弁護士グループに相談してみる。
　◎医療訴訟の原告経験者や市民団体に問い合わせてみる。
　◎知人の紹介だからと安易に決めず、話をして納得できる弁護士を選ぶ。」
としている。

(1) 熱意を伝える

紹介を受けた弁護士との面談は、お見合いのようなものである。自分が苦境にあることを説明し、どんなにその弁護士を必要としているかなど、熱意を伝えることが第1である。

(2) 長くつき合える人間であることを印象づける

医療事故状況を資料とともに手際よく説明し、自分が弁護士にとってつきあいやすいクライアントになるであろうことを印象づけたい。同時に、弁護士の経験や考え方等を聞き出し、これから一緒に行動をともにするパートナーに資するかを見極めることが必要である。言い分をよく聞いてくれるか、質問に対して自分の経験を交え、丁寧に答えてくれるか、がポイントとなろう。

(3) 活動に見合う弁護士費用を支払う

人権擁護に熱心だからといって、弁護士は慈善事業をしているわけではない。特に被害が軽微で損害賠償請求額が低くなりそうな事件については、弁護士の活動に見合った報酬を提示できないと、引き受けてもらうのが困難なことがある。

◆被害者・原告からのアドバイス◆――弁護士の選任

カルテ等の証拠保全ならびに調査は、医療事故訴訟経験の浅い弁護士でも対応可能ですが、訴訟となるとそうはいきません。私は、証拠保全を委任した弁護士から、医療事故訴訟経験のある弁護士を紹介してもらいました。さらにその弁護士に、医療事故訴訟に熱心な若手弁護士を指名してもらうという形で、2名の弁護士に医療事故訴訟を委任しました。

医療事故訴訟は、年々変化する医学知識と経験が要求されるので、ベテランと若手のチームで取り組むのが最適だと思います。

(あ)

2.10 弁護士とのつき合い方

＜主要参考文献：弁護士とのつき合い方＞
○対処法（1993）32頁［増田聖子］

　弁護士は、とにかく多忙である。地域や人によるが、大都市の弁護士は数十件の事件を抱えているのが普通である（大都市でない場合のほうが扱っている事件数が多いのが一般である）。つまり、クライアント（依頼者）にとって弁護士は、1人（または2人）しかいないが、その弁護士にとってあなたは、数十人のうちの1人にすぎないのである。また、これは、「1人のクライアントの事件について考えたり作業をする時間が、1ヵ月に1日分しかない」ことなどを意味する。

　どうすれば、弁護士の時間を自分のために有効に使うことができるだろうか。そのためにできることを以下に示す。

①自分の意志をはっきりと、できれば書面に整理して、伝える
②弁護士のアドバイスで、分からないこと、納得できないことがあれば、率直に質問し、理解する
③弁護士に相談したいことがあれば、事前に約束をとりつける
④相談事項は手短かにまとめ、要領よく説明する
⑤弁護士と長電話することは避け、FAXを利用する
⑥弁護士との打合せで決めたことを文書化し、合意事項を共有する
⑦弁護士との打合せ終了時に、次回打合せ期日を決める

★──忘れられない「一言」──★

弁護士　安原幸彦

　誰しも、心に残る「一言」があると思います。私にもありますが、特に医療裁判の当事者の「一言」で忘れらないものが多くあります。その幾つかを紹介してみたいと思います。

1　「先生こそ立派な医者になって下さい」

　「(医療過誤から)9年目にして初めて医者は『もうしわけありませんでした。どうぞお子さんを立派に育てて下さい。』と頭を下げた。これを聞いた母親は隼人君を抱きしめながらこう言い放ったのである。『先生に言われなくても、この子は立派に育てます。先生の方こそ立派な医者になるよう努力して下さい。』

　医療裁判は、ずさんな医療に対する医師の責任を追及し被害の救済をはかるものである。しかしこの裁判はそれにとどまらず、障害者をわが子とした若い夫婦が、生きていく道筋を追求していく裁判でもあった。むしろそちらの方が裁判のポイントだったのかもしれない。母親のこの言葉は、その道筋を見いだした者のみが放ちうるものなのである。」

　この場面は、今から13年半も前の東京高裁の和解の席上のものですが、今でも私の目に鮮やかに焼き付いています。何度も聞かされて、いささかうんざりしている同僚もいます。それほどにこの一言は心を揺さぶりました。この「一言」は、医療裁判に取り組むときに、私たちが何を目標に置くべきかを教えていると思います。

2　「自慢の息子を亡くしました」

　この言葉は、やはり出産事故で子供が脳性麻痺になった事件の母親の言葉です。この事件は一審で敗訴しましたが、高裁で有利な鑑定を得たこともあって勝利的な和解をしました。その和解を待っていたかのように、被害者の少年は亡くなりました。そのお葬式に駆け付けたときに、私の顔を見るなり母親は言いました。「先生残念です。自慢の息子を亡くしました。」

　母親がこう言うに至るまでには、長い道のりがありました。比較的高齢の出産で、初めての子が脳性麻痺という事態に直面し、この夫婦も動揺の日々を繰り返してきました。それを断ち切れたのは、医療裁判を闘い、その中で同じように医療被害と闘う人たちと出会ったことが大きかったと思います。だからこそ第二子も産むこともできたのでしょう。

　お葬式の時、私も亡くなった子供の顔を見ました。顔は安らかでしたが、顔中にテープを貼った跡がありました。たくさんのチューブが入っていたのでしょう。何も喋ることもできず、寝たきりで、毎日が病気と闘う日々という11年の人生でした。その懸命に闘う姿を見て「自慢の息子」と言ったのだと思います。私は、その言葉を聞きながら、被害を克服し前向きに生きた者の放つ光と誇りのようなものを感じました。

3　「皆さんの支援で得た勝利を糧にこれから頑張っていこうと思います」

　これは、高カロリー輸液にビタミンB1を添加しなかったためにウェルニッケ脳症とな

り重度の記憶障害を残した事件の原告の男性の言葉です。昨年（1999年）9月に判決があり、原告が全面勝訴し確定しました。この事件には、原告の友人たちを中心とした支援する会があったのですが、この発言はその勝利報告会でのものです。

　ちょっと聞くとごくありきたりの挨拶に聞こえるかもしれませんが、私はこれ聞いて深い感動を覚えました。彼は、数時間前の記憶を保持できません。裁判所は判決の中でそのことをとらえて、「かけがえのない妻や子供らとの思い出を自らの記憶として残していくことのできない無念さは察するに余りある」と述べています。そのために、支援者の前でする彼の挨拶は決まって「今自分がどうしてこのような場にいるのか正直驚いています」というものでした。真面目な性格もあって、自分の存在が家族の負担になっているのではないか、という思いもありました。なかなか「これから頑張っていく」という言葉を聞くことはできなかったのです。

　多くの人たちの支えで裁判に勝ったことは、その彼をして「頑張っていこうと思います」と言わしめたのだと思います。もちろん裁判で勝ったことでこの家族が抱える問題がすべて解決したわけではありません。まだまだ困難はたくさんあるでしょう。しかし、生きる道筋は確かにつかんだのではないか、この発言を聞きながら私は思いを巡らせていました。

4　「先生個人への悪感情は不思議な程ありません」

　1997年11月にその事故は起きました。双子を出産した後の出血が止まらず、母親が遂に死亡したのです。典型的な弛緩出血でした。事故は都内の基幹病院で発生しました。出血量に比べて輸血量がまったく不足していたのです。双子の子を残された夫は呆然とするばかりでした。

　この事件は、証拠保全・病院での説明会・それを踏まえた代理人間の交渉を経て、示談で解決しました。病院での説明会で、夫が主治医を問い質し、「こちらとしては血液をどんどん入れるつもりで対応したけれども、その対応が少し足りなかったということは、もう認めざるを得ないと思います」という言葉を引き出したのが決め手でした。そして病院内で院長も出席して和解書の調印式をしました。調印式は、院長挨拶・和解書の調印・主治医の発言と進み、最後に夫から発言がありました。これはその時のものです。

　その席で夫は、妻を失ってからの2年間の苦しみを切々と話し、最後にこう締めくくりました。「担当医であった先生個人への悪い感情というものは、不思議なほどありません。うまくいって当然、失敗すれば非難を受ける立場は大変なものであると思います。その後も多数のお産を担当されていると思いますが、この件が慎重さを増す結果になったとしても心に重荷として残らないことを望んでいます」何という気高く心優しい言葉でしょうか。弁護士どうしの示談なら1年で済んだかもしれないこの事件を本人とともにじっくり取り組んだかいがあったというものです。

　医療裁判の目的は、被害者が被害を克服し、これからを前向きに生きる道筋を見いだすことにあるというのが私の持論です。それは私が考えたことではなく、被害者に教えられた結論です。それが凝縮しているのがこれらの「一言」なのです。

第3章

医療事故法律相談と受任
~弁護士にとって~

3.1 相談の申込みについて

＜主要参考文献：相談の準備等＞
〇森谷和馬「医療事故相談の際の事実調査・確認」畔柳ほか・実務（1996）3頁、若柳善朗「医療過誤被害者からの弁護士へのアクセス」石原編・相談（1995）169頁、加藤・過誤（1992）43頁、交流集会（1992）「医療被害者に司法はどう応えるか」1頁
◇畔柳・研究（1987）3頁

　医療事故の相談を受ける場合、事前に何の準備もせずに相談者と面接相談をすることは非効率的である。弁護士は医療にはもちろん素人であるから、医療従事者のような医学的な知識はないわけであるが、相談者の疾患についての基本的な知識もなく漫然と話を聞くだけでは十分にポイントを押さえた聞き取りすらもできない。第1回の面接相談は、とりあえず話を聞くだけということにもなりかねない。

3.1.1 相談票など

　たとえば、医療改善ネットワーク（MIネット）（巻末参照）では医療事故法律相談票に記載してもらった上で担当弁護士を紹介しているし、医療問題弁護団（巻末参照）でも、事前に相談者に相談票を送り、基本的事項と診療の主な経過について記載してもらっている。相談者に加重な負担感を感じさせない程度に事前準備をする。
　相談票の記載を参考に、相談日前に基本的な医学文献（巻末参照）や判例に目を通しておくと有益である。事件を各科別に解説した書籍も多数出版されており、それらは法的な事項のみならず、医学的争点についてもわかりやすく記載されており参考になる。後述のように、手元の医学文献、簡単にアクセスできる医学文献はコピーをして相談者に渡せるようにしておくことが望ましい。
　弁護士の事務所あてに直接相談の依頼があった場合にも事前に簡単な経過を記したものや手持ち資料のコピーなどを送ってもらい、事前調査すべきである。

3.1.2　注意事項

相談の依頼があった場合には、基本的に医療機関との接触はしないように相談者に注意喚起することが必要である。医療機関に警戒感を持たれて記録の改ざんなどを誘発しないためである。その上で相談日に臨むことになる。

あまり多くないことであるが、解剖が間に合うタイミングで相談がきた場合（診療中から相談を受けていた場合、死亡事故直後に相談を受けた場合など）、弁護士としては心を鬼にしてでも解剖を勧めるべきである。遺族は、家族が不条理に医療被害に遭って亡くなった悲しみの中で遺体を傷つけたくないという思いでいることも十分に理解できることであるが、死亡原因を明確にすることは事案の解明にとって非常に重要かつ有用である。解剖を行った事案では、解剖を行っていない事案よりも勝訴率が高いともいわれている。

3.1.3　解　　剖

　　<主要参考文献：解剖>
　　○110番（1997）5頁、佐々木幸孝「遺族からの解剖要請」・「病院からの解剖要請と応諾義務」石原編・相談（1995）136・141頁、対処法（1993）18頁［山本健司］
　　□センター・シンポ（1993）「医療被害者の救済をめざして」7頁以下「医療における病理学の役割」［伊藤雅文（名古屋大学医学部）］
　　◇高田・小海・相談（1992）「患者死亡と届出義務」462頁

解剖には、次のような種類がある。

(1)　司法解剖

犯罪（医師などの業務上過失致死罪）による死亡である可能性がある場合に行われる解剖である。犯罪の捜査の一環として、検察官や一定の警察官などが裁判所の許可を受けて医師に鑑定を嘱託して行う（刑事訴訟法225条1項・223条1項・168条1項。なお、129条）。

司法解剖には遺族の承諾は不要である。

なお、捜査の前段階として、変死体（変死者または変死の疑いがある死体）について検視（司法検視。刑事訴訟法229条）が行われる（なお、軽犯罪法1条18号や医師法21条など一定の行政法規に基づく申出・届出などにより行われる行政検視がある）。

3つの解剖の種類の中では、最も詳細に行われる解剖である。

医療過誤の場合、遺族が医師の業務上過失致死事件として告訴することによって行われることもある。

＊　＊　＊

刑事訴訟法
〔鑑定上必要な処分〕
第225条　第223条第1項の規定による鑑定の嘱託を受けた者は、裁判官の許可を受けて、第168条第1項に規定する処分をすることができる。
（第2項ないし第4項省略）
〔第三者の取調・鑑定・通訳・翻訳の嘱託〕
第223条　検察官、検察事務官又は司法警察職員は、犯罪の捜査をするについて必要があるときは、被疑者以外の者の出頭を求め、これを取り調べ、又はこれに鑑定、通訳若しくは翻訳を嘱託することができる。
（第2項省略）
〔鑑定上必要な処分〕
第168条　鑑定人は、鑑定について必要がある場合には、裁判所の許可を受けて、人の住居若しくは人の看守する邸宅、建造物若しくは船舶内に入り、身体を検査し、死体を解剖し、墳墓を発掘し、又は物を破壊することができる。
2　裁判所は、前項の許可をするには、被告人の氏名、罪名及び立ち入るべき場所、検査すべき身体、解剖すべき死体、発掘すべき墳墓又は破壊すべき物並びに鑑定人の氏名その他裁判所の規則で定める事項を記載した許可状を発して、これをしなければならない。
（第3項ないし第6項省略）

〔検証上の必要な処分〕
第129条　検証については、身体の検査、死体の解剖、墳墓の発掘、物の破壊その他必要な処分をすることができる。

〔検視〕
第229条　変死者又は変死の疑のある死体があるときは、その所在地を管轄する地方検察庁又は区検察庁の検察官は、検視をしなければならない。
2　検察官は、検察事務官又は司法警察員に前項の処分をさせることができる。

＊　　＊　　＊

(2)　行政解剖

「伝染病、中毒又は災害により死亡した疑のある死体その他死因の明らかでない死体について、その死因を明らかにするため」「監察医」の「検案によつても死因の判明しない場合」など行政上の目的から行われる解剖である（死体解剖保存法8条など）。

東京都の区、➡1大阪市、横浜市、名古屋市、神戸市には監察医が置かれている（監察医を置くべき地域を定める政令）。

行政解剖についても遺族の承諾は不要である。

＊　　＊　　＊

死体解剖保存法

〔目的〕
第1条　この法律は、死体（妊娠4月以上の死胎を含む。以下同じ。）の解剖及び保存並びに死因調査の適正を期することによつて公衆衛生の向上を図るとともに、医学（歯学を含む。以下同じ。）の教育又は研究に資することを目的とする。

〔保健所長の許可〕
第2条　死体の解剖をしようとする者は、あらかじめ、解剖をしようとする地の保健所長の許可を受けなければならない。但し、左の各号の一に該当する場合は、この限りでない。
　一　死体の解剖に関し相当の学識技能を有する医師、歯科医師その他の者であつて、厚生

➡1　東京都の場合、訓令として、東京都監察医務規程、東京都監察医務院処務規程などがある。

大臣が適当と認定したものが解剖する場合
二　医学に関する大学（大学の学部を含む。以下同じ。）の解剖学、病理学又は法医学の教授又は助教授が解剖する場合
三　第8条の規定により解剖する場合
四　刑事訴訟法（昭和23年法律第131号）第129条（第222条第1項において準用する場合を含む。）、第168条第1項又は第225条第1項の規定により解剖する場合
（五号および六号省略）
2　保健所長は、公衆衛生の向上又は医学の教育若しくは研究のため特に必要があると認められる場合でなければ、前項の規定による許可を与えてはならない。
3　第1項の規定による許可に関して必要な事項は、省令で定める。

〔遺族の承諾〕
第7条　死体の解剖をしようとする者は、その遺族の承諾を受けなければならない。但し、左の各号の一に該当する場合においては、この限りでない。
一　死亡確認後30日を経過しても、なおその死体について引取者のない場合
二　2人以上の医師（うち1人は歯科医師であつてもよい。）が診療中であつた患者が死亡した場合において、主治の医師を含む2人以上の診療中の医師又は歯科医師がその死因を明らかにするため特にその解剖の必要を認め、且つ、その遺族の所在が不明であり、又は遺族が遠隔の地に居住する等の事由により遺族の諾否の判明するのを待つていてはその解剖の目的がほとんど達せられないことが明らかな場合
三　第2条第1項第3号又は第4号に該当する場合
（四号および五号省略）

〔監察医の検案及び解剖〕
第8条　政令で定める地を管轄する都道府県知事は、その地域内における伝染病、中毒又は災害により死亡した疑のある死体その他死因の明らかでない死体について、その死因を明らかにするため監察医を置き、これに検案をさせ、又は検案によつても死因の判明しない

場合には解剖させることができる。但し、変死体又は変死の疑がある死体については、刑事訴訟法第229条の規定による検視があつた後でなければ、検案又は解剖させることができない。
2 前項の規定による検案又は解剖は、刑事訴訟法の規定による検証又は鑑定のための解剖を妨げるものではない。

＊　　＊　　＊

(3) **病理解剖**
　医学の教育または研究のために、遺族の承諾を受けて行われる解剖である（死体解剖保存法1条・7条など）。死因・病因などの解明に役立つことが多い。➡2
　医療事故の場合、最もよく行われるのが病理解剖であろう。
　多くの大学や医療機関などで行われている。国立大学などでは、病理解剖受託規程があり、病理学教室や付属病院病理部などが窓口として受け付けているようである。➡3 解剖料は10万5,000円であるところが多いようである。
　なお、系統解剖（医学生が人体の構造を学ぶための解剖）、正常解剖（「医学又は歯学の教育として行われる身体の正常な構造を明らかにするための解剖」で、医学又は歯学の教育のための献体に関する法律4条により、一定の場合には遺族の承諾を要しない）などの用語もある。
　近時、患者の権利オンブズマンが「承諾解剖」という解剖の新しい形を提唱している。➡4 これは、いわば遺族からの持ち込みによる病理解剖であるが、解剖医が依頼者である遺族に対し報告義務を負う点に特徴がある。

➡2　病理解剖につき、たとえば、中村哲也「病理解剖の今日的意義と患者、家族への理解の求め方」（医療ビッグバンの基礎知識——医療の大変革を理解するために——18）＜http://www.naika.or.jp/bigbang/content/18/18.html＞など参照。
➡3　たとえば、京都大学病理解剖受託規程は、＜http://www.kyoto-u.ac.jp/Official/publish/kitei/reiki3-H11.7.01/reidt/rei/00000309.html＞に掲載されている。
➡4　たとえば、四国新聞のサイトの中の＜http://www.shikoku-np.co.jp/html/tuiseki/t-70.htm＞参照。

3.2 面接相談の受け方

3.2.1 事情聴取
　　＜主要参考文献：面接相談――事情聴取＞
　　○上田和孝「医療過誤入門⑾『受任時の注意事項』」センターニュース113号（1997）11頁、加藤・過誤（1992）43頁

　相談の当日は、事前の資料に基づいて相談者から改めて事実関係を聞く。相談者が重要ではないと考えて省略していることの中に重要な事実があることもあり、丁寧に事実経過を聞き取る必要がある。また、相談者は、客観的な事実とそれに対する自分の評価や感想を交えて話しをすることもあるので区別が必要である。

3.2.2 過失等との関係
　漫然と事実関係について聞くのでは、重要な事実関係についての情報の把握ができない。話を聞く際には、事前に収集しておいた資料のほか、「過失等チェックリスト」(89頁参照)を手元に用意しておくのも、もれなく事情を聞くために有効である。

3.2.3 医学文献のコピー
　医療事故法律相談の相談者は医療事故専門の（医療事故に詳しい）弁護士に相談したいと思っている場合が多い。そのような期待に応えるためにも、相談票に記載されていることに関係する医学文献で、手元にあるもの、簡単にアクセスが可能なもののコピーを相談の際に渡すように心がけたい。

3.2.4 精神的ケアなど
　医療事故被害者は、「元にもどせ」、「○○を返せ」、「担当医師を懲らしめたい、復

★──過失等チェックリスト──★

1 診断 （←解明義務）
＊問診は十分か
＊症状の見落としはないか
　　（看護日誌の記載を医師が認識していたか）
＊必要な検査を実施したか
＊検査の仕方は適切か
　　（手技、消毒など）
＊正しい診断か
　　（疑診、確定診断として）
　　（矛盾するデータはないか）

2 治療 （←治療義務）
＜作為－手術・投薬・注射・輸血・麻酔・看護等＞
＊その治療措置の適応があったか
　　（考えられる複数の措置の選択の点も含めて）
＊その治療措置が当時必要であったか
　　（その治療措置を行わない場合の見通しとの関係）
＊その治療措置の仕方は適切だったか
　　（手術手技、消毒、付随的注意の点など）
＊その治療措置の後の観察・措置は十分だったか
　　（術後観察・管理、看護・療養指導、中止など）
　　（症状の改善はあったか）
＊施設の管理は適切だったか
　　（院内感染など）

＜不作為＞
＊必要な治療措置を行ったか
＊入院勧告をしなくてよかったのか
＊転医措置をとらなくてよかったのか

3 説明 （←説明義務）
＊その検査・治療措置を行う必要性を十分説明したか
＊その検査・治療措置の危険性を十分説明したか
＊患者の意思を尊重したか

讐したい」などの気持ちから医療事故法律相談や委任をすることがある。そのような心情を理解しつつも、そのような心情にとどまらずに冷静に法的手続で解決していくしかないことを理解してもらうようにしたい。
　①法的には損害賠償という形をとらざるをえないこと、
　②そして、損害賠償によっては完全に元の状態に戻すことは不可能であること、
　③起こった事故についての真相究明ができることが再び同種の事故が起こらないようにするために有益であること
についての認識に進むことを期待したい。
　なお、医療事故被害者には精神的・心理的ケアが必要と思われる場合がある。被害者の気持ちや言い分を一概に否定するのではなく、よく話しを聞いて「受容」することが必要な場合もある。精神・心理の専門家に委ねるべき場合は、それらの専門家を紹介するようにしたい。➡5

3.3　委任の受け方

3.3.1　受任の範囲

　事件を受任するにあたっては、受任の範囲を明確にしておくことが必要である。医療過誤事件では、いきなり訴訟を受任するということは通常ではなく、まず相手方医療機関の法的責任を追及できるか否かの調査を受任することが普通である。調査には、証拠保全、医療記録の検討、医学文献や判例の調査、協力医にコメントをもらうことなどが含まれる（詳しくは第4章参照）。
　なお、証拠保全などの調査をすることなく交渉や訴訟提起をすることは場合によっては弁護過誤になると考えるべきである。かつては地方公共団体などの無料法律相談で医療事故について相談したら、まず医療機関に内容証明（での損害賠償請求文）を出すことを勧められたという話があったが、証拠が保全できていない状態で相手

➡5　犯罪被害者に関するものとして、小西聖子『犯罪被害者の心の傷』（白水社、1996）、同「被害者相談についての諸問題」東京弁護士会弁護士研修委員会編『平成11年度秋季弁護士研修講座』（商事法務研究会、2000）139頁、同「犯罪被害者のトラウマ——交通事故遺族の事例から——」日弁連交通事故相談センター編『交通事故損害額算定基準設立30周年記念・16訂版』（1997）161頁、杉田雅彦「交通事故とPTSD（心的外傷後ストレス障害）——損害賠償訴訟におけるPTSDの動向と問題点（上・下）」判タ1010号（1999）72頁、1013号（1999）55頁。

方医療機関が医療記録を改ざんする危険を増加させる行為は避けるべきである。

相手方医療機関との交渉や訴訟提起などは、調査によって結論（方針）を得た後の次の段階となる。なお、医療問題弁護団（巻末参照）でも、原則として、まずは調査受任のみをすることとしている。

3.3.2 費用の説明

受任にあたっては、相談者に費用の説明をすることが必要である。証拠保全にかかる費用は、大きくわけて(1)弁護士費用と(2)実費である。

(1) 弁護士費用

<主要参考文献：弁護士費用＞
○対処法（1993）36頁［増田聖子］

調査受任における弁護士費用は、医療問題弁護団では30万円を基準に、事情により10万円程度の増減をしている。医療過誤事件は複数の弁護士で受任することが多いが、弁護士の人数は依頼者が負担する弁護士費用に影響しないものとして扱っている。

(2) 実　費

実費には、裁判所におさめるものとして印紙代300円と執行官送達の費用がある。実費で、一番多額となるのは謄写費用であり、カルテの量によるが平均的には数万円から数十万円程度である。その他に、翻訳費用・協力医の謝礼・文献検索費用・コピー代等である。費用負担が難しい場合は、法律扶助を利用する。

調査受任は、現実に要する労力と時間を考えると弁護士にとっては率直にいって費用的には割に合わない。しかし、相談者から見れば法的責任追及不可との結論がでるかもしれないにもかかわらず、数十万円という多額の出費を余儀なくされるわけであり十分に説明して理解を得ておくことが必要である。

3.3.3 依頼者の目的の把握

相談者が望んでいることが何なのかを弁護士は正確に理解しておくべきである。
①診療経過について客観的な事実が知りたいのか、
②相手方医療機関や医師に謝罪してもらいたいのか、
③金銭的な賠償を得たいのか、
④再び同じ様な事故が起こって欲しくないと考えているのか、
などである。➡6

3.3.4 車の両輪

医療事故の調査活動についても、弁護士（法律的な知識・経験があり、医学知識等も多少は知っている）と当事者（本人または家族で、事実関係を知っており、被害意識を持っている）が車の両輪であることをわかってもらうようにしたい。当事者の条件・能力などとの関係では当事者が自分でできることは自分でやってもらうことも有意義である。そのようにすることで、弁護士と当事者が認識等を共通にすることができるし、弁護士の活動も当事者から刺激を受けることになる。➡7

➡6 久能恒子氏（医師、医療事故被害者）の指摘として72頁参照。
➡7 油井香代子『医療事故で死ぬな！』（小学館、2000）219頁の指摘（75頁参照）などにも留意したい。

第4章

調査の仕方

4.1 医療記録について

4.1.1 はじめに

通常、患者側は自分の診療経過やどのような治療を受けたかについて、詳細な記録を残していることはほとんどない。部分的に診断書や領収書類、日記などの資料はあることがあるが、著しく少ないのが実情で、相談の段階では事実経過は記憶にたよる部分も多い。

そこで、医療機関の責任の有無を検討するについては、まず、前提となる診療の経過をできるかぎり明らかにすることが不可欠である。そして、そのための最も重要な資料は、医療機関が作成する各種の医療記録である。これらによって、通常、詳細な病状の経過や行われた医療行為の内容などを知ることができる。医療記録を入手せずに事案の検討を行うことは不可能に近い。

4.1.2 医療記録の種類

法律上、作成が義務づけられている医療記録としては、「診療録」（医師法24条）、「診療に関する諸記録」（医療法21条1項）、「助産録」（保健婦助産婦看護婦法42条）などがある。

また、保存義務がある期間については、診療録が5年間（医師法24条2項、歯科医師法23条）、助産録が5年間（保健婦助産婦看護婦法42条）、病院日誌等が2年間（医療法21条1項14号、同法施行規則20条11号）であるが、保険診療においては、診療録以外の療養の給付の担当に関する帳簿および書類その他の記録（検査所見記録、エックス線照射録などが含まれる）について、手続完結の日から3年間の保存義務がある（健康保険法43条の4、保険医療機関及び保険医療療養担当者規則9条、国民健康保険法40条）。

以下、主な医療記録について説明する。

(1) 診療録

医師法24条1項、同法施行規則23条によると「医師は、診療をしたときは、遅滞なく診療に関する事項を診療録に記載しなければならない。」と定められており、診療した医師は、

①診療を受けた者の住所、氏名、性別および年齢、

②病名および主要症状、

③治療方法（処置および処方）、

④診療の年月日、

を記載しなければならないことになっている。いわゆるカルテである。外来、入院、診療科目別に作成されているのが通常である。

また、診療録には、いわゆるカルテのみならず、問診票・医師指示票・医師指示簿・処方箋・処置録・診断書の控え・紹介状等が、一緒に綴られていることが多く、これらも重要な資料である。

(2) 諸検査写真、記録、報告書等

検査関係では、レントゲン、MRI、CTスキャン、超音波検査、脳波などの写真や記録、心電図、血液検査、生化学検査、細菌検査の記録などがある。内視鏡検査の結果などはビデオテープで記録が残されていることも多い。

(3) 手術録、麻酔記録

手術中の詳細な記録である。診療録とは別に、手術室において保管し、患者ごとでなく日時順に綴られていることもある。

なお、手術記録は、「過去2年間の病院日誌、各科診療日誌、処方せん、手術記録、検査所見記録、エックス線写真並びに入院患者の数を明らかにする帳簿」とともに、医療法21条、同法施行規則20条11号によって、2年間の保管が義務づけられている。

また、大学病院などでは、手術の模様をビデオ撮影しているところも多く、重要な証拠となる。

★──保管期間一覧表──★		
医師が作成する「診療録」	医師法24条2項	5年間
歯科医師の作成する「診療録」	歯科医師法23条	5年間
「助産録」	保健婦助産婦看護婦法42条	5年間
「病院日誌、各科診療日誌、処方せん、手術記録、検査所見記録、エックス線写真、入院患者及び外来患者の数を明らかにする帳簿」など	医療法21条1項14号、同法施行規則20条11号など	2年間
診療録以外の療養の給付の担当に関する帳簿及び書類その他の記録	保険医療機関及び保険医療養担当者規則9条 （健康保険法43条の4、国民健康保険法40条）	完結の日から3年間

(4) 看護記録

　看護記録または看護日誌は、患者の様子が詳細に、かつ日本語でわかりやすく記載されており、重要な資料のひとつである。診療録と一緒に保管されていることが多いが、別に保管されている場合もある。

(5) 助産録等

　助産録は、分娩に関する記録で助産婦が作成する（保健婦助産婦看護婦法42条1項）。分娩に関する事故では、必須の資料である。

　なお、助産録とは別個の記録であるが、分娩監視装置の記録は非常に重要であり、産科事故の証拠保全では必ず保全しなければならない。これによって、陣痛および

胎児の状態を知ることができる。

(6) 保険診療報酬請求書（レセプト）控え

　医療機関が保険診療を行った場合、各健康保険組合に診療報酬を請求する際の診療報酬請求明細書の病院側の控えである。診療録の改ざんを見破るのに有効なこともあるが、保険点数との関係で必ずしも診療の実態を反映していない場合もある。また、最近は電子的に保存されていることもあるので、その場合は打ち出してもらうことが必要である。

　医療機関が廃棄してしまっている場合、あるいははじめから保存していない場合は、各健康保険組合に請求して入手することも可能である（勝村久司『レセプトを見れば医療がわかる』〔主婦の友社、1999年〕）。

＊　　＊　　＊

■診療記録に関する法令の定め➡1
●医療法
第21条（病院の人員・施設等）
（第1項）　病院は、厚生省令の定めるところにより、次に掲げる人員及び施設を有し、かつ、記録を備えて置かなければならない。ただし、政令の定めるところにより、都道府県知事の許可を受けたときは、この限りでない。
　第1号　　　療養型病床群を有しない病院にあつては、厚生省令で定める員数の医師、歯科医師、看護婦その他の従業者
　第1号の2　療養型病床群を有する病院にあつては、厚生省令で定める員数の医師、歯科医師、看護婦及び看護の補助その他の業務の従業者
　第2号　　　各科専門の診察室
　第3号　　　手術室
　第4号　　　処置室
　第5号　　　臨床検査施設
　第6号　　　エックス線装置
　第7号　　　調剤所

➡1　①漢数字を算用数字に変えたこと、
　　②条番号のあとに見出しを挿入して改行したこと、
　　③第1項につき「（第1項）」の表示を付加したこと、第2項以下につき「（第」「項）」を付加したこと、
　　④号番号について「第」「号」を付加し、見やすくするために号の後に適宜空白を付加したこと、
　　⑤重要と思われる部分につき、下線を引いたり、強調文字を使用したこと、
　　以外は法令の原文のままである。

第8号	消毒施設
第9号	給食施設
第10号	給水施設
第11号	暖房施設
第12号	洗濯施設
第13号	汚物処理施設
第14号	診療に関する諸記録
第15号	診療科名中に産婦人科又は産科を有する病院にあつては、分べん室及び新生児の入浴施設
第16号	療養型病床群を有する病院にあつては、機能訓練室
第17号	その他厚生省令で定める施設

(第2項・第3項は省略)

第22条（地域支援病院の施設等）　地域医療支援病院は、前条第1項（第14号を除く。）に定めるもののほか、厚生省令の定めるところにより、次に掲げる施設を有し、かつ、記録を備えて置かなければならない。

第1号	集中治療室
第2号	診療に関する諸記録
第3号	病院の管理及び運営に関する諸記録
第4号	化学、細菌及び病理の検査施設
第5号	病理解剖室
第6号	研究室
第7号	講義室
第8号	図書室
第9号	その他厚生省令で定める施設

第22条の2（特定機能病院の人員・施設等）　特定機能病院は、第21条第1項（第1号、第1号の2及び第14号を除く。）に定めるもののほか、厚生省令の定めるところにより、次に掲げる人員及び施設を有し、かつ、記録を備えて置かなければならない。

第1号	厚生省令で定める員数の医師、歯科医師、薬剤師、看護婦その他の従業者
第2号	集中治療室
第3号	診療に関する諸記録
第4号	病院の管理及び運営に関する諸記録

第5号　　　前条第4号から第8号までに掲げる施設
第6号　　　その他厚生省令で定める施設

●医療法施行規則
第20条（病院の施設・記録）　法第21条第1項第2号から第6号まで、第8号から第11号まで、第13号、第14号及び第16号の規定による施設及び記録は、次の各号による。
　第1号　各科専門の診察室については、1人の医師が同時に2以上の診療科の診療に当たる場合その他特別の事情がある場合には、同一の室を使用することができる。
　第2号　手術室は、診療科名中に外科、整形外科、形成外科、美容外科、脳神経外科、呼吸器外科、心臓血管外科、小児外科、皮膚泌尿器料、泌尿器科、こう門科、産婦人科、産科、婦人科、眼科及び耳鼻いんこう科の一を有する病院又は歯科医業についての診療科名のみを診療科名とする病院においてはこれを有しなければならない。
　第3号　手術室は、なるべく準備室を附設しじんあいの入らないようにし、その内壁全部を不浸透質のもので覆い、適当な暖房及び照明の設備を有し、滅菌手洗いの設備を附属して有しなければならない。
　第4号　処置室は、なるべく診療科ごとにこれを設けることとする。ただし、場合により2以上の診療科についてこれを兼用し、又は診療室と兼用することができる。
　第5号　臨床検査施設は、喀痰、血液、尿、ふん便等について通常行われる臨床検査のできるものでなければならない。
　第6号　エックス線装置は、内科、心療内科、呼吸器科、消化器科、胃腸科、循環器科、リウマチ科、小児科、外科、整形外科、形成外科、美容外科、脳神経外科、呼吸器外科、心臓血管外科、小児外科、皮膚泌尿器科、泌尿器科、リハビリテーション科及び放射線科の一を有する病院又は歯科医業についての診療科名のみを診療科名とする病院には、これを設けなければならない。
　第7号　消毒施設は、蒸気、ガス若しくは薬品を用い又はその他の方法により入院患者及び職員の被服、寝具等の消毒を行うことができるものでなければならない。
　第8号　給食施設は入院患者のすべてに給食することのできる施設とし、調理室の床は耐水材料をもつて洗浄及び排水又は清掃に便利な構造とし、食器の消毒設備を設けなければならない。ただし、病院内において食器の洗浄業務が行われない場合にあつては、食器の消毒設備を設けないことができる。
　第9号　暖房施設は、診察室、処置室、病室、エックス線室、分べん室及び新生児の入

浴施設につき適当な暖房のできる施設でなければならない。ただし、診療上特別の事情がある場合はこの限りでない。

第10号　汚物処理施設は、病毒に汚染し又は汚染の疑いのある汚物を適当に処理することのできる焼却炉、浄化槽その他の施設でなければならない。

第11号　診療に関する諸記録は、過去2年間の病院日誌、各科診療日誌、処方せん、手術記録、検査所見記録、エックス線写真並びに入院患者及び外来患者の数を明らかにする帳簿とする。

第12号　療養型病床群を有する病院の一以上の機能訓練室は、内法による測定で40平方メートル以上の床面積を有し、必要な器械及び器具を備えなければならない。

第21条の5（地域医療支援病院の施設・記録）　法第22条第1号から第8号までの規定による施設及び記録は、次のとおりとする。

第1号　集中治療室、化学、細菌及び病理の検査施設並びに病理解剖室は、当該病院の実状に応じて適当な構造設備を有していなければならない。

第2号　診療に関する諸記録は、過去2年間の病院日誌、各科診療日誌、処方せん、手術記録、看護記録、検査所見記録、エックス線写真、紹介状及び退院した患者に係る入院期間中の診療経過の要約とする。

第3号　病院の管理及び運営に関する諸記録は、共同利用の実績、救急医療の提供の実績、地域の医療従事者の資質の向上を図るための研修の実績、閲覧実績並びに紹介患者に対する医療提供及び他の病院又は診療所に対する患者紹介の実績を明らかにする帳簿とする。

第22条の3（特定機能病院の施設・記録）　法第22条の2第2号から第4号までの規定による施設及び記録は、次のとおりとする。

第1号　集中治療室は、集中治療管理を行うにふさわしい広さを有し、人工呼吸装置その他の集中治療に必要な機器を備えていなければならない。

第2号　診療に関する諸記録は、過去2年間の病院日誌、各科診療日誌、処方せん、手術記録、看護記録、検査所見記録、エックス線写真、紹介状及び退院した患者に係る入院期間中の診療経過の要約とする。

第3号　病院の管理及び運営に関する諸記録は、過去2年間の従業者数を明らかにする帳簿、高度の医療の提供の実績、高度の医療技術の開発及び評価の実績、高度の医療の研修の実績、閲覧実績、紹介患者に対する医療提供の実績並びに入院患者、外来患者及び調剤の数を明らかにする帳簿とする。

●医師法

第24条（診療録の記載及び保有）
(第1項)　医師は、診療をしたときは、遅滞なく診療に関する事項を診療録に記載しなければならない。
(第2項)　前項の診療録であって、病院又は診療所に勤務する医師のした診療に関するものは、その病院又は診療所の管理者において、その他の診療に関するものは、その医師において、5年間これを保存しなければならない。
(※同旨—歯科医師法第23条)

●医師法施行規則

第23条（診療録の記載事項）　診療録の記載事項は、左の通りである。
　　第1号　診療を受けた者の住所、氏名、性別及び年齢
　　第2号　病名及び主要症状
　　第3号　治療方法（処方及び処置）
　　第4号　診療の年月日
(※同旨—歯科医師法施行規則第22条)

●保険医療機関及び保険医療療養担当規則

第8条（診療録の記載・整備）　保険医療機関は、第22条の規定による診療録に療養の給付の担当に関し必要な事項を記載し、これを他の診療録と区別して整備しなければならない。
第9条（帳簿等の保存）　保険医療機関は、療養の給付の担当に関する帳簿及び書類その他の記録をその完結の日から3年間保存しなければならない。ただし、患者の診療録にあっては、5年間とする。
第22条（診療録の記載）　保険医は、患者の診療を行った場合には、遅滞なく、様式第1号又はこれに準ずる様式の診療録に、当該診療に関し必要な事項を記載しなければならない。

●保健婦助産婦看護婦法

第42条（助産録の記載・保存）
(第1項)　助産婦が分娩の介助をしたときは、助産に関する事項を遅滞なく、助産録に記

載しなければならない。
(第2項) 前項の助産録であって病院、診療所又は助産所に勤務する助産婦のなしたる助産に関するものは、その病院、診療所又は助産所の管理者において、その他の助産に関するものは、その助産婦において5年間これを保存しなければならない。
(第3項) 第1項の規定による助産録の記載事項に関しては、省令でこれを定める。

● 保健婦助産婦看護婦法施行規則
第34条(助産録の記載事項) 助産録には、左の事項を記載しなければならない。
　　第1号　妊産婦の住所、氏名、年齢及び職業
　　第2号　分娩回数及び生死産別
　　第3号　妊産婦の既往疾患の有無及びその経過
　　第4号　今回妊婦の経過、所見及び保健指導の要領
　　第5号　妊娠中医師による健康診断受診の有無（結核、性病に関する検査を含む。）
　　第6号　分娩の場所及び年月日時分
　　第7号　分娩の経過及び処置

◆被害者・原告からのアドバイス◆――レセプトの入手

　レセプトについては、厚生省が1997年6月25日に、本人や遺族、法定代理人や委任を受けた弁護士から請求があれば開示するよう通達を出しました。それまでは、本人や弁護士はもとより裁判所からの請求も断っていましたが、今では加入する健康保険の保険者（国民健康保険や老人保健の人は市町村役場の国保課、公務員は共済組合、サラリーマンは各健保組合、中小企業の人で政府管掌保険に加入している人は各都道府県の社会保険事務所）に行けば、簡単な手続で開示されます。カルテの証拠保全の際に、病院にレセプトの控えがあったとしても、お金も手間もかかりませんので、一応、病院から保険者に提出されたレセプトも開示請求をしておきましょう。

　なお、本人がレセプトを開示請求した場合、医療機関に対して本人への病名告知がなされているかの問い合わせがなされます。遺族が請求した場合は、そのような問い合わせはなされませんが、開示した後に開示した旨が連絡されます。したがって、レセプトが開示されたことはいずれ医療機関にわかりますので、裁判の可能性がある場合はカルテ等の改ざんを防ぐためにも、カルテ等の証拠保全を終えてからレセプトの開示請求をするべきでしょう。

　また、各保険者の担当窓口では、まだレセプト開示に不慣れなために不手際も多いようです。勝村久司編著『レセプトを見れば医療がわかる』（主婦の友社、1999）等の本には開示請求の方法やレセプトのチェック法などが載っていますので参考にして下さい。

(か)

第8号	分娩異常の有無、経過及び処置
第9号	児の数及び性別、生死別
第10号	児及び胎児附属物の所見
第11号	産じょくの経過及びじょく婦、新生児の保健指導の要領
第12号	産後の医師による健康診断の有無

＊　＊　＊

4.1.3　医療記録（カルテ等）の開示の問題➡2

　カルテ等（医療記録）開示の法制化をめぐっては、厚生省の「カルテ等の診療情報の活用に関する検討会」報告書（1998.6）＜ http://www.mhw.go.jp/houdou/1006/h0618-2.html ＞が、「医療の場における診療情報の提供を積極的に推進するべきであること、また、今日、個人情報の自己コントロールの要請がますます強くなり、行政機関に限らずあらゆる分野においてその保護対策の充実が図られていること等にかんがみると、法律上開示請求権及び開示義務を定めることには大きな意義があり、今後これを実現する方向で進むべきであると考える。」などとした。

　しかし、その後に日本医師会等の強い反対のため、医療審議会（議事については、＜ http://www.mhw.go.jp/shingi/s9811/s1109-1_10.html ＞など参照）で法制化の方向にならなかった。

　しかし、国立大学病院における診療情報の提供に関する指針（ガイドライン）（1999.2）（大阪大学医学部附属病院のサイト＜ http://www.hosp.med.osaka-u.ac.jp/guideline/ ＞、都立病院における診療情報の提供に関する指針（ガイドライン）（1999.9）（東京都衛生局のサイト＜ http://www.eisei.metro.tokyo.jp/20/20_02.htm ＞）、日本医師会の診療情報の提供に関する指針（1999.4）＜ http://www.med.or.jp/japanese/nitii/watasi/joho/joho.html ＞など、一定の範囲で医療記録の開示が進む方向にある（339頁以下参照）。

　これらのガイドライン類や将来成立すると思われる医療記録開示法が、医療事故

➡2　医療情報の公開・開示を求める市民の会（巻末参照）のサイトや医療記録の開示をすすめる医師の会のサイト＜ http://www.reference.co.jp/karute-k/ ＞、医療記録の開示をすすめる医師の会編『医師のための「医療情報開示入門」』（金原出版、1999）、橋本忠雄編著『私がカルテをわたす理由　患者と医者のコミニケーション法』（エピック、1999）、内川清雄企画・責任編集『病医院必携　診療情報の開示と管理──医業経営とリスク・マネジメント──』（ぎょうせい、1999）、患者の権利法をつくる会編『カルテ開示　自分の医療記録を見るために』（明石書店、1997）、勝村久司『レセプトを見れば医療がわかる』（メディアワークス／主婦の友社、1999）など参照

についての証拠保全（特に、保全の必要性）に影響がないかについては、まだ、あまり議論が行われていない。しかし、各種の患者の権利の実現のためのカルテ等の開示と、訴訟を前提とした医療記録の改ざん防止等のための証拠保全とでは、要件や効果等が異なるであろう。各種の患者の権利の実現のためのカルテ等の開示が医療事故についての患者の証拠保全にとって障害になることがあってはならないのであり、カルテ等の開示ガイドラインなどの存在が医療事故に関しての証拠保全に影響を及ぼすべきではないというべきである。

4.2 証拠の保全

<主要参考文献：証拠の保全>
☆110番（1997）11頁、森谷和馬「診療記録の証拠保全」畔柳ほか編・実務（1996）12頁、センター・シンポ（1995）「証拠保全について考える」、横山哲夫「証拠保全」石原編・相談（1995）179頁、若柳善朗「責任追及の準備」石原編・相談（1995）165頁、対処法（1993）101頁［池田伸之］、加藤・過誤（1992）47頁
○太田剛彦「医療過誤訴訟における証拠保全」太田編・大系（2000）466頁、瀬戸さやか「診療録の証拠保全」浅井ほか編・大系（1998）68頁、山門優「ビデオ撮影による証拠保全手続——診療録等の証拠保全手続を中心に」＜民事実務研究＞判タ934号（1997）19頁、太田朝陽「ビデオ撮影方式による証拠保全手続の記録について」＜民事実務研究＞判タ934号（1997）31頁、東京地方裁判所証拠保全研究会「実務資料　証拠保全ガイドブック」書記官157号（1993）20頁、林圭介「証拠保全に関する研究——大阪地裁における実務の現状をふまえての若干の提言」民訴雑誌37号（1991）24頁、太田剛彦「医療過誤訴訟における証拠保全」山口ほか編・課題（1991）635頁、加藤新太郎ほか「診療録の証拠保全」根本編・大系（1990）470頁、稲垣・理論（1985）79頁
◇畔柳・研究（1987）17頁
※一般向きのものとして、加藤良夫『患者・依頼者のための証拠保全のはなし』（センターパンフNo.2）（医療事故情報センター、1994）

4.2.1 証拠保全の申立て

医療記録を入手するために、証拠保全の申立てを行うのが通常である。
医療記録の入手方法としては、①証拠保全、②医療機関からの任意の提出を期待

◆被害者・原告からのアドバイス◆——カルテの入手

　カルテ等（診療録・看護記録・検査記録・X線写真等）のコピーを入手することは近年、容易になりつつあります。地方自治体が設立した病院（県立や市立や町立など）の場合、その自治体が個人情報保護条例を制定しておれば、市役所や役場などの条例窓口でカルテを請求できます。また、個人情報保護条例を持たない自治体でも、情報公開条例（公文書公開条例）を持つ場合は、その条例によって個人情報の本人開示がされるべきであると、1996年9月27日、大阪高裁は判決を下しています（きちんとした個人情報保護条例を制定している自治体はまだ少ないですが、情報公開条例は全都道府県をはじめ多くの自治体が既に制定しています）。また、厚生省が設置した「診療情報の活用に関する検討会」も1998年6月18日にカルテ開示の法制化を提言しました。国立大学の付属病院でも、カルテ開示のガイドラインが制定されていますし、一般の私立病院や開業医でも、カルテ開示をする病院は増えています。

　しかし、裁判の可能性がある場合は、少しでもカルテ改ざんなどを防ぐ必要があります。そのためには裁判所を通じた証拠保全がやはり最善だと思います。裁判所への保全申立ては一般に弁護士を通じて行いますが、書式をきっちり揃えれば自分ですることも可能です。ただ、要領を得た慣れた弁護士に依頼するほうが安心ではあります。また、弁護士に依頼する場合でも、証拠保全の当日にはできれば原告本人も立ち会うことでより厳正に行われるのではないかと思います。

　私の場合、妻が陣痛促進剤事故にあった直後に被害者団体に電話をすると「医療裁判ではカルテ改ざんは当たり前のように行われています。少しでもカルテを改ざんされないために、証拠保全が済むまで、おとなしくしていなさい」とアドバイスを受けました。そして、すぐに弁護士に相談し、証拠保全の手続に入ってもらいました。それでもカルテには私たちの記憶と違う部分がいくつもありましたが、一応裁判に勝てるだけの証拠を押さえることができたわけです。たしかに、どれだけおとなしくしていても事故直後にカルテを改ざんされることもありえますし、証拠保全の際にも、裁判所が直前には病院に連絡を入れますから、そこから急いで改ざんや証拠隠滅を行うことも可能ではあります。しかし、そもそも証拠保全はそれらの改ざんや隠滅を防ぐためのものですから、他のどんな方法よりも、裁判のためのカルテ入手の最善の方法であるはずです。

（か）

して交渉で開示を求める方法、③弁護士法23条の2により照会する方法、があるが、②③は、記録の改ざん・破棄や一部隠匿の可能性を否定できない。

また、現物の医療記録を見れば、インクや紙の微妙な色の違いや記入の新しさなどによって、改ざんが見破れるケースもあるが、コピーのみを見るのでは、これらのことはわからない。執行官送達で行う証拠保全の場合においてさえ、送達と検証開始の時間のわずかの間に改ざんの行われた例もあり（加藤・過誤（1992）61頁）、改ざんを防ぐためにはできるかぎり証拠保全の方法によるべきである。

入院期間が長かったり、多数の医療機関にかかっていた場合などは費用も労力も必要となるが、可能なかぎり証拠保全によって記録を入手すべきである。

なお、証拠保全を行った事件でのちに訴訟提起する場合は、証拠保全を行った裁判所と事件番号を必ず記載する（民事訴訟規則54条）。証拠保全の記録を本案の裁判所に回付するためである。

(1) 申立書の作成

証拠保全については、民事訴訟法234条以下に規定がある。同条は「裁判所は、あらかじめ証拠調べをしておかなければその証拠を使用することが困難となる事情があると認めるときは、申立てにより、この章の規定に従い、証拠調べをすることができる。」と定めている。現在の実務の運用では申立てが却下される可能性についてあまりにも神経質になる必要はないので、慎重に事案を検討するよりも、調査を受任したらなるべく早期に証拠保全を行うことのほうが重要である。なお、証拠保全で裁判所に提出した書類は、すべて相手方の手に渡ることを念頭におかなくてはならない。

具体的な記載内容について、検討しよう。

①申立ての趣旨

証拠保全は証拠調べの一種である。その法的性質については書証の取調べであるとの見解もあるが、検証と解するのが一般的であり、実務上も検証として行われて

いる。

　申立ての趣旨で、検証とともに提示命令（民訴法232条1項）を求めるか否かについては議論のあるところである。一般に、証拠保全手続の経験があまりない個人病院等の場合に任意の提出を拒否することがありうることから提示命令も必ず求めるべきとの考えもあるが、実際に拒否されることはまれである。裁判所によっては、検証とともに提示命令の申立てもある場合には、とりあえず検証についてのみ決定を出し、実際に相手方が証拠保全に応じるのを拒否した場合、その場で提示命令を出すというやり方をするところもある。また、提示命令の申立てをせずに医療機関から拒否された場合は、その場で口頭で提示命令を裁判所に申し立てることも可能である。現実に違いがなければ、あまりこだわる必要はない。

　申立ての趣旨の記載の仕方については、本文中に検証物を列挙する方法もあるが、具体的に記載すると長くなることと検証の際のチェックのしやすさから、検証物目録は別紙を利用することを勧める。

②証すべき事実

　証すべき事実として、事案の概略と相手方の過失について記載する。

　事案の概略については、事案のおおまかな流れがわかればよい。明確な記録が残っていない部分については、万が一、記憶違いなどがあると、後日、本訴になった段階で証明力を争われるおそれがあるので断定的な表現は避けたほうがよい。

　過失については、この段階では一応の過失と考えられるものがあればよい。資料がほとんどない段階で詳細な過失の主張は不可能であるし、慎重に検討して時間をかけるよりもできるだけ早期に証拠保全を申し立てるべきである。

③保全の必要性

　実務的には最も問題となりうる要件である。そもそも証拠保全の趣旨について、厳格な意味において伝統的な民事訴訟法上の「保全」のための制度とのみ解釈すれば、個別の事案においてある程度高度な改ざんのおそれの立証が求められることに

もなろう。しかし、証拠保全の法的性質に関しては、探索的機能・証拠開示機能を認めるべきであるとする考え方（新堂幸司「訴訟提起前におけるカルテ等の閲覧・謄写について」判タ382号（1999）10頁など）もあり、このような見解に立てば、あまりに厳格な立証を求めることは不当である。

実務的にどの程度の記載が要求されるかであるが、「本件訴訟を提起すると診療録等の改ざんがされるおそれがある」などの一般的抽象的な一文を記載するだけでは保全の必要性を認めない裁判所もあると思われる。抽象的な改ざん・廃棄の可能性についても、このような漠然とした記載のみでなく、従来から各種の文献で改ざんが一般的であることが指摘されていること、過去の事例を見ても実際に改ざんされたことを立証することが難しいにもかかわらず改ざんが認められれた事例が散見されること（名古屋地裁昭和59年（1984年）4月25日判決（判時1137号96頁）、岐阜地裁平成4年（1992年）2月12日判決（判タ783号167頁）等）、誤りを犯した者には不利益な証拠について改ざんの誘惑があること、支配下にある証拠についての改ざんの容易さ等を主張する必要がある。付け加えて、個別の事案の具体的保全の必要性について、医療機関側が相当な理由なく説明を拒否したこと、説明不十分、不適切な説明、虚偽の説明、責任回避的な言動などの事情を個別の事実関係に即して付け加えて陳述書などで疎明しておく必要がある。なお、決定例として、東京地裁昭和47年（1972年）3月18日決定（下民集23巻1〜4号130頁、判タ278号313頁）、広島地裁昭和61年（1986年）11月21日決定（判時1224号76頁、判タ633号221頁）などがある。改ざん等が認定された例などに関しては、森豊「カルテ等記載と事実認定についての判例研究」(判タ987号（1999）65頁）が便利である。

④検証物目録

医療機関において作成されうるすべての記録について列挙した上、最後に「その他本件診療に関する一切の資料」と記載する。末尾にこのような記載があれば、一応、すべての資料はカバーされるのであるが、検証もれを防ぐ意味でも可能なかぎ

り具体的に列挙しておくべきであろう。

　一般的な記録のほか、個別の事案に応じた記載、たとえば、産科事件では分娩監視装置の記録、MRSAの事件では病院内の感染防止マニュアルや清掃記録などを目録に入れることも漏れを防ぐ上で有用である。最近では、ビデオも多用されているので、ビデオがありそうな脳外科の手術や内視鏡検査などの症例では、ビデオ撮影の用意もしておきたい。

　なお、診療期間の記載を求める裁判所が一部あるが、検証物が特定できるかぎり、基本的に不要と解すべきである。診療期間は、法律上の不可欠な要件ではない。どうしても診療期間の記載を要求された場合は、初診時から最終診療日までを基本的に記入するが、必ずしも当事者の記憶が明確でない場合もあり、広めに記載しておくべきである。万が一、記載した診療期間外の医療記録があった場合（診療期間の最終日以後に医師が家族等に対して説明等を行い、その記載があるような場合もよくある）は、検証物目録記載の「その他本件診療に関連する一切の資料」に含まれるものとして検証の対象とすべきである。

　なお、1999年4月23日、厚生省はいわゆる電子カルテを正式な診療録と認める通知を出した。この通知には、診療録・調剤録・放射線照射録など法令で作成保存が義務づけられている医療記録について、従来の紙による記録のみでなく、電子的記録も法律上正式な記録として認めるというものである。今後は、証拠保全においても電子的記録の検証が必要となろう。電子的記録については、改ざんや一部隠匿の痕跡が残りにくい。今後、検討を要する課題であるが、個人の診療録へのアクセス記録の保全など、これまでと異なる対策が必要となろう。

⑤書　　証

　当該疾病についての基本的な医学文献等をいくつか書証として添付する。証拠保全段階では、過失が厳密に絞り込めないことも少なくないので、あまり医学文献の収集にこだわる必要はない。裁判所に、基本的事項を了解してもらう限度で足りる。

医療機関の種類や規模を示したい場合は、各種の医療機関名簿などを書証として提出することもある。

申立人の陳述書は必ず作成して提出する。陳述書によって、事案の経過や証拠保全の必要性について必要な疎明を行う。

なお、書証の副本が相手方に送達されるかについては、裁判所によって統一的な扱いになってはいない。しかし、書証副本を送達する裁判所も少なくないので、これらの書証は証拠保全の目的からも、また、いずれ相手方の手に渡るものであることからしてもあまり詳細なものを作成する必要はない。

⑥相手方と送達先

相手方となる医療機関の開設者の正式な名称および代表者を確認する必要がある。

医療機関の開設者は一般に公表されていないので、必ずしも明白でない場合もあり医療機関名簿等（『病院要覧』（年版、厚生省健康政策局編、医学書院）、『医療機関名簿』（年版、羊土社）など）で必ず確認する必要がある。それでも不明な場合は所轄の保健所等に問い合わせて確認する。

相手方は、医療法人や社団法人であれば当該法人となるし、私立大学病院などでは学校法人である。法人の場合は、登記簿謄本を取り寄せ、正式名称と代表者を確認することができる。

国立病院や公立病院の場合は、相手方は国や地方自治体となるが、一部、複数の自治体が共同で事務組合などの形態で開設している場合もある。代表者は、国立病院など国を相手方とする場合は国を代表する法務大臣、都立病院など地方自治体を相手方とする場合は地方自治体を代表する長（東京都の場合は都知事）である（法務大臣権限法1条、地方自治法147条）。複数の自治体で開設している場合は幹事自治体の首長が代表者である。開設者や代表者について、疎明を求められた場合は、電話聴取書を作成して裁判所に提出すればよい。

送達先については、民事訴訟法103条で「送達は送達を受けるべき者の住所、居

所、営業所又は事務所においてする。」と定められている。医療機関（検証物の所持者）と開設者が別の場所にある場合は、相手方に送達するとともに当該医療機関に対しても事実上裁判所よりFAX送付してもらうなどして、検証の準備を行わせる必要がある。また、医療機関が「送達を受ける者の営業所」に該当すると考えれば、当該医療機関に送達することで足りる。

　なお、国立病院や公立病院の場合、直接、病院に送達できるであろうか。国立病院長には国を相手方とする証拠保全決定正本等の受領権限がないとの判例➡3があり、実務上も国（法務局）に送達が行われている。都立病院等の場合には原則として東京都（都庁法務部）に送達するが、裁判所によっては医療機関に直接送達する場合があるようである。

　相手方が複数の医療機関になる場合は、同日に一斉に行うのが理想であるが、場合によっては日にちをずらすこともやむをえない。

　過失がないと思われる前医や後医の所持する医療記録を入手したい場合、証拠保全手続上は、第三者所持の記録となり提示命令発付のためには審尋が必要となる（民事訴訟法232条1項・2項）。過失がないことが明らかな程度、依頼者の責任追及の意思の有無、相手方医療機関と当該前医・後医等の関係などを総合的に考慮して、適宜、弁護士会照会や任意の提出を求める方法によることを検討する。

　⑦管　　轄

　証拠保全の管轄裁判所は訴え提起前においては、「文書を所持する者の居所又は検証物の所在地を管轄する地方裁判所又は簡易裁判所」である（民事訴訟法235条2項）。差異はほとんどないと思われるのでどちらに申し立ててもよいが、地方裁判所に申し立てた場合は、ほとんどの場合左陪席の裁判官が担当し、人によっては必要以上に厳格な証拠保全の必要性の疎明を求める場合もあるようである。ただし、若い左陪席裁判官の教育的効果もねらえるし、東京など都市部では、多忙な簡裁よりも地裁のほうが期日が入りやすいという利点がある。

➡3　最高裁第1小法廷平成3年（1991年）12月5日判決（訟月38巻6号1029頁）
　　およびその原審判決である広島高裁平成3年（1991年）1月31日判決（訟月37巻7号1176頁、判タ753号222頁）。
　　原審判決の評釈として
　　〇金子順一・判タ790号（1992）198頁

また、複数の医療機関を対象とする場合、病院所在地ごとに申し立てなければならないことになる。

■書式－証拠保全：申立書の例

証拠保全申立書

当事者の表示　　　東京都〇〇区〇〇町〇丁目〇番〇号
　　　　　　　　　　申　立　人　　　　　　甲
　　　　　　　　　右同所
　　　　　　　　　　申　立　人　　　　　　乙
　　　　　　　　　東京都〇〇区〇〇町〇丁目〇番〇号〇〇ビル
　　　　　　　　　　申立人代理人弁護士　　〇〇　〇〇
　　　　　　　　　　同　　　　　　　　　　〇〇　〇〇
　　　　　　　　　東京都〇〇区〇〇町〇丁目〇番〇号
　　　　　　　　　　相手方　　　　医療法人　　　　丁
　　　　　　　　　　　　　　右代表者理事長　　戊

貼用印紙額　　金３００円

申立の趣旨

相手方所在地に臨み、相手方保管の別紙検証物目録記載の物件について、提示命令及び検証を求める。

申立の理由

第１　証すべき事実
　１　当事者
　　　相手方は、〇〇病院を開設する医療法人である。
　　　申立人らは、〇年〇月〇日に相手方において死亡したＡ（〇〇年〇月〇日生まれ、

死亡時○歳）の両親である。
2 　事実経過
　　Aは、○○年4月ころから、時々腹痛を訴えるようになったため、母親である乙が、相手方病院内科を受診させたところ、虫垂炎との診断であり、投薬を受けて経過を観察することになった。担当医の説明では、急性ではなく急いで手術しなければならないような状態ではないとのことであった。
　　その後もAは継続的に相手方病院を受診していたが、夏休みに入ることでもあるので手術をしてはどうかと担当医から勧められ、手術を受けることになった。
　　Aは、8月3日に相手方病院に入院し、術前の諸検査を受けたが、医師の説明では手術を受けるのに特に問題はないとのことであった。また、手術は簡単なものであり、短時間で終了する予定であるとのことであった。
　　8月10日に手術が行われることとなり、午前9時頃、Aは病室をでて手術室にむかった。その後、30分あまり経過したころ、付き添っていた母親乙が手術室に呼ばれ、行ってみるとAは既に心停止しており心臓マッサージを受けている状態であった。
　　乙は、主治医から夫や親戚を呼ぶよう指示され、夫が病院に到着した後、両親が手術室に呼ばれ、心臓マッサージをしないと心臓が動かない状況を説明され、その後しばらくしてAの死亡宣告がなされた。
　　申立人らは、数日後、主治医に説明を求めたが、主治医は十分な説明を行わなかった。
3 　相手方の過失
　　麻酔を用いて手術を行う場合、ショック状態に陥ることのないよう事前に十分な問診や麻酔方法の選択、患者の体質などを検討する注意義務がある。また、麻酔を行っている間は、常に患者を監視し、異常が発生したときには迅速に対応しなければならない。万が一、麻酔薬によるショック状態に陥った場合には症状は重篤であり、かつ、急激な変化が生じることから、すばやい対応と適切な治療が行われなければ死に至る可能性が高いからである。
　　にもかかわらず、相手方は、事前に十分な注意を行わず、あるいは術中にも十分に注意せず、患者の異常に対し適切な対応をしなかったため、Aの死亡という重大な結果を引き起こした。

よって、Aの死亡は相手方の過失に基づくものである。
第2　保全の必要性
1　申立人らは、現在、相手方に対し損害賠償請求訴訟の提起を準備中であるが、同訴訟において最も重要な証拠は、言うまでもなく別紙検証物目録記載の文書等（以下「本件診療録等」という）である。
　　仮に、本件診療録等が改ざん、破棄、隠匿等されれば、医療機関の責任を追及する右訴訟の追行は事実上不可能ともなる。
2　本件診療録等は、いずれも医療機関である相手方の手中にあり、このような場合、医療機関としては、訴訟において不利になると予測される部分の改ざん、破棄等をしたい誘惑を禁じ得ないものであり、現に医療過誤訴訟の判決例の中でも改ざんが行われたと認定される例も少なくない（最近のものとしては岐阜地判平成4年2月12日判例タイムズ783号167頁等）。
3　特に本件においては、申立人らが担当医に対し説明を求めたにもかかわらず、相手方は極めて不十分な説明しか行わなかった。
4　よって、申立人らは、相手方において本件診療録等を改ざん、破棄、隠匿、廃棄するような事態を未然に防止し、本件診療録等の保全をするため、本件申立に及んだ次第である。

疎明方法

1　甲第1号証　　陳述書
2　甲第2号証　　死亡診断書
3　甲第3号証　　医学文献
4　甲第4号証　　医学文献

添付書類

1　資格証明書　　　　1通
2　戸籍謄本　　　　　1通
3　委任状　　　　　　1通
4　疎号証写し　　　各1通

○○年○月○日

申立人代理人弁護士　○○　○○
同　　　　　　　　　○○　○○

○○地方裁判所　民事部　御中

■書式―証拠保全：検証物目録の例

検証物目録

○○にかかる
1　診療録（問診票、医師指示票・簿、処方箋、処置録、放射線照射録、診断書控え、紹介状等を含む。）➡4
2　手術録（麻酔記録、手術承諾書等を含む。）➡5
3　看護記録、助産録
4　各種検査の写真・伝票・記録・報告書等（レントゲン写真、内視鏡写真、造影写真、ＭＲＩ検査写真、胃カメラ写真、ＣＴスキャン、超音波検査、脳波、心電図、分娩監視、血液検査、生化学検査、細菌検査等に関するものを含む。ビデオによるものも含む。）➡6
5　医師引継書、医師当番表
6　病棟日誌、看護婦引継書、看護婦当番表
7　保険診療報酬請求書（レセプト）控え
8　患者台帳、分娩台帳
9　解剖記録、組織標本
10　その他診療に関する一切の資料

➡4　外来の分と入院の分が別冊になっていることが多い。
複数の科で受診している場合は、全部を。
出産については、妊婦に関するもの以外に、新生児に関するものもある。なお、場合により、兄・姉の分も。
➡5　診療録とは別に、手術室にも保管されていることがある。
➡6　診療録とは別に保管されているものがある。

■書式－証拠保全：陳述書の例

陳述書

1　私は、○○年○月○日に丁病院で死亡したAの母親です。息子が亡くなった経緯についてお話します。

2　Aは、○○年○月○日生まれ、私どもの次男で、当時、12歳でした。

　　Aは、それまで病気一つしたことのない元気な男の子でしたが、昨年の4月ころから、ときどきお腹が痛いというようになり、丁病院で診てもらったところ、虫垂炎という診断でした。息子の虫垂炎は、急いで手術しなければならないようなものではないとのことで、内科でお薬をいただきながら様子を見ていました。

　　しかし、私どもとしてもいつまでもそのままにしておくのは心配でしたし、ときどき息子も痛みがあるようでしたので、ちょうど夏休みの時期になり学校も休みになったことから、医師のすすめもあって入院して手術することになりました。

3　8月3日に入院し、いろいろと検査をした上で、8月10日に手術をおこなうことになりました。主治医の説明では、手術は簡単なものであり、時間もそれほどかからないということでした。息子の体調なども検査の結果、手術を受けることについて何の問題もないとのことでした。

　　8月10日は、午前9時ころ、病室をでて手術室にむかいました。当日は、私が付き添っていましたが、簡単な手術と聞いていたので夫は病院には来ず、普段どおり会社に出勤していました。

　　ところが、時間は正確ではありませんが、手術にむかって30分もたたないと思われるころ、突然、手術室に来るよう呼ばれたのです。何か予想もしないようなことでも起こったのだろうかと思い急いで手術室にいくと、手術室のドアごしに心臓マッサージのようなことをしているのが見えました。私がただ呆然と立ちつくしていると、看護婦さんが「心臓が止まってしまったのです。」と言いました。そして、「覚悟しておいたほうがいいかもしれません。」と続けて言いました。私は頭が真っ白になってしまい「覚悟というのはどういうことですか。」と言うのがせいいっぱいでした。

4　その後、主治医から夫や親戚を呼ぶよう言われ、夫が病院についたところで2人が手

術室に呼ばれ、心電図を見せられて、線がマッサージしたときしか動かないことが説明され、息子は午後〇時〇分に死亡宣告されました。
5　息子の葬儀も終わって数日たったころ、夫と2人で主治医を訪ね、息子がなぜ死んだのかについて、説明を求めました。しかし、主治医は麻酔に使用した薬のショックではないか、予想できないことでどうしようもなかったというようなことだけをようやく話しただけで、息子が手術室に入ってから亡くなるまでの詳しい経緯やどんな薬を使ったのかなどをきちんと説明してもらえませんでした。
6　息子は、とても元気な子で、入院する前の日まで元気に友達と遊んでいたのです。それが、簡単だったはずの手術で二度と帰ってこなくなるなど、私には、到底、納得できません。手術が死亡の可能性があるような危険性の高いものだったならば私たちももっとよく考えて対応も違っていたかもしれませんが、そのような説明は一切なかったのです。

　なぜ、息子が死ななければならなかったのか本当ことを知りたいと思います。

〇〇年〇月〇日

　　　　　　　　　　　住所　東京都〇〇区〇〇町〇丁目〇番〇号
　　　　　　　　　　　氏名　乙

〇〇地方裁判所　民事部　御中

4.2.2　裁判所との面接

　地域により、面接を行わずに決定を出す裁判所もあるが、東京などでは原則として決定前に裁判所との面接を行う。

　面接期日では、①追加資料の要否、②提示命令の問題、③証拠調べの期日の打ち合せ、④送達方法についての打ち合わせなどを行う。できれば事前にカメラマンな

どとの日程を調整しておく。証拠調べの期日については、特に小規模な医療機関の場合、休診日や休診時間を事前に必ずチェックしておく。送達は、裁判所によっては2時間前を求められることもあるが、改ざんをできるかぎり防止する意味でせめて1時間前に行ったほうがよい。

4.2.3 検証期日まで

　決定書ができると、執行官と送達の打ち合わせをする。検証の開始のためには、執行官送達による決定書の送達報告書が裁判所に届いていることが必要である。送達報告書の受け渡しは、本来、裁判所の仕事であるが、事実上、申立人代理人側で手配することが多い。具体的には、出来上がった決定書を事前に裁判所から受領する際、相手方への決定正本・申立書副本・証拠調べ期日の呼出状・執行官送達の依頼書などを担当書記官から預り、執行官室に行って、当日の執行官にそれらの書類を渡すとともに顔合せをしておく。待合わせのために病院の案内やパンフレットなどが入手できていると準備がスムーズである。当日、送達の時間に執行官と待ち合わせ、決定正本等の送達を行い、執行官から送達報告書を預って、検証の時間に裁判所にそれを渡す。

　検証の時間の少し前には、裁判所・カメラマンなどと待ち合わせる。病院側は医事課の職員などが同席することが多い。検証は裁判所の主導で行われるが、検証目録に記載した必要な記録がすべてそろっているか、申立人代理人側で十分確認し、不足なものがあれば病院側の立会人に言って提出してもらう。診療記録とは別に保管されている病理の標本や検査写真のネガフィルム等がもれていることが多い。

　診療録等にはすべて目をとおし、カラー撮影が必要な部分はカメラマンに指示してカラー撮影してもらう。超音波写真等も別途撮影が必要である。レントゲンフィルムは、医療機関によっては費用を払えば複写してくれるところもある。複写があればそれにこしたことはないが、費用もかかるので事件の中心的な争点との関係も

考慮し、適宜、シャーカステンを利用してフィルムを写真撮影する方法も利用する。

その他、診療報酬明細控えなどが電子的記録として保存されている場合はプリントアウトしてもらう。ビデオの存在が予想される場合は、あらかじめ当日ビデオデッキを持参する。S-VHS方式で撮影されたビデオは映像の解析度も高く証拠価値も高い。

また、撮影できない診療録等の記載の訂正個所やすでに廃棄されている記録等があった場合は、その旨検証調書に記載してもらう。記録に関して不明点があった場合は医師や看護婦に確認し、当事者の説明として調書に記載してもらう。また、関連する医療記録が検証期日に提出されたものですべてであることも確認して、調書に記載してもらう。

■書式―証拠保全：検証調書の例

```
                    検証調書

  事件の表示    平成○○年モ第○○号
  期日         平成○○年○月○日午後1時
  場所         東京都○○区○○町○丁目○番○号
               医療法人○○病院
  ○○地方裁判所民事第○部
               裁判官         ○○○○
               裁判所書記官   ○○○○
  出頭した当事者等
               申立人代理人   ○○○○
               相手方立会人   ○○○○

                    手続の要領等
```

複写紙〇〇枚、レントゲン写真複製写真〇枚、CT検査写真複製写真〇枚、プレパラート複写写真〇枚、脳波検査記録1巻添付
一　検証の目的物
　　　別紙検証物目録一記載のとおり
二　検証によって明らかにする事項
　　　右文書の形状及び記載内容
三　当事者の指示説明
　　　相手方
　　　　別紙検証物目録のうち五の医師引継書、六の看護婦引継書及び看護婦当番表及び八の患者台帳は存在しない。
四　検証の結果
　　　相手方の提示した検証物は、別紙検証物目録記載二のとおりであり、その形状及び記載内容は、複写紙、レントゲン写真複製写真、CT検査写真複製写真、プレパラート複写写真、脳波検査記録のとおりである。

　　　　　　　　　　　　　　　裁判所書記官　　　〇〇〇〇

4.2.4　証拠保全の結果について

　証拠保全で得た記録の謄写ができあがってきたら、記録の分析の段階に入ることになる。録療録等は英語や略語の記載が多いので、記載内容を正しく読解するために、まず、翻訳にだすことが必要となる。翻訳は、医療事故情報センター（〇頁参照）などで行ってくれる[7]。翻訳にあたっては、医療記録を漫然とすべて送るのではなく、でき上がってきた記録を診療録、検査データ、医師指示表、看護記録などに適宜分類し、効率よく必要な部分を翻訳する。通常は、医師指示表、看護記録は日本語で記載されているので翻訳は必要なく、医師の記載する診療録や解剖所見などが

➡7　検査データについては種類ごとにわかりやすく表などを作成する。標準的な数値については各種の本が出版されている。投薬された薬については、日本医薬品集（日本医薬情報センター編、薬事時報社）などで薬の内容をチェックする。医療記録を十分に吟味することは、事件の出発点である。

翻訳の対象となる。

4.3　医学文献の調査

<主要参考文献：医学文献の調査>
○上田・入門（1998）「(1)医学学習のすすめ」ニュース103号9頁、同「(2)医学・医療の学び方」ニュース104号11頁、同「(3)おすすめしたい医学書」ニュース105号8頁、同「(5)医療英語学習のすすめ」ニュース107号10頁、同「(6)～(9)画像診断のすすめ①～④」ニュース108～111号、対処法（1993）63頁［柴田義朗］、加藤・過誤（1992）71頁。

医療記録等を分析して得られたキーワードで、医学文献を検索する。医学文献探しは、一般的な事項については開架式の図書館で基本書的な書物を調べることも有用だが、医学の各分野の専門的な文献は多くは雑誌に掲載されている。そのため、データベース検索が必要になる。文献データベース検索は、医療事故情報センター（巻末参照）でも会員に対するサービスとして行っている（なお、124頁以下参照）。

4.4　判例・法律文献などの調査

<主要参考文献：判例・法律文献などの調査>
○対処法（1993）330頁［鈴村昌人］、加藤・過誤（1992）80頁

医療過誤事件については、同種判例について調査することが非常に有用である。法律的な事項のみならず、判決文中には、その分野の医学的知識がわかりやすく記載されているおり、参考になることが多い。

判例は、通常事件と同様、判例体系CD-ROM、リーガルベース、判例マスターなどオフライン（CD-ROMなど）の判例データベースで検索するのが便利である。

判例集に登載されている事例は限られているので、和解事案も含めて紹介されている症例集（xi頁参照）なども重要な情報源である。

4.5 医師などへの相談

＜主要参考文献：協力医を得る場合＞
○対処法（1993）85頁［加藤良夫］、加藤・過誤（1992）82頁

4.5.1 協力医の確保方法

弁護士のみで可能な範囲の調査ができたら、協力してくれる医師を探して相談をする。この協力医を見つけることが、調査段階の重要な作業の1つである。

協力医の確保については、加藤・過誤（1992）88頁に詳しい。同書は、協力医の確保の仕方には、知り合ったきっかけの態様から、次の4つに分類している。
①誰かから紹介を受ける「紹介型」
②研究会などで知り合った医師に依頼する「同席型」
③その分野の文献を多数書いている医師などに直接あたってみる「いきなり型」
④当該事件に前医あるいは後医としてかかわった医師に依頼する「かかわり型」
なお、医療事故調査会、医療情報研究所、医療改善ネットワーク（いずれも巻末参照）などを通じて専門家の意見を求めることも考えられる。

4.5.2 協力を得る場合の注意事項

(1) 協力医との連絡方法

連絡方法は、協力医に侵襲が少ない方法を選ぶべきである。いきなり電話をかけることは勧められない。

また、勤務先への連絡はいろいろと支障がある場合があるので、まずは自宅への郵便にするか、勤務先に電話する場合でも弁護士と名乗らないほうがよい場合が多い。

(2) 相談の仕方

協力医に話を聞くにあたっては、すべての医療記録を送りつけて漫然と何か問題はないかと尋ねる方法は、実りがないばかりか、協力してくれる医師にも失礼である。依頼する段階で医師に見てほしい医療記録を代理人側で整理し、質問事項も事前に十分に検討して送付しておくことが必要である。協力医に何度も話しを聞くことは通常難しいので、ある程度の知識をもって望まなければ時間と費用の無駄である。

なお、協力医側の同意が得られる場合には、依頼者も同席することを勧める。事実経過を最もよく知っているのは、患者本人ないしその家族である。

(3) 謝　　礼

協力医への謝礼は、事前に送付した記録を検討してもらった上で面談する場合で、3〜5万円程度が一般的ではないかと思われる。

(4) 事後報告

なお、事件の進行をときおり協力医に報告することは、良好な関係を継続していく上で重要である。協力してくれる医師には、改善すべき点は改善して医療を良くしようという気持ちを有している人が多いので、大事にしたい。

4.6　方針の決定

これまでに述べた調査をすべて行った段階で、相手方医療機関に過失（ないし債務不履行）があるか否かの一応の判断を行うことになる。

(1) 過失がないと判断する場合・過失の立証が非常に困難な場合

法的な責任追及は断念せざるをえない。

(2) 過失があると判断する場合

①裁判外の交渉、②調停の申立て、③訴訟の提起を、することになる。

付録1　医学情報の入手──書籍編

　医学書は非常に多い。それらの中から、素人が医療事故との関係で有益な書籍を探すには、いくつかのコツないし目安があると思う。それらのいくつかを紹介しよう。

　　　素人にとっては、監修者・編者・著者等を表示することはかえって煩わしいので、原則としてそれらの表示は省略する。
　　　「◎」「○」は、評価能力の問題もあり、暫定的な評価にすぎない。
　　　表示する価格は基本的に本体価格である。

　医学書籍の検索には、「医学情報の入手──サイト編」（134頁以下）で紹介している日本医書出版協会（JMPA）の「医学書籍検索」ページ＜http://www.so-net.ne.jp/medipro/jmpa/search.html＞が便利である。また、医学雑誌の特集記事を知るには、サンメディアの「国内医学雑誌　特集記事ヘッドライン」＜http://www.sunmedia.co.jp/Pages/headline/headindex.html＞が便利である。

　そのほか、日本医書出版協会の「医学書総目録」、三省堂書店が発行している「臨床医学BOOK GUDE──良き医師をめざす人々へ──」という冊子も参考になる。

1　看護婦向けのものなど（第1選択）

　医師向けの本は難しくて、価格も高いことが多い。それに対して、ナース（看護婦など）向けの本などがわかりやすいし、価格も比較的安い。したがって、素人としては、まず、ナース向けの本などの中から知りたいテーマのものを探して購入するとよい。
　いくつかのシリーズを紹介しよう。
○「最新看護セミナー」シリーズ（メヂカルフレンド社）
　呼吸管理、循環管理、術前・術後管理、脳卒中、心不全、狭心症・心筋梗塞、高血圧・動脈硬化症、肝疾患、骨・関節疾患などについてのハンドブックがある（価格は主に3,000～4,000円）。
○「エキスパートナースMOOK」シリーズ（照林社発行、小学館発売）
　検査、注射、心電図、救急、基本手技、術後処置などに関するマニュアルのほか、「薬の知識」、「まんがで見る手術と処置」、「わかりやすい病態生理」などがある（価格は主に2,000円以下）。
○「ナーシング・マニュアル」シリーズ（学研）

がん、脳・神経疾患、呼吸器疾患、消化器疾患などについての看護マニュアル、循環、術前・術中・術後、救急などについてのケアマニュアルがある（価格は主に3,000円前後）。

これらのほか、看護婦向けの雑誌の増刊号も参考になる。たとえば、「ナース専科」（文化放送ブレーン）には、検査値の読み方、画像の読み方、感染症対策などについてのマニュアルがある（価格は1,000円程度）。

なお、救急救命士用のテキストである「救急救命士標準テキスト」（厚生省救急救命士教育研究会監修、改訂第5版、へるす出版、7,500円）も有用であろう。

2　図・イラスト・写真などが活用されているもの

素人は診療の実際等を知らないので、文字情報だけではどうしても理解が不十分になる。したがって、図・イラスト・写真などが活用されたビジュアルな本が有益である。

たとえば、以下のようなシリーズがある。

○「臨床研修イラストレイテッド」シリーズ（羊土社）

基本手技のほか、循環器系、消化器系、呼吸器系のマニュアルがある（価格は4,000〜5,500円）。

○「一目でわかる」シリーズ（メディカル・サイエンス・インターナショナル）

高血圧、輸血、呼吸器病学、肝臓病学、不整脈、血管障害などに関するものがある（価格は3,000円程度）。

○「イラストベイシック」シリーズ（文光堂）

各診療科に関するものがある（価格は主に4,000〜7,000円）。眼科や病理学の関係が版を重ねている。

3　医療水準を把握しやすいもの

素人が医療事故との関係で主に知りたいのは、過失・注意義務違反の基準となる医療水準であるから、医療水準を把握しやすい書籍を探したい。

そのためには、①定評があり広く使われていると思われる書籍（版を重ねていることなどが目安となろう）、②ガイドラインないしマニュアル的なもの（日本では医療の標準化があまり行われていない現状にあるので、医療の標準化が進んでいるアメリカのものが参考になると思われる）、③日本医師会が生涯教育用などに作成したもの（日本の一般の医師が修得することが期待されている知識・技術等が掲載されていると思われる）、などを重視すべきであろう。

比較的安いものは購入できるであろうが、高価なものは図書館等で利用することになろう。

①版を重ねているもの

＜シリーズもの＞
版を重ねていると思われるシリーズものとしては、たとえば、以下のものがある。
◎「今日の○○指針」シリーズ（医学書院）
　治療、診断、検査、整形外科治療、小児治療などに関するものがある（価格は11,000〜23,000円など）。「今日の治療指針」や「今日の診断指針」にはデスク版より少し安いポケット版がある。
◎「標準○○」シリーズ（医学書院）
　各科に関するものがあるが、外科学、脳神経外科学、整形外科学、眼科学、皮膚科学、泌尿器科学、放射線医学などに関するものが版を重ねている（価格は主に6,000円〜12,000円）。
＜内科一般＞
そのほか、内科一般では、たとえば以下のものがある。その他の個別領域のものについては後でふれる。
○「内科学書」（第5版、中山書店、25,000円）
◎「ハリソン内科書」（上・下）（第12版、廣川書店、各35,000円）
　アメリカでは、内科はハリソン、小児科はネルソンといわれているようである。なお、上記を凝縮したものとして「ハリソン内科学ハンドブック」（総合医学社、8,738円）がある。
○「内科学」（第6版、朝倉書店、26,000円）
②ガイドラインないしマニュアル的なもの
日本の医療はあまり標準化されていないが、アメリカでは医療の標準化が進んでおり、アメリカで著名なマニュアル類などの翻訳ものは参考になると思われる。たとえば、内科一般では、以下のものがある。なお、個別領域のものについては後でふれる。
◎「メルクマニュアル」（第17版、日経BP社、1999.12、9,800円）
◎「ワシントンマニュアル」（第8版、メディカル・サイエンス・インターナショナル、8,000円）
○「ミシガン診察診断マニュアル」（メディカル・サイエンス・インターナショナル、6,000円）
③医師会の生涯教育用のものなど
以下のような医師会の生涯教育用のものやマニュアルなどは、一般医師に期待される医療水準を表していると考えるべきであろう（いずれも、約5,500円）。
◎「胸部X線写真のABC」（医学書院、1990.7）
　「糖尿病外来診療のポイント」（医学書院、1990.11）
◎「腹部エコーのABC」（医学書院、1991.1）
　「食事指導のABC」（日本医事新報社、1991.7）
　「症状からみた画像診断」（日本医事新報社、1991.9）
　「老人診療マニュアル」（メジカルビュー社、1991.12）

「症状からみた臨床検査」（医学書院、1992.2）
「症状からみた救急処置」内科編（医学書院、1992.2）
「漢方治療のABC」（医学書院、1992.9）
「臨床医のための動脈硬化症　成因と診療のポイント」（日本医事新報社、1992.11）
「小児診療マニュアル」（日本医事新報社、1993.4）
「脳神経疾患のみかたABC」（医学書院、1993.9）
「感染症の現況と対策」（日本医事新報社、1993.11）
「小外科マニュアル」（日本医事新報社、1994.6）
「心電図のABC」第2版（協和企画、1994.10）
「臨床検査のABC」（医学書院、1994.10）
「リハビリテーションマニュアル」（日本医事新報社、1994.11）
◎「心エコーのABC」（中山書店、1995.9）
「消化管内視鏡のABC」（医学書院、1996.7）
「薬の正しい使い方」（医学書院、1996.11）
◎「X線CTのABC」（医学書院、1997.7）
「介護保険と高齢者医療」（メジカルビュー社、1997.11）
「症候から診断へ　一般症候 呼吸器・心臓・血管」（日本医事新報社、1998.4）
「疼痛コントロールのABC」（医学書院、1998.7）
「生体・機能検査のABC」（医歯薬出版、1998.10）
「症候から診断へ　消化器　内分泌・代謝　血液・造血器・免疫」（日本医事新報社、1999.4）
◎「MRIのABC」（医学書院、1999.6）
「肝疾患診療マニュアル」（診断と治療社、1999.11）
「老年期痴呆診療マニュアル」第2版（南江堂、1999.12）
「感染症の診断・治療ガイドライン」（医学書院、1999.12）

そのほか、日本医師会編「救急蘇生法の指針　医師用」（へるす出版、1994.12、1,800円）、厚生省・日本医師会編「抗菌薬療法診療のてびき」（日本医事新報社、1994.8、1,600円）がある。

4　個別領域関係

以上に紹介したほか、個別領域関係のものをいくつか紹介しておこう。
＜呼吸器：喘息など＞
◎「喘息予防・管理ガイドライン1998」（協和企画通信、3,500円）

厚生省免疫・アレルギー研究班が作成したものである。
＜循環器：高血圧など＞
○「心臓病学」（第4版、医学書院、59,000円）
○「高血圧の予防、発見、診断および治療に関する米国合同委員会　第6次報告」（日本アクセル・シュプリンガー出版、1,905円）
＜糖尿病＞
○「糖尿病治療ガイド」（文光堂、500円）
　日本糖尿病学会の編集である。
＜外科＞
◎「ワシントン外科マニュアル」（メディカル・サイエンス・インターナショナル、8,900円）
○「MGH　術後管理の手引」（第2版、メディカル・サイエンス・インターナショナル、7,300円）
　なお、MGHとはマサチューセッツ総合病院である。
＜脳神経外科・神経内科等＞
◎「臨床神経学の基礎――メイヨー医科大学教材――」（第3版、メディカル・サイエンス・インターナショナル、9,400円）
○「脳神経外科学」（改訂第7版、金芳堂、21,359円）
○「神経内科チェックリスト」（第3版、文光堂、8,000円）
＜産婦人科＞
◎「日母研修ノート」
　日本母性保護産婦人科医会＜日母＞が作成している「研修ノート」などは産婦人科医に期待される知識・技術等が記載されたものとして参考になろう。一般には入手できないが参照できる条件がある場合には活用すべきであろう。
○「目でみる　分娩監視の実際」（医学書院、2,200円）
　産科の事故では分娩監視装置の記録が非常に重要であり、その記録の読み方が問題となる。比較的わかりやすいといえよう。
○「目でみる　分娩取扱いの実際」（医学書院、2,800円）
＜麻酔科＞
◎芦沢直文「麻酔のコツとポイント」（第3版、克誠堂出版、4,000円）
○小坂義広「麻酔とインフォームド・コンセント」（南江堂、2,800円）
＜救急医学・集中治療＞
◎「CCUプロトコール」（第5版、メディカル・サイエンス・インターナショナル、3,200円）
＜院内感染＞
○厚生省国立病院課・国立療養所課（監修）「院内感染対策の手引き――MRSAに注目して」

（南江堂、3,000円）
○厚生省健康政策局指導課（監修）「院内感染対策テキスト」（へるす出版、3,000円）
＜癌・腫瘍＞
◎癌取扱い規約類
　癌・腫瘍については学会や研究会が「取扱い規約」を出している（いずれも金原出版、主に 3,000 ～ 6,000 円）。肺癌、食道癌、胃癌、肝癌、大腸癌、乳癌、子宮頸癌・子宮体癌、脳腫瘍など、さまざまな癌・腫瘍に関するものがある。なお、消化器癌・乳癌に関する取扱い規約を抜粋したものもある。
○「癌化学療法ハンドブック」（第3版、メディカル・サイエンス・インターナショナル、8,961円）
＜小児科・新生児科＞
（ネルソンのものが有名なようであるが、入手は困難なようである。）
○「ボストン小児病院治療マニュアル」（メディカル・サイエンス・インターナショナル、8,700円）
○「ハーバード大学関連病院　新生児マニュアル」（メディカル・サイエンス・インターナショナル、9,700円）
○「小児診療マニュアル」（日本医事新報社、5,500円）

5　辞典・用語集など

辞典の記述は多くの場合標準的な内容であるから、用語の意味を理解するためだけでなく、医療水準の把握のためにも有用であろう。以下のものが主なものと思われる。
◎南山堂「医学大辞典」（第18版は12,000円、CD-ROM 版の「プロメディカ」は18,000円）
○医歯薬出版「最新医学大辞典」（第2版は13,000円、CD-ROM 版は28,000円、電子ブック版は15,000円）
○ステッドマン「医学大辞典」（改訂第4版は14,000円、メジカルビュー社；グロビュー社）

用語集としては、各学会からそれぞれの分野に関するものが出されている。
なお、以下のものは一般書なので、廉価である。
◎「カルテ用語辞典」（第2版、照林社（小学館）、1,553円）

そのほか、カルテの読み方等については、以下のものが参考になろう。
○「Patient profile の理解のためのカルテの読み方と基礎知識」（第2版、薬業時報社、2,500円）
○「直接閲覧に必要なカルテの見方」（サイエンティスト社、5,800円）

6　CD-ROM

　論点が多いケース、複数のケースについて文献を探そうとする場合は、たとえば、以下のようなCD-ROMが便利である。使い始めると便利さのあまり手放せなくなるぐらいである。

◎「今日の診療 CD-ROM Vol.9」（新規版49,800円）

　以下の書籍が収録されていて、キーワード等で検索でき、該当部分を印刷できる。もっと安いのにこしたことはないが、価格に見合う利用価値があろう。

(1) 今日の治療指針　1999年版（付録の一部を除く全頁を収録）

(2) 今日の治療指針　1998年版（口絵・付録を除く全頁を収録）

(3) 今日の診断指針　第4版（付録を除く全頁を収録）

(4) 今日の整形外科治療指針　第3版（付録を含む全頁を収録）

(5) 今日の小児治療指針　第11版（付録を含む全頁を収録）

(6) 今日の救急治療指針（付録の一部を除く全頁）

(7) 臨床検査データブック 1999-2000（付録を除く全頁を収録）

(8) 治療薬マニュアル 1999（付録を除く全頁を収録）

◎「南山堂 医学大辞典 CD-ROM プロメディカ」（18,000円）

　「南山堂医学大辞典18版」が収録されていて、検索も便利である。

付録2　医学情報の入手――JOIS編

　JOIS は、科学技術振興事業団・科学技術情報事業本部（JICST）＜ http:// www. jst.go.jp/JICST/ ＞が、開発運営しているオンライン情報システムで、JICST Online Information System の頭文字をとって JOIS（ジョイス）と呼ばれている。JOIS には、科学技術に関する多数のデータベースファイルがあるが、医療過誤訴訟との関わりで主に利用するファイルは、次の2つである。

○ JICST ファイル

　医学を含む科学技術全般に関する JOIS 最大のファイル。月2回更新され、収録件数は約1,234万件。50か国あまりの刊行物1万2千種から年間約70万件の文献が追加収録されている。1981年以降の文献を収録。別に1975年から1980年分のデータベースファイルもある。

○ JMEDICINE

　JICST と医学中央雑誌刊行会が作成している2つのファイルが合体されている医学・薬学に関するデータベースファイル。月1回更新され、収録件数は約378万件。年間約25万件の文献が追加収録されている。

　このほか、MEDLINE も日本語キーワードで検索できる。

　JOIS には、通常の電話回線等を通して利用するコマンド方式とインターネット経由で接続できる Web 版の「Enjoy JOIS」の2つの利用方法がある。いずれもキーワードを入力し対話形式で検索するシステムで利用しやすく、文献複写サービスもある。また、フリーダイヤルによるヘルプデスクも整備されており、研修会も各地で随時、開催されている。

　JOIS を利用するには、JICST と利用契約を締結することが必要である。契約の申込みは、JICST の支部・支所に直接申し込むか、代理店となっている㈱紀伊國屋書店または丸善㈱を通して申込みをする。

　㈱紀伊國屋書店　電子情報部　オンライン課
　　　〒156-8691　東京都世田谷区桜丘5-38-1
　　　　　TEL　03-3439-0123　FAX　03-3439-1093
　丸善㈱　学術情報ナビゲーション事業部　ライブラリー・サポート営業部
　　　〒103-8245　東京都中央区日本橋2-3-10

TEL 03-3272-3495　FAX 03-3273-2124

なお，2000年3月からこれまでCD-ROMのみで提供されていた医学中央雑誌刊行会＜http://www.jamas.gr.jp＞の医学文献データベースが，インターネットによる検索サービスとして医学中央雑誌刊行会パーソナルWeb＜http://www.so-net.ne.jp/medipro/＞を開始した。医学関連定期刊行物2,400誌から年間約27万件（1999年）の文献情報が収録されている。当面，1994年以降のデータが収録され提供されている（2001年からは，1987年以降のデータが提供される予定）。

JOISでは，たとえば，検索結果が以下のように表示される。

————————————————————————————

#000001*　JST COPYRIGHT

CN 99A0161635

TI 判例解説　　64　　陣痛促進剤の投与とその適否

AU 深谷翼 (明治大)

JN Z0452B (0370-8446) 産婦人科の進歩

VN VOL. 51, NO. 1 PAGE. 128-132 1999

CI (A) (b2) (JA) (JPN) (表1)

AB 新生児の死亡について，不適切な陣痛促進剤の投与，胎児心拍監視不十分等は認められないとされた判例について述べた。医師によるアトニンの投与が過強陣痛を惹起して胎児仮死を招いたとは認められないとした上で，当時の医療水準に照らしあわせ，遺族側が主張するように，医師が，アトニンの点滴開始後子宮収縮が安定するまで自ら連続的に分娩監視を行い，あるいは分娩監視装置を用いて連続的監視を行うべきであったということはできないとした。帝王切開決断遅延の過失の有無については，経ちつ分娩には長時間を要する状態にあり，帝王切開術施行を決断し，実行していたとしても児の死亡という結果を回避できなかったとした。本件は，胎盤早期剥離の重症化がアトニンの投与と時を同じくしておきている点が他の陣痛促進剤による医療事故と異なる。

CC GS01030W, GB08000N (618-071, 616-035.7)

KW 分娩管理; 医療過誤; 陣痛促進薬; 訴訟; 判例; オキシトシン; バソプレシン

FT [JCME]

SW オキシトシン(J1.360I)

（中略）

#000016*　JST COPYRIGHT

CN 88A0454245, L88274256
TI 周産期MEの回顧と未来
ET Retrospective and future perspectives for perinatal ME.
AU 前田一雄(鳥取大 医)
JN Z0500B (0029-0386) 日本新生児学会雑誌
VN VOL. 24, NO. 1 PAGE. 1 - 6 1988
CI (A) (b2) (JA) (JPN) (写図6, 表1)
AB 周産期MEの現状を示し,その展望を述べた。超音波診断,超音波経ちつプローブ,心エコー図,超音波ドプラ血流計測,胎児心拍数モニタリングと分娩監視,超音波ドプラ胎動心拍数図,胎動信号のコンピュータ処理などについて解説した。
CC GA05020L, GS03040V (615.472/.473, 616-053.1-00:618.33)
KW ヒト; 周産期; 診断用機器; 超音波診断; 心エコー図; 血流; 監視装置; 心拍; 心音図; 生体信号; 計算機利用; 医用電子装置; 胎児; 早期診断; 新生児; 分娩

— —

付録3　医学情報の入手——サイト編

基本的に日本語によるものに限定している。

ページのタイトルや作成者の表示方法は必ずしも統一されたものではない。作者の敬称は省略している。

「◎」「○」は、評価能力の問題もあり、暫定的な評価にすぎない。

ページのURLは変更になる場合がある。その場合でも、親ディレクトリからたどっていくと変更後のURLがわかることがある。

1　医学情報

＜全　　般＞

◎メルクマニュアル医学情報「家庭版」（萬有製薬提供）

　　　http://mmh.banyu.co.jp/

　なお、メルクマニュアル 診断と治療（英語版）The Merck Manual of Diagnosis and Therapy Seventeenth Edition Centennial Edition

　　　http://www.merck.com/pubs/mmanual/

○「BML: diagnosis on Web（人工知能による診断ナレッジベース）」（鳥越医院）

　　　http://mach.bml.co.jp/diagnosis/

○インターネットにおける医学リソース集

　　　http://www.sapmed.ac.jp/~ohkawa/www/indexj.html

○BioSurf（医学・生物学系検索エンジン）

　　　http://genome.server.ne.jp/bio/index.html

○Medical Database

　　　http://www2d.biglobe.ne.jp/~aquila/m_index.html

○JIM（Journal of Integrated Medicine）2000年1月号（10巻1号）「特集　診療ガイドライン2000」目次　　http://www.igaku-shoin.co.jp/book/magazdir/jimdir/jim0001.htm

○診療ガイド

　　　http://www.asahi-net.or.jp/medical/atoz/guideline.html

◎「臨床検査ハンドブック」（SRL社）

　　　http://www.srl-inc.co.jp/rinsyou.html

◎LYCOS：医療・健康

　　　http://www.lycos.co.jp/dir/medical_health/

○「すぐ役立つ医療関係イエローページ」（シティクリニック）

　　　http://www.hospi.com/4syou.html

○「医療リンク」
　　　　http://www.ikamera.com/mail/link.htm
○「暮らしに役立つ医療情報」
　　　　http://www.nms.co.jp/kurashi.html#anchor234479
○ Pharmisk（福美トランスパック・メディカルメディア）
　　　　http://www.ask.ne.jp/~pharmisk/
○ Objective Medical Internet Resources in the World
　　　　http://www.jiugms.mdx.or.jp/OMRW/
○ Medi-Navi
　　　　http://www.geocities.co.jp/Technopolis/7959/
○「史上最強の全国病院検索エンジン　ドクター・ナビ」
　　　　http://www.doctor-navi.com/

＜内　　科＞

◎「内科診断検査アクセス」（日本医事新報社）（北里大学）
　　　　http://www.ahs.kitasato-u.ac.jp:8080/docs/qrs/imd/index.html
◎「内科の部屋」（土川内科小児科）
　　　　http://www.nms.co.jp/naika/index.htm
　たとえば、高脂血症診療ガイドライン＜日本動脈硬化学会、1995＞など
　　　　http://www.nms.co.jp/naika/hl/hl2.html
・高血圧診療ガイドライン＜米国合同委員会の第6次報告、JNC-VI＞など
　　　　http://www.nms.co.jp/naika/ht/ht3.html
・糖尿病診療ガイドラインなど
　　　　http://www.nms.co.jp/naika/dm/dm4.html
　（なお、診療ガイドライン作りが進んでいるアメリカに関しては、National Guideline Clearinghousehttp://www.guideline.gov/が便利である。）
◎「呼吸器疾患に関するQ&A」（国立療養所西新潟中央病院）
　　　　http://www.masa.go.jp/res/files/resQnA/resQnA.html
○「診療待合室」（村手医師）
　　　　http://www.hi-ho.ne.jp/cedie/med.html
◎「喘息治療ガイドライン ～より良いガイドラインを目指して～」（山形大）
　　　　http://www.id.yamagata-u.ac.jp/LaboratoryMedicine/Asthma/tokusyuu5/
◎「Pathy WWW」（名古屋大学）
　　　　http://pathy.med.nagoya-u.ac.jp/

たとえば、「白血病電子教科書」（名古屋大学ほか）
　　　http://pathy.med.nagoya-u.ac.jp/leukemia/leukemia.html
○血液病学アトラス
　　　http://www.bekkoame.or.jp/~take-tomo/Hindex.html
○糖尿病ネットワーク
　　　http://www.dm-net.co.jp/dm-net.htm
○「神経内科連続講座　神経内科医のためのリンク集」（国立療養所西新潟中央病院）
　　　http://www.masa.go.jp/neu/
○熱帯医療データーベース
　　　http://www.amda.or.jp/contents/database/db1.html

＜感　　染＞
○国立感染症研究所＜NIID＞
　　　http://www.nih.go.jp/niid/index.html
○MRSA院内感染防止対策マニュアル
　　　http://www.saigata-nh.go.jp/saigata/kangobu/MRSA/index.htm
○牧丘病院院内感染対策マニュアル
　　　http://makioka.y-min.or.jp/InfCtlManual.html
○Hospital Infection Control　（吉田製薬株式会社）
　　　http://www.yoshida-pharm.com/index.html
　たとえばCDC Guideline
　　　http://www.yoshida-pharm.com/library/cdc/cdc.html
○エイズフォーラム
　　　http://www.med.kyushu-u.ac.jp/FAIDS/
　たとえば、免疫用語辞典
　　　http://www.med.kyushu-u.ac.jp/FAIDS/datalib/nifty05/log05j027.html
・エイズに関する知識　エイズ学習資料
　　　http://www.med.kyushu-u.ac.jp/FAIDS/datalib/faids41.html

＜精神科・臨床心理学＞
◎「精神医学」（三浦貞則編、日本医事新報社）（北里大学）
　　　http://bme.ahs.kitasato-u.ac.jp:8080/docs/qrs/psy/index.html
○さいころgist PAGE -
　　　http://www5.airnet.ne.jp/psyche/

＜小児科・新生児科＞

◎「小児 ICU マニュアル」(橋本悟＝佐和貞治著、永井書店)（京都府立医大）
　　　http://www.kpu-m.ac.jp/ICUman/ICUmanual_index.html
○「気管支喘息」（くば小児科）
　　　http://www.kuba.gr.jp/allergy/asthma.html
○「小児科の部屋」（土川内科小児科）
　　　http://www.nms.co.jp/child/child.html
○小児心臓麻酔マニュアル（岡山大学医学部麻酔・蘇生学教室）
　　　http://www.okayama-u.ac.jp/user/med/anesth/PCA/cover.html
○SIDS に関するインフォメーション　by SIDS 家族の会
　　　http://www.hi-ho.ne.jp/hotta/sids.html

＜外　　科＞
○「体にやさしい内視鏡下手術」（亀田総合病院外科：加納医師）
　　　http://www.kameda.or.jp/html/news/scope1.htm

＜脳神経外科＞
○「OH 脳」
　　　http://user.shikoku.ne.jp/tobrains/
○「脳波」
　　　http://www-student.ug.sue.shiga-u.ac.jp/~g7743/hed.HTML
○「Taro's 健康テーマパーク」
　　　http://www.bekkoame.ne.jp/~ichitaro/

＜整形外科＞
○「整形外科疾患について」（西新潟中央病院整形外科）
　　　http://www.masa.go.jp/ort/

＜形成外科＞
○形成外科（坂東医師）
　　　http://www.asahi-net.or.jp/~tw6m-bndu/

＜救急医療＞
◎「宮崎医科大学卒後研修マニュアル　救急初期治療のコツ」（宮崎医科大学）
　　　http://www.miyazaki-med.ac.jp/PG-manual/PG00.html
◎「救急治療プロトコール集」
　　　http://www.mnet.ne.jp/~hospital/Protocol/Protocol.html
○「救急・災害医療ホームページ」（愛媛大）
　　　http://apollo.m.ehime-u.ac.jp/GHDNet/jp/

○仙台オープン病院救急マニュアル
　　　　http://www.nms.co.jp/QQ/QQ.html
＜産婦人科など＞
○日本母性保護産婦人科医会＜日母＞・産婦人科アワー
　　　　http://www.jaog.or.jp/JAPANESE/MEMBERS/TANPA/index.html
○Fetal Abnormality Diagnosis Assistant System（QuickTimeで見る産科超音波診断）
　　　　http://www.shinozuka.com/US/fada-j.html
○小児外科「胎児診断プログラム」など（大阪大）
　　　　http://www.me d.osaka-u.ac.jp/pub/pedsurg/www/index.html
＜眼　　科＞
○眼科疾患の知識など（稲葉眼科）
　　　　http://www.ganka.com/
○「あいわーるど」（亀田クリニック眼科：綾木医師）
　　　　http://www.kameda.or.jp/html/news/eyeworld.htm
○目のQ&A（萬有製薬）
　　　　http://www.banyu.co.jp/eye_qa/index.html
＜放射線科＞
○「放射線検査のいろいろ」（秋田技師）
　　　　http://www1.fukui-med.ac.jp/RAD/HTTP/INDEX.html
○「放射線科関連リンク」（奈良県立五條病院）
　　　　http://www.naramed-u.ac.jp/~gojo-h/rad-link.html
＜麻酔科・ペインクリニック＞
○「Webで見る"麻酔"」（国立循環器病センター麻酔科）
　　　　http://www.ne.jp/asahi/mori/takahiko/uaw/index.html
◎「電子版麻酔学教科書」（諏訪医師）
　　　　http://dasnet02.dokkyomed.ac.jp/ksap/ksap.html
○「DasNet」（獨協医科大学第二麻酔学教室・集中治療部）
　　　　http://dasnet02.dokkyomed.ac.jp/indexj.htm
○「東麻酔研究所」（東医師）
　　　　http://village.infoweb.ne.jp/~fwhx1828/index.htm
○「踊る麻酔科最前線」
　　　　http://www.ceres.dti.ne.jp/~gengen/
○「麻酔科のページへようこそ」（公立能登総合病院麻酔科）

　　　　http://ns1.noto-hospital.nanao.ishikawa.jp/~masui/
○「麻酔説明書」(聖霊病院)
　　　　http://www.spice.or.jp/~seirei2/masui.htm
○「麻酔・医療に関する日本語ウェブサイト集」(森医師)
　　　　http://www.ne.jp/asahi/mori/takahiko/links.html
○「麻酔を受けられるあなたへ」(国立療養所西新潟中央病院)
　　　　http://www.masa.go.jp/res/files/resQnA/anesthesiology/anesth1.html
　　　　http://www.masa.go.jp/ane/index.html
○M.Sanukiのホームページ
　　　　http://www.ff.iij4u.or.jp/~msanuki/
○大阪大学医学部麻酔学教室
　　　　http://www.med.osaka-u.ac.jp/pub/anes/www/home.htm
○田代尊久の麻酔工房
　　　　http://www02.so-net.ne.jp/~tashiro/
○東北大学医学部麻酔学教室 -
　　　　http://www.anes.med.tohoku.ac.jp/index_f.html
○「麻酔関連リンク集」
　　　　http://www.naramed-u.ac.jp/~anes/link.html
○東北大学医学部付属病院ペインクリニック
　　　　http://www.anes.med.tohoku.ac.jp/~pain/index.htm
＜が　　ん＞
◎国立がんセンター
　　　　http://wwwinfo.ncc.go.jp/0sj/indexj.html
　たとえば、「がんに関する情報」
　　　　http://wwwinfo.ncc.go.jp/NCC-CIS/0sj/indexj.html
○ＰＤＱ翻訳文章
・キャンサーネット・ジャパン
　　　　http://www.nagumo.or.jp/cancer/index.html
・がんInfo
　　　　http://www.imic.or.jp/cancer/canc.htm
○乳癌のケアおよび治療のための臨床行為ガイドライン
　　　　http://www.nagumo.or.jp/cancer/ebm/000.html
　　　　【"Evidence-based"Guideline for brest cancer care】(カナダ医師会)

○乳がんインフォメーション from doctor
　　　　http://www.kbcts.gr.jp/
○『がん克服』総合リンク集
　　　　http://www.ktx.or.jp/~kenkou/link/linkcan.html
○癌疼痛に対する麻薬性鎮痛剤の処方
　　　　http://www.biwa.or.jp/~kozai/mano/mokuji.html
　　　　http://www.ps.toyaku.ac.jp/~dobashi/cancer/index.html
○抗癌剤治療を受けるあなたに（湘南鎌倉総合病院）
　　　　http://www.shonankamakura.or.jp/antineoplasticforyou/antineoplasticagents.html

＜歯　　科＞

○［インターネット歯科相談室］［歯科医料110番］［患者さんのためのトピックス］など
　（ほんだ歯科）　http://www.honda.or.jp/index.html
○「お口の話──歯とアゴの健康──」（亀田クリニック矯正歯科：瀧澤歯科医師）
　　　　http://www.kameda.or.jp/clinic/dental/html.htm
○「デンティストりえちゃんの雑記帳」（Rieko歯科医師）
　　　　http://home4.highway.ne.jp/dent_rie/
○「歯科医療110番・119番・104番」（大串歯科医師）
　　　　http://www.dental-japan.com/rog/minibbs.cgi
○大串歯科医院
　　　　http://dental-japan.com/
○「デンタルサーフ」（歯科検索サイト）
　　　　http://www.mmjp.or.jp/dental-surf/ds/index.html

＜基礎医学＞

◎「新生理学＜Ｑシリーズ＞」（竹内昭博、日本医事新報社）（北里大学）
　　　　http://www.ahs.kitasato-u.ac.jp:8080/docs/qrs/phy/index.html

＜用　　語＞

○「医学用語集」（北里大学）
　　　　http://www.ahs.kitasato-u.ac.jp:8080/docs/take/html/yg/index.htm
○「カタカナ医学俗語集（救急医療編）」（冨岡医師）
　　　　http://apollo.m.ehime-u.ac.jp/gochi/96/g821zoku.html
○まきの医療用語辞典
　　　　http://www2s.biglobe.ne.jp/~n-maki/MediTerms/

2　薬関係

◎「くすりと病気に関する情報」(北里大学：鶴田氏)
　　　http://www.ahs.kitasato-u.ac.jp:8080/　から
◎「薬のガイド」(医薬品・治療研究会＜TIP＞)
　　　http://db.nihs.go.jp/tip/tipdb.html（2000年1月現在一時停止中）
○医薬品副作用被害救済・研究振興調査機構＜医薬品機構、OPSR＞
　　　http://www.kiko.go.jp/ie/top.html
◎ Drug Info Guide Home Page「薬に関する情報」(国立医薬品食品衛生研究所＜NIHS＞)
　　　http://www.nihs.go.jp/dig/jindex.html
○N.H.S. DI-Newsデータベース（国立病院療養所医薬品情報管理センター、国立国際医療センター薬剤部医薬品情報管理室）　http://hse.nihs.go.jp/faxdinews/fax_di_news_main.html
◎「抗菌薬インターネットブック」
　　　http://www.aceart.co.jp/antibiotics/caz.html
◎「みのりの広場」：「医者からもらった薬がわかる」など（youkun2氏）
　　　http://www.bekkoame.or.jp/%7Eyoukun/index.html
○医薬分業のすすめ（よしだ小児科クリニック：吉田医師）
　　　http://www2.nsknet.or.jp/~s-yoshi/
○SKIM薬局
　　　http://www.asahi-net.or.jp/~tw3s-kmr/index1.htm
○「おくすり110番」
　　　http://www.jah.ne.jp/~kako/
○くすりの情報局
　　　http://village.infoweb.ne.jp/~fwga8170/
○薬剤情報アクセスサイト（南山堂）
　　　http://www.so-net.ne.jp/medipro/nanzando/contents/medlink/index.htm
○「内服（50音順）」「医薬品集」(国立療養所西新潟中央病院)
　　　http://www.masa.go.jp/pha/index.html
◎日本薬学会
　　　http://www.pharm.or.jp/
◎日本薬剤師会
　　　http://www.nichiyaku.or.jp/
○『薬害予防』総合リンク集（健康新聞）
　　　http://www.ktx.or.jp/~kenkou/link1.html

○薬と副作用（萬有製薬）
　　　http://www.banyu.co.jp/health/fukusayou/index.html
●薬のメモ
　　　http://home.highway.ne.jp/geki/homepage/

3　その他・全般

◎「医者にメス」
　　　http://www.sf.airnet.ne.jp/abe/
◎「プライム・ロー：医療と法」（藤田弁護士）
　　　http://www.ne.jp/asahi/law/y.fujita/
○医療機関情報――患者の権利の尊重のために（医療機関情報研究会）
　　　http://www.ne.jp/asahi/law/y.fujita/MO/mo_index.html
◎医療事故調査会
　　　http://www.reference.co.jp/jikocho/
◎医療事故市民オンブズマン＜メディオ＞
　　　http://www.hypertown.ne.jp/medio/
○「医療の目安箱」（西島医師）
　　　http://www.sf.airnet.ne.jp/nishi/index.html
○危機管理の基本
　　　http://www.anesth.nch.go.jp/NCH/crisis_management/Crisis.htm
◎厚生省
　　　http://www.mhw.go.jp
◎国立医薬品食品衛生研究所＜NIHS＞
　　　http://www.nihs.go.jp/index-j.html
○日本赤十字社
　　　http://www.sphere.ad.jp/redcross/
○インフォームドコンセントの事例集
　　　http://www.pmet.or.jp/work/
○輸血に関するインフォームドコンセント（金沢大学輸血部）
　　　http://web.kanazawa-u.ac.jp/~med2/42/info.html
○ Hospital Infection Control （吉田製薬株式会社）
　　　http://www.yoshida-pharm.com/index.html
　　　たとえば、CDC Guideline

http://www.yoshida-pharm.com/library/cdc/cdc.html
○大学医療情報ネットワーク（UMIN）
　　　　http://www.umin.ac.jp/
○医療情報無料提供プロジェクト（MEDOC）
　　　　http://www.marrow.or.jp/medoc/
○骨髄移植推進財団（日本骨髄バンク）
　　　　http://www.jmdp.or.jp/
○日本医師会＜日医＞
　　　　http://www.med.or.jp/
○「わくわくナースネット」（日本看護協会）
　　　　http://www.nurse.or.jp/
○全国保険医団体連合会＜保団連＞
　　　　http://www1.doc-net.or.jp/~hodanren/index.html
○「メディカル・プラザ（医療情報の広場）」（asahi-net）
　　　　http://www.asahi-net.or.jp/medical/
○ Medical Profession（so-net）
　　　　http://www.so-net.ne.jp/medipro/
○「医療ルネサンス」（読売新聞）
　　　　http://www.yomiuri.co.jp/life/medical/
○「医療関連ニュース」
　　　　http://www.kiwi-us.com/~onuki/index.htm
○ Medical Tribune（日本アクセル・シュプリンガー出版）
　　　　http://www.medical-tribune.co.jp/
○週刊医学界新聞（医学書院）
　　　　http://www.so-net.ne.jp/medipro/igak/igakjhom.htm
○日経メディカル（日経BP）
　　　　http://medwave.nikkeibp.co.jp/nm/
○市民の医療ネットワークさいたま
　　　　http://www.bushu.co.jp/medic/
○「医療のページ☆医療問題・過誤全般目次」
　　　　http://www2s.biglobe.ne.jp/~uso/MOKUGI-A.html
○「医療と法律の談話室」（竹中弁護士・医師）
　　　　http://www.aurora-net.or.jp/~dns05127/

○健康情報の読み方
   http://www.page.sannet.ne.jp/onai/main.html
 たとえば、海外における民間療法と「いんちき医療」（Quackery）
   http://www.page.sannet.ne.jp/onai/Oversea.html
○養生訓（全現代語訳）──森下ジャーナル
   http://www.kyoto.xaxon-net.or.jp/~morisita/you/genbun.html
○WBOX
   http://www.netwave.or.jp/~wbox/

4　医学文献検索

○日本医書出版協会（JMPA）
   http://www.so-net.ne.jp/medipro/jmpa/
・医学書籍検索ページ
   http://www.so-net.ne.jp/medipro/jmpa/search.html
○国内医学雑誌　特集記事ヘッドライン（サンメディア）
   http://www.sunmedia.co.jp/headline/headindex.html
○MEDLINE 日本語ゲートウェイ
   http://www.healthy.pair.com/
○Medscape Japan - Medscape Japan
   http://www.medscape.com/Home/MedscapeJapan/MedscapeJapan.html
○病院図書館サービスへの支援サイト
   http://www.hosplib.org/folio/lib.html
○medical libraries（医学図書館のリンク集）（神戸大）
   http://www.lib.kobe-u.ac.jp/igaku/medlib-j.html

付録4　診療科・診療行為類型・医療事故類型ごとの参考文献の例

　一概に医療事故といっても、その具体的な内容は極めて多様である。医学の専門家ではない患者や弁護士にとって、同種の類型の医療事故について裁判となった事案を参照することは、医学的・法的問題点の検討においてとても有益である。

　本書においては、紙幅の関係で個別的な医療事故の類型について触れることができないが、個々の具体的な医療事故の事案毎に検討すべきポイントを解説した文献は少なくない。

　そこで以下、参考となる文献を紹介する。なお、表題から症例がわかりにくいものについては注を付したので参照されたい。

　以下に挙げたほか、裁判例と事故事例については、症例報告集、ニュース、鑑定書集、などが参考になる（「本書の利用法――主要参考文献と凡例」（v頁）参照）。

　なお、参照のための便宜を考え、職種・立場等につき、以下の4分類をして記載した。ただし、情報不足もあるので、一応の目安としてご理解いただきたい。立場等が不明の場合は、原則として「□」欄に表示した。

「☆」欄　主に患者側代理人として活動している弁護士（と思われる場合を含む）の著作
「○」欄　裁判官（元裁判官を含む）（と思われる場合を含む）の著作
「□」欄　研究者の著作または他の3種類に属するかどうか不明の場合
「◇」欄　主に医療機関側代理人として活動している弁護士（と思われる場合を含む）および医師の著作

1　共　通

□菅野耕毅「神戸診療拒否事件」判例百選（1996）95
○蓮井俊治「診療拒否」畔柳ほか編・実務（1996）273頁
☆赤松岳「診療拒絶責任」渡辺・評釈（1988）105頁
☆「救急病院の診療拒否」110番（1997）189頁
□河野正輝「肺結核患者の強制退院事件」判例百選（1996）54
○中村哲「医師の説明義務とその範囲」太田編・大系（2000）69頁
○小佐田潔「説明・告知義務と患者の同意」畔柳ほか編・実務（1996）225頁
□中山博之「説明義務」浅井ほか編・大系（1998）131頁
☆青柳昤子「説明義務」渡辺・評釈（1988）16頁

○中村哲「医師の説明（療養指導）義務について（上）（下）」判タ 995 号（1999）14 頁・997 号（1999）50 頁
☆池永満「療養指導義務」渡辺・評釈（1988）39 頁
☆交流集会（1997）「転医義務の判例の動向」（鴨崎多久巳）59 頁
○山之内紀行「転医勧告義務」畔柳ほか編・実務（1996）234 頁
◇平沼高明「転医させる義務」浅井ほか編・大系（1998）146 頁
○永谷典雄「診療上の注意義務」畔柳ほか編・実務（1996）243 頁
□金川琢雄「死因事後説明過誤事件」判例百選（1996）7
☆鈴木利廣「経過観察」判例百選（1996）55
□福田雅章「安楽死（東海大学安楽死事件）」判例百選（1996）57
□山内春夫「「死」の概念および臓器移植について」太田編・大系（2000）3 頁
□井口多喜男「尊厳死について」太田編・大系（2000）26 頁
□水野邦夫「患者の自己決定権とその限界」太田編・大系（2000）36 頁
□吉田邦彦「信仰に基づく輸血拒否と医療」太田編・大系（2000）53 頁

2　麻酔科

☆鈴木篤「麻酔とショック（総論）」渡辺・評釈（1988）239 頁
☆鈴木篤「麻酔とショック（各論）」渡辺・評釈（1988）249 頁
☆加藤良夫「麻酔ショック」畔柳ほか編・実務（1996）420 頁
◇高橋茂樹「副鼻腔炎手術麻酔ショック事件」判例百選（1996）33
□町野朔「頸部硬膜外ブロック後ショック死事件」判例百選（1996）34
□石崎泰雄「フローセン全麻ショック死事件」判例百選（1996）36
□松野義貞「腰椎麻酔ショック事件」判例百選（1996）37
□野間美喜子「麻酔中の気道閉塞」渡辺・評釈（1988）257 頁
□益満清輝「麻酔事故と不可抗力論」渡辺・評釈（1988）263 頁
☆「術中の麻酔管理ミス」110 番（1997）58 頁
☆「抜管後の舌根沈下」110 番（1997）61 頁
☆「麻酔による悪性高熱症（悪性過熱症）」110 番（1997）64 頁
○高橋隆一「麻酔科(1)――悪性高熱」根本編・大系（1990）672 頁
□藤岡康宏「悪性過高熱と麻酔医の問診義務」判例百選（1996）22
□阿部正幸「局所麻酔」畔柳ほか編・実務（1996）432 頁
○林豊「麻酔科(2)――腰椎麻酔（胸腺リンパ体質との関係）」根本編・大系（1990）681 頁
□宮野彬「全身麻酔科での吐物誤嚥による窒息死事件」判例百選（1996）21
☆交流集会（1997）「脊椎麻酔の安全指針」（芦澤直文）87 頁
☆上田和孝「麻酔事故」太田編・大系（2000）343 頁
□小坂義弘『麻酔とインフォームド・コンセント』（南江堂、1998）

□吉田邦彦「『麻酔事故と医療水準論』に関する一考察（上）（下）」ジュリ1105号（1999）8頁・1106号（1999）90頁

3　内科一般

○中村哲「定期健康診断（集団検診）に関する医療事故について」浅井ほか編・大系（1998）283頁
○中村哲「人間ドックを巡る法律問題について——主として実施医療機関（医師）の注意義務について——」判タ888号（1995）28頁
□北脇敏一・藤本知彦「人間ドックにみる医療過誤——裁判例の分析を中心として——＜資料＞」日本法学63巻3号（1997）95頁
□松浦以津子「人間ドック（受診者の期待権）」判例百選（1996）83
○加藤新太郎「定期検診における結核看過事件」判例百選（1996）82
□永谷典雄「健康診断」太田編・大系（2000）441頁
☆交流集会（1996）「健康診断、検診と医療過誤」［森谷和馬］11頁
○林豊・三浦隆志「問診」畔柳ほか編・実務（1996）284
□上田文雄「問診義務」浅井ほか編・大系（1998）117頁
☆鈴木篤「問診義務」渡辺・評釈（1988）31頁
□野村豊弘「アスピリンショックと問診」判例百選（1996）35
○小野寺則夫「内科(2)——予防接種」根本編・大系（1990）647頁
　　　　※予防接種と問診義務について
○加藤正男「点滴注射」根本編・大系（1990）543頁
□野田弘明「注射による神経損傷」渡辺・評釈（1988）171頁
☆弓仲忠昭「髄膜炎の治療責任」渡辺・評釈（1988）342頁
☆内藤雅義「破傷風の治療責任」渡辺・評釈（1988）350頁
□寺沢知子「少年保養所結核患者事件」判例百選（1996）51
□平林勝政「疫痢誤診・療養指導事件」判例百選（1996）58
□川村佐和子「患家での輸液監視不十分事件」判例百選（1996）59
○三木知博「一時外泊中の脳出血死事件」判例百選（1996）60
□田上富信「インシュリン・ブドウ糖負荷試験事件」判例百選（1996）78
□佐藤千春「学校（サッカー部合宿中の急性腎不全）」判例百選（1996）85

4　消化器科

☆「虫垂炎の診断遅滞」110番（1997）67頁
☆弘中惇一郎「虫垂炎による腹膜炎の治療責任」渡辺・評釈（1988）359頁
○矢崎正彦「外科——虫垂炎」根本編・大系（1990）601頁
☆稲村晴夫「腎バイオプシー検査事故」渡辺・評釈（1988）183頁

☆飯田伸一「腸閉塞の治療責任」渡辺・評釈（1988）366頁
☆田中重仁「腸重積の治療責任」渡辺・評釈（1988）373頁

5　循環器科
☆「急性心筋梗塞の誤診」110番（1997）70頁
☆「運動負荷試験による心筋梗塞」110番（1997）73頁
☆「心臓カテーテル検査による脳梗塞」110番（1997）76頁

6　呼吸器科
☆藤田康幸「気管支喘息の治療責任」渡辺・評釈（1988）334頁
□星野茂「喘息冷凍療法事件」判例百選（1996）79

7　産婦人科・小児科
●婦人科
☆「子宮全摘手術による膀胱腟瘻」110番（1997）105頁
☆「子宮筋腫と子宮全摘術の適否」110番（1997）120頁
☆久保井摂「野村病院事件」判例百選（1996）64
　　　　※不必要な子宮摘出術について
●妊娠・周産期
□小山田寛爾「妊娠中絶事故」渡辺・評釈（1988）220頁
□石井美智子「不妊手術後の妊娠事件」判例百選（1996）2
□橋本雄太郎「人工妊娠中絶時期の誤認事件」判例百選（1996）61
☆森田明「妊産婦の風疹事故」渡辺・評釈（1988）302頁
☆「風疹と先天性異常児」110番（1997）79頁
□釘澤知雄「先天性風疹症候群」畔柳ほか編・実務（1996）357頁
□服部篤美「先天性風疹症候群出生事件」判例百選（1996）6
□高波澄子「先天性風疹症候群児出生と損害について」山畠正男先生ほか古稀記念論文集刊行発起人『民法学と比較法学の諸相Ⅱ』（信山社、1997）
☆「子宮外妊娠の誤診」110番（1997）83頁
□莇立明「子宮外妊娠破裂事件」判例百選（1996）63
☆「妊娠中毒症による脳出血」110番（1997）86頁
○加藤美枝子「子癇」根本編・大系（1990）577頁
□内山安夫「堕胎・遺棄致死事件」判例百選（1996）62
●出産時
☆鈴木幸子「分娩管理責任」渡辺・評釈（1988）279頁
☆藤倉眞「分娩方法の選択」渡辺・評釈（1988）287頁

☆「双胎と帝王切開の遅れ」110番（1997）89頁
☆「陣痛誘発剤・陣痛促進剤による子宮破裂」110番（1997）92頁
☆鈴木篤「陣痛促進剤の投与」判例百選（1996）68
☆「児頭骨盤不適合と分娩方法の選択ミス」110番（1997）96頁
☆「臍帯異常と帝王切開の遅れ」110番（1997）99頁
☆加藤良夫「療法の選択及び帝王切開に関する過失」判例百選（1996）67
☆「分娩後出血によるショック」110番（1997）102頁
○都築民枝「産婦人科(1)——産婦の出血死」根本編・大系（1990）567頁
☆池田伸之「産科出血」渡辺・評釈（1988）271頁
□我妻堯「出産後の失血死事件」判例百選（1996）65
□春日偉知郎「無痛分娩麻酔注射事件」判例百選（1996）18
☆交流集会（1994）「分娩監視と分娩障害、脳性麻痺について」17頁
☆浦田秀徳「産科事故判例の傾向——分娩方法選択についての自己決定権を求めて——」九州・山口9（1994）144頁
□交流集会（1997）「周産期障害をめぐる諸問題」［我妻堯］33頁
□下川浩「産婦人科の基礎知識——特に周産期医療について——」九州・山口10（1995）120頁
□浅井賢「最近の「周産期医療」関連判例についての考察——第一線産科臨床医の立場から——」判時1364号（1991）164頁
●新生児
□影山かおる「肩甲難産・上腕神経叢麻痺」畔柳ほか編・実務（1996）375頁
☆須賀貴「新生児仮死」渡辺・評釈（1988）294頁
□影山かおる「低酸素脳症」畔柳ほか編・実務（1996）384頁
☆安原幸彦「新生児核黄疸の治療責任」渡辺・評釈（1988）310頁
☆「新生児核黄疸の診断遅滞」110番（1997）108頁
○石塚章夫「小児科(1)——核黄疸」根本編・大系（1990）　637頁
□草刈淳子「助産婦の責任」判例百選（1996）66
　　　※核黄疸による脳性麻痺について
□手嶋豊「Rh型不適合による核黄疸と外部検査期間の判定過誤の関与」判例百選（1996）69
☆清水洋二「新生児の核黄疸による脳性麻痺事件」判例百選（1996）70
☆「未熟児網膜症と光凝固法の不実施」110番（1997）111頁
○井上繁規「眼科——未熟児網膜症」根本編・大系（1990）587頁
☆福井正明「医療水準と過失（未熟児網膜症を中心に）」渡辺・評釈（1988）47頁
□丸山英二「未熟児網膜症事件」判例百選（1996）72
◇尾澤彰宣「新生児取り違え事件」判例百選（1996）52

□植木哲「新生児感染事件」判例百選（1996）93
●小　　児
☆「髄膜炎の診断遅滞」110番（1997）114頁
☆「乳児の腸重積症の誤診」110番（1997）117頁
□細田浩「腸重積の見落とし」畔柳ほか編・実務（1996）341頁
○樋口直「小児科(3)——筋肉注射と筋拘縮症」根本編・大系（1990）661頁
☆森谷和馬「注射による筋萎縮症」渡辺・評釈（1988）　177頁
□浦川道太郎「筋拘縮症事件」判例百選（1996）30
☆横山哲夫「小児けいれんの治療責任」渡辺・評釈（1988）319頁
☆紙子達子「麻疹後合併症の予防と治療責任」渡辺・評釈（1988）327頁
○吉田肇「麻疹性脳炎」畔柳ほか編・実務（1996）332頁
□良村貞子「乳児の処置（SIDS）」判例百選（1996）71
□仁志田博司『乳幼児突然死症候群とその家族のために　SIDS』（東京書籍、1995）
□仁志田博司『SIDSの手引　乳幼児突然死症候群』（東京医学社、1993）
□ジーン・ゴールディング中里ピニングトン京子『乳幼児突然死症候群（メディカセレクション）その解明とファミリーサポートのために』（メディカ出版、1995）

8　外科一般
☆内藤雅義「手術ミス」渡辺・評釈（1988）190頁
☆「腹腔鏡下外科手術のミス」110番（1997）177頁
☆「鎖骨下静脈穿刺による血胸」110番（1997）180頁
☆「縫合不全による汎発性腹膜炎」110番（1997）183頁
☆「大腸内視鏡検査による穿孔」110番（1997）186頁
□井波理朗「同意と手術範囲の拡大」畔柳ほか編・実務（1996）316頁
□中村敏昭「気管支形成手術事件」判例百選（1996）13
□石原明「虫垂炎手術時の大腸切除事件」判例百選（1996）15
□浅井登美彦「食道静脈瘤塞栓術事件」判例百選（1996）17
□後藤弘子「鉗子遺留・急性膵臓炎事件」判例百選（1996）23
□橋本聡「脊椎固定手術のガーゼ遺留事件」判例百選（1996）24

9　救　　急
○中村哲「救急医療を巡る法律問題について——主として私法上の問題について——」判タ940号（1997）21頁
☆「交通事故による腹腔内出血・内臓損傷の見落し」110番（1997）192頁
☆「急性腹症の誤診」110番（1997）195頁
□柳川從道「外傷性頭蓋内血腫——交通事故等」畔柳ほか編・実務（1996）

☆小笠豊「内出血の見落とし」渡辺・評釈（1988）382頁
□新見育文「頭蓋骨陥没骨折開頭手術と説明義務」判例百選（1996）1
□菊池馨実「心筋梗塞を肝臓疾患と誤った事による債務不履行の認定」判例百選（1996）12
□菅野耕毅「救急医療に関する法的問題」太田編・大系（2000）418頁
□丸山富夫（監修）・神戸市消防局法令研究部（編集）『救急活動と法律問題～救急紛争を防ぐための事例研究～』（神戸市防災安全公社・東京法令出版、1997）

10 整形外科

○青木敏文「整形外科(1)──骨折」根本編・大系（1990）694頁
☆平栗勲「骨折・脱臼の治療責任」渡辺・評釈（1988）389頁
☆「骨折治療による後遺障害」110番（1997）123頁
☆「閉鎖骨折と骨髄炎」110番（1997）126頁
☆間部俊明「開放骨折と観血手術療法」渡辺・評釈（1988）396頁
☆「頸椎手術後の四肢麻痺」110番（1997）129頁
□阿部満「交通事故被害者に対する不適な抗生物質投与と医師の責任範囲」判例百選（1996）27
○後藤博「整形外科(2)──ガス壊疽」根本編・大系（1990）705頁
□井波理朗「過失相殺」畔柳ほか編・実務（1996）310頁
　　　※ガスえそ、下腿以下切断について
□木崎孝「フォルクマン拘縮症」畔柳ほか編・実務（1996）325頁
□前田雅英「骨折治療による阻血性拘縮と医師の裁量」判例百選（1996）14
◇加藤済仁「人口股関節置換術事件」判例百選（1996）4
□河原格「破傷風治療遅延事件」判例百選（1996）47
□井上明生「整形外科におけるインフォームド・コンセント」九州・山口10（1995）107頁

11 脳神経外科

☆「くも膜下出血の誤診」110番（1997）132頁
☆「脳動脈瘤の予防的手術」110番（1997）135頁
☆「脳血管造影後の片麻痺」110番（1997）138頁
☆「ヘッドピンによる硬膜外血腫」110番（1997）141頁
○土屋靖之「脳神経外科──頭部外傷」根本編・大系（1990）626頁
◇畔柳達雄「丸山ワクチン事件」判例百選（1996）3
□塚本泰司「東大脳動静脈奇形（AVM）事件」判例百選（1996）5
○中村哲「ルンバールのショックによる脳出血事件」判例百選（1996）19
○土屋靖之「脳神経外科」太田編・大系（2000）333頁
□山口研一郎『脳ドックは安全か　予防的手術の現状』（小学館、1999）

12　心臓外科

- □安田実「心臓外科——ファロー四徴症等」根本編・大系（1990）612頁
- □飯田英男「北海道大学電気メス事件」判例百選（1996）20
    ※動脈管開存症手術時のケース

13　がん

- ☆「癌の見落し」110番（1997）204頁
- □吉田信一「乳がん確定診断遅延事件」判例百選（1996）11
- ☆武笠正男「癌診断」渡辺・評釈（1988）409頁
- ☆「癌告知の要否」110番（1997）209頁
- ☆加藤良夫「癌の告知」渡辺・評釈（1988）428頁
- □富田清美「家族に対する説明の義務」判例百選（1996）8
- □樋口範雄「ガンの告知」判例百選（1996）9
- □手嶋豊「がん患者に対する諸問題」太田編・大系（2000）399頁

14　放射線科

- □山岸洋「放射線治療」畔柳ほか編・実務（1996）393頁
- □飯島悟「放射線科——造影剤ショック」根本編・大系（1990）714頁
- □潮海一雄「ミエログラフィー後遺症事件」判例百選（1996）16
- ○星野雅紀「水虫放射線障害事件」判例百選（1996）38
- □下村正明「腫瘍の放射線療法後の脊髄症事件」判例百選（1996）39
- ◇水沼宏「頸部リンパ腫速中性子線治療事件」判例百選（1996）40
- □片山仁＝高橋清一『判例に学ぶ放射線領域の医療過誤』（医科学出版社、1997）

15　耳鼻咽喉科

- ☆「蓄膿症手術による眼球運動障害」110番（1997）144頁
- □山岸洋「慢性副鼻腔炎手術による失明」畔柳ほか編・実務（1996）399頁
- ☆友光健七「副鼻腔炎手術による失明」渡辺・評釈（1988）197頁
- ☆「咽頭蓋嚢胞による窒息死」110番（1997）147頁
- ☆「中耳炎手術による聴力喪失」110番（1997）151頁
- □宮治眞「病院における紹介のありかた」判例百選（1996）94
    ※術後性副鼻腔炎の1つである蝶形洞嚢胞について

16　眼　科

- ☆「糖尿病性網膜症手術による失明」110番（1997）154頁
- ☆「人口眼内レンズ手術による失明」110番（1997）157頁

◇畔柳達雄「外傷と検査」畔柳ほか編・実務（1996）406頁
　　※外傷性網膜剥離のケースについて解説がなされている
□阿部正幸「緑内障」畔柳ほか編・実務（1996）412頁
□前田和彦「三宅島緑内障誤診事件」判例百選（1996）10

17　泌尿器科
□大島重夫「精管結紮」畔柳ほか編・実務（1996）347頁

18　精神科
○松田清「医療施設内における患者の自殺、殺人等と医療施設管理者の責任」浅井ほか編・大系（1998）232頁
☆「精神病患者の殺傷事故」110番（1997）160頁
□吉田邦彦「精神障害者の殺人事件」判例百選（1996）74
□太田秀哉「入院中の違法行為」畔柳ほか編・実務（1996）447頁
□太田秀哉「自殺」畔柳ほか編・実務（1996）440頁
◇水沼宏「精神科(2)――入院患者の自殺」根本編・大系（1990）732頁
□北野孝一＝内藤雅義「うつ病患者の自殺」渡辺・評釈（1988）435頁
☆内藤隆「精神病院における強制入院」渡辺・評釈（1988）232頁
□宮下毅「精神科患者の自殺事件」判例百選（1996）73
□浅田和茂「同意入院の要件としての『入院の必要性』の判断」判例百選（1996）75
○竹内純一「ロボトミー手術」根本編・大系（1990）721頁
□前田達明「札幌ロボトミー事件」判例百選（1996）77
□辻伸行「精神科患者の自傷他害事故」太田編・大系（2000）383頁

19　形成外科
☆「植皮術の失敗」110番（1997）163頁

20　美容外科
☆「美容整形手術の失敗」110番（1997）167頁
□斎藤ともよ「美容整形事故」渡辺・評釈（1988）212頁
□家永登「陥没乳頭手術事件」判例百選（1996）80
□廣瀬美佳「鼻美容整形術についての術前説明義務」判例百選（1996）81
□廣瀬美佳「美容整形の医療過誤」太田編・大系（2000）361頁

21　歯　　科
◇三上八郎「歯科医療過誤訴訟の問題点」浅井ほか編・大系（1998）249頁

☆「咬合不全による顎関節症」110番（1997）170頁
☆塩谷順子「歯科治療による咬合不全」渡辺・評釈（1988）204頁
□塚田敬義「義歯の咬合改善」判例百選（1996）89
☆「インプラント手術による神経損傷」110番（1997）174頁
□唐澤貴夫「架工義歯」畔柳ほか編・実務（1996）453頁
□木崎孝「抜糸と骨髄炎」畔柳ほか編・実務（1996）467頁
□木崎孝「歯治療と麻酔禍」畔柳ほか編・実務（1996）475頁
□松宮孝明「歯科小児患者殴打事件」判例百選（1996）86
□辻伸行「自費診療と義務の程度」判例百選（1996）87
◇岡村久道「骨膜下インプラント手術事件」判例百選（1996）88
◇岡村久道「歯科の医療過誤」太田編・大系（2000）372頁
□歯科被害者連絡協議会編『歯科医療過誤』（三一書房、1995）
□菅野耕毅ほか『医事紛争はなぜ起こるのか？　歯科医療判例を検証する』（デンタルダイヤモンド社、1999）
□新海研志『医事紛争処理現場からの警鐘』（デンタルダイヤモンド社、1987）

22　看　　護

○林道春「看護婦等の過失」判タ・現状と展望（1989）98頁
□恩田和世「看護医療事故の諸問題」浅井ほか編・大系（1998）269頁
☆「褥瘡（床ずれ）と看護水準」110番（1997）198頁
☆加藤良夫「褥瘡予防と観護責任」渡辺・評釈（1988）403頁
☆小笠豊「いわゆる"褥瘡裁判"」判例百選（1996）53
☆鈴木利廣「医療事故と看護――問われる看護職の法的責任」日本病院会雑誌1993年2月号55頁
□石井トク「看護婦静脈注射薬品過誤事件」判例百選（1996）25
□大嶋一泰「フッ化ナトリウム致死量誤飲事件」判例百選（1996）26
◇小海正勝「高圧酸素療法看護婦・指導医の責任」判例百選（1996）56
◇小堺堅吾『ナースの知っておきたい　看護事故の法律知識』（学習研究社、1984）
□ナース専科1991年11月臨時増刊号『ナースのための　看護事故シャットアウトマニュアル』（文化放送ブレーン、1991）
□エキスパートナース1998年12月号「特集　あなたが訴えられる　医療事故とナースの責任」（照林社／小学館、1998）
◇高田利廣『看護の安全性と法的責任』第1集～第12集（日本看護協会出版会、1976～1991）
□『看護事故ケースブック』（ナース専科books）（文化放送ブレーン、1997）
□菅野耕毅『看護事故判例の理論』（SBC学術文庫）（信山社出版（大学図書）、1997）

23 院内感染・輸血

☆「MRSA感染」110番（1997）212頁
☆「注射による細菌感染」110番（1997）216頁
☆稲生義隆「感染症合併と感染経路」渡辺・評釈（1988）226頁
□錦織成史「輸血梅毒事件」判例百選（1996）41
☆「輸血によるC型肝炎」110番（1997）219頁
○大内捷司「内科(2)――輸血による血清肝炎」根本編・大系（1990）555頁
□飯塚和之「輸血による血清肝炎罹患事件」判例百選（1996）44
☆「緊急時の異型輸血」110番（1997）222頁
○合田智子「輸血」畔柳ほか編・実務（1996）293頁
　　　※血液型不適合の輸血について
□甲斐克則「異型輸血過誤事件」判例百選（1996）42
□山田卓生「宗教上の輸血拒否者の両親からの輸血委任仮処分申請事件」判例百選（1996）43
☆交流集会（1994）「MRSA訴訟の実状と実務――証拠保全手続きを中心に」46頁
☆加藤良夫「最近の医療過誤事件をめぐって――MRSAを中心として――」九州・山口9（1994）75頁
□向野賢治（福岡大学医学部）「感染対策AtoZ」九州・山口10（1995）155頁

24 薬剤・副作用

☆岩城邦治「薬剤ミス」渡辺・評釈（1988）157頁
☆鈴木利廣「薬剤ショック死」渡辺・評釈（1988）165頁
□三輪亮寿「薬剤の選択及び使用における注意義務」浅井ほか編・大系（1998）160頁
☆「抗生物質による失明」110番（1997）225頁
☆「ステロイド中止による離脱症候群」110番（1997）228頁
☆「腰椎麻酔によるアナフィラキシーショック」110番（1997）231頁
☆「鎮静剤等の静脈注射によるショック」110番（1997）234頁
☆「早期胃癌における抗癌剤投与」110番（1997）237頁
☆「抗精神病薬による悪性症候群」110番（1997）240頁
☆「経口糖尿病剤（血糖降下剤）による失外套症候群」110番（1997）243頁
☆「減感作療法によるショック」110番（1997）246頁
☆「臨床試験」110番（1997）249頁
□淡路剛久「スモン訴訟」判例百選（1996）28
◇奥平哲彦「ストマイ副作用全聾事件」判例百選（1996）29
☆光石忠敬「クロロキン網膜症国賠請求事件」判例百選（1996）31
□別府宏圀（医師）「フェニトイン等による中毒性表皮壊死（TEN）と説明義務」判例百選

（1996）32
☐西井龍生「狂犬病予防接種事件」判例百選（1996）45
☐岩志和一郎「ガンマーグロブリン投与不足の麻疹脳炎事件」判例百選（1996）46
☐今井壽正「予防接種救済制度と因果関係論」判例百選（1996）48
☐山本隆司「種痘後遺障害事件」判例百選（1996）49
☐西埜章「東京予防接種禍集団訴訟事件」判例百選（1996）50
☐宇津木伸「ステロイド剤注射に伴う骨関節結核罹患事件」判例百選（1996）96
☆平田孝（薬剤師）・小宮和彦（弁護士）「医薬品の副作用とPL（製造物責任）法」九州・山口10（1995）132頁
○松並重雄「薬の処方、投与における医師の注意義務」太田編・大系（2000）144頁
☐ゼイン・ロビン・ウルフ（岡本勝治ほか訳）『与薬ミス ナースの経験と防止策』（医学書院、1999）

25　医業類似行為
☆「カイロプラクティックによる頸椎症性頸髄症」110番（1997）201頁
☐岡林伸幸「鍼灸師によるカイロプラクティック」判例百選（1996）100
☐末廣敏昭「埋没鍼法による神経損傷事件」判例百選（1996）97
☐佐久間修「柔道整復師事件」判例百選（1996）98
◇寺野彰「断食道場事件」判例百選（1996）99

26　その他
☐新村繁文「ウログラフィン・ビリグラフィン脊髄外腔注入事件」判例百選（1996）76
☐牛嶋仁「留置場（拘留中の被疑者の自殺）」判例百選（1996）84
☐山下登「診療録閲覧請求事件」判例百選（1996）90
☐佐藤彰一「診療録不提出・証明妨害事件」判例百選（1996）91
☐白髪昌世「幼児転落事件」判例百選（1996）92
☐朝見行弘「チーム医療」太田編・大系（2000）127頁
☐渕上玲子「専門科目外の医療をする医師の義務」太田編・大系（2000）167頁

第5章

交渉など

5.1　医療機関側との交渉

＜主要参考文献：医療機関側との交渉＞
○110番（1997）14頁、対処法（1993）125頁［北村明美］、加藤・過誤（1992）105頁
◇米田・紛争（1993）57頁

　医療事故の被害者となったとき、多くの場合、患者側は絶望のどん底に叩き落とされる。そして、「このような悲惨な被害を受けた以上、裁判などするまでもなく、医療機関側は過誤を認め、謝罪し、相応の補償をして当然ではないか。」と考える。
　まったく自然な感情ではある。しかし、現実に医療過誤紛争が「解決」に至るまでの道のりは、そう簡単なものではない。医療機関側の「反撃」により、患者が一層傷つけられることさえ稀ではない。
　甘い見通しは禁物である。われわれは、「最終的に訴訟で責任を争った場合に、医療機関の責任を立証して勝てるかどうか」を常に見据えて、説明を求め（第2章）、証拠保全や文献調査などをし、協力医から医学的意見も聴取して、一応の方針を決定した（第4章）。
　本章では、その上で、まず医療機関側とどのように交渉をもつか、について述べる。

5.2　説明会

5.2.1　説明会の要求
　診療記録と医学文献に裏付けられた一応の過失構成を終えた時点で、医療機関に対して説明会の開催を要求すること（「求説明交渉」）が望ましい（もっとも、当事者への従前の説明の内容、過失の明白さの程度、医療機関側の態度などからして、必ずしもこのス

テップを踏むことなく提訴すべき場合もあろう）。

　事前に病院に対して申入れを行い、日程を調整した上で、ある程度十分な時間をとって、問題となる医療行為を担当した担当医の出席を求めて、診療記録に基づき、診療行為の経過とその根拠となった医学的判断について、詳細な説明をするよう求めるのである。

5.2.2　説明会の目的
　このような説明を求める主な目的は3つある（なお、5.6.5参照）。

(1)　当方の過失構成の検証
　一応の過失構成をしたとはいえ、その材料というべきカルテ等の記載は万全とは限らない。思わぬ読み違いもありうる。患者本人の記憶も、欠落や思い違いはありうる。間違いなく過失ありと考えていた法律構成も、前提事実のちょっとした変化でまったく立たなくなってしまう場合は少なくない。

　したがって、担当医から詳細な説明を聞くことにより、本当に当方の判断が間違いないものであるかどうか、再度検証する必要がある。場合によっては、求説明の後、振り出しに戻って調査を始めなければならなくなることもある。

(2)　訴訟提起のスクリーニング
　やみくもに訴訟を起こしても敗訴するだけである。医療事故訴訟を提起して、もし敗訴すれば、時間的にも、労力においても、金銭面でも、何よりも被害者の精神的負担という点でも、失うものは余りに大きい。本当に訴訟まで睨んで責任追及をしていくことが可能な事案なのかどうかを見極め、場合によっては責任追及を断念するという決断を下さなければならないこともある。そのような重大な決断のためにも、この機会は重要である。

(3)　訴訟対策・争点把握
　医療事故訴訟が始まると、途中から、思ってもみなかった抗弁が医療機関側から

提出されることがしばしばある。そのため、このまったく新しい争点に対する反論、反証の準備に膨大な時間をとられ、訴訟が遅延することも少なくない。担当医から当該医療行為の根拠となった医学的知見をあらかじめ聴取しておくことは、訴訟となった場合の争点の想定を可能にさせ、そのための準備を事前にしておくことで、訴訟遅延を防止できる。

5.2.3 説明会の申入れと開催

以上のような目的で行う「求説明交渉」であるから、申入れにあたっては、いたずらに喧嘩腰にならず、また、「責任追及を唯一の目的とした交渉ではない」ということを明確にして、真摯な態度で要請すべきである。

具体的には、「一応の調査をし、当方なりに貴病院には過失があるものと考えるに至ったが、当方も医学的には素人であり、思わぬ誤解をしている可能性もある。不必要な訴訟を回避するためにも、是非直接詳細な説明を聞く機会を設けていただきたい」という趣旨の申入れを行うのがよい。

実際の説明会においては、患者側からは、弁護士だけでなく、患者（被害者）本人、家族などが出席するほうがよい。特に、実際に事故の際現場に居合わせた家族は、事実関係を即座に確認できるので、可能であれば同席するほうがよい。しかし、圧力をかけるのが目的ではないので、事実関係についてあまり知らない親戚等を多数出席させるようなことはやめたほうがよい。

また、担当医の出席は是非確保したいところであるが、医療機関側で、担当医以外に、たとえば管理職ないし指導的地位にある医師（院長、部長、医長等）や、事務方の職員（事務長、医事課長等）、さらには病院の顧問弁護士等の出席を求めてきた場合は、同席を認めても一向に差し支えない。

説明会では、ひととおりの説明を受けた後、当方から事実関係および前提となった医学的知見を確認するために必要な質疑を行う。上記の目的から、感情的なやり

とりは極力避ける。

　以上の説明および質疑応答は、記録のためすべて録音する。録音機は持参する。秘密録音をする必要はなく、説明会開始の時点で録音する旨を明確に告げて、相手方の了承をとる。双方で自分の記録のために録音することを互いに認める、という形をとれば、比較的了承を得られやすい。

5.2.4　説明を求める根拠

　説明を求める法的根拠は、一般に、診療契約に伴う報告義務であるとされる。診療契約は、私法上、準委任契約の一種であると理解されているが、準委任契約の受任者は、委任者に対して報告義務を負うと解されるので、患者は医師に対して、自分が受けた医療行為についての報告を求める権利があり、医師は報告する義務を負う。したがって、医療機関側が説明会の開催に消極的な態度を示す場合は、このような解釈を示して説得を試みるべきである。

　なお、ほとんどの医療機関がある程度の説明要求には応じていると思われるが、まれには説明を一切拒否する医療機関もある。そのような医療機関の対応は、多くの場合、結局は訴訟提起を促進する結果となるものと思われる。

5.3　意見書等の送付

　各種調査や求説明交渉が終わった段階で、過失構成を再度検討し、必要があれば補充的調査を行う。

　その上で、方針について再度検討する。すなわち、本当に責任追及が可能かどうか、法律構成と立証の可能性の両側面から吟味するのである。どうしても克服できない困難があれば、この段階で断念ということになってもやむをえない。

　責任追及の方針に変更がない場合は、意見書ないし損害賠償金の支払いの催告書

を作成し、医療機関宛てに送付する（交渉窓口が病院側弁護士に指定されている場合は、その弁護士宛てに送付する）ことが考えられる。

　この段階での意見書等は、当然事実経過と医学的知見を踏まえた過失判断が前提となったものであるから、責任追及の姿勢を明確に打ち出すことになる。すなわち、最低限の要素として、「○○という点において、○○という理由で過失があると考える。当方は損害賠償請求の意思を有するが、貴病院の対応を明らかにされたい。貴病院が責任を認めない場合、当方としては訴訟を提起する所存である。」という趣旨を明確化した書面となる。具体的な損害賠償金の支払いを求める旨を記載することも考えられる。

　なお、この段階での意見書等の書き方にはいくつかの流儀があり、たとえば、ある弁護士は、損害論まで含めた訴状とほぼ同様の構成・内容の詳細な意見書に、甲号証として提出予定の医学文献も添付して送付している。病院側が応答してきた場合は訴訟となった場合の争点が把握できるし、また応答を拒否した場合は直ちに（タイトルを「訴状」と付け替えて）訴訟に踏み切れるようにするため、とのことであるが、参考になる。

　意見書等に対し、医療機関側が責任を認めて相応の対応をする旨の回答をしてきた場合などは、裁判に移行することなく、いわゆる示談による解決を進めることになる（なお、民事調停の利用については、5.5参照）。

　逆に、医療機関側が責任を否定したり、あるいは何らの回答もしない等の不誠実な態度に出る場合には、訴訟提起等に進むことになる。

■書式―示談書の例

示談書

　○○○○（以下、甲という。）と医療法人○○○○（以下、乙という。）は、本日、次の

とおり合意する。
1　乙は、左記医療事故発生の責任が乙にあることを認め、これを深く反省し、甲に対し謝罪するとともに、今後二度とこのような事故を起こすことのないよう、再発防止に最大限の努力を尽くすことを、誓約する。

記

　　（事故内容の記載）

2　乙は甲に対し、前項記載の医療事故に関して、甲が被った損害を賠償するため、損害賠償金として、金〇〇円の支払義務あることを認める。
　　乙は、本日、右金員を甲に対して支払い、甲はこれを受領した。

3　甲乙は、第1項記載の医療事故に関し、本示談書に定めるものの外、甲乙間には何らの債権債務関係が存しないことを、相互に確認する。

以上のとおりの合意が成立したことを証するため、本書2通を作成し、甲乙各1通宛て保有することとした。

平成〇年〇月〇日

　　　　東京都〇〇区〇〇町〇〇番地
　　　　　　（甲）〇〇〇〇
　　　　東京都〇〇区〇〇町〇〇番地
　　　　　　（乙）医療法人　〇〇〇〇
　　　　　　　　　右代表者理事長　〇〇〇〇

5.4 医師会による紛争解決と医師賠償責任保険など

<主要参考文献:医師賠償責任保険等>
○センター・シンポ(1998)「医療被害者の救済システムを考える」7頁など[池田伸之]、110番(1997)20頁、対処法(1993)246頁[上田和孝]、交流集会(1991)「医師賠償責任保険の現状と問題点」43頁
◇小海正勝「医師会の医事紛争処理機構の概要」浅井ほか編・大系(1998)325頁、平沼高明「医師賠償責任保険」金澤理ほか編著『損害保険訴訟法』裁判実務大系26巻510頁(1996)、宮澤俊夫編著『医事紛争解決の手引き』686頁[宮澤俊夫](1995)、東京警察病院・医療事故防止委員会編『医療事故防止のためのガイドライン』46頁(1994)、畔柳達雄「医師賠償責任保険制度——現状と問題点——」山口ほか編・課題(1991)68頁、小海正勝「医師会の医事紛争処理機構」根本編・大系(1990)529頁、畔柳・研究(1987)111頁

医療事故については、医師会による紛争解決の仕組みがある。

各都道府県医師会のいわゆる医事紛争処理委員会(名称は各地により若干異なる)が主導する手続であるが、医師賠償責任保険制度と深く結びついた制度であるので、ここではまずその概略を紹介する。

5.4.1 医師賠償責任保険など

医療過誤を保険事故とする責任保険として、医師賠償責任保険、病院保険などがある。

(1) 日医賠償責任保険

医師賠償責任保険の代表的なものは、日本医師会医師賠償責任保険(日医責任保険)である。

日本医師会を保険契約者として損害保険会社5社との間で締結され、被保険者は日本医師会のA_1会員(主に開業医)、A_2会員(勤務医で日医責任保険に加入する者)であり、日本医師会の会費から保険料が支払われている。

医療事故が発生し、医師が患者側から損害賠償の請求を受けた場合、日医責任保険では、まず当該医師が所属の郡市区医師会・地区医師会を通じて都道府県医師会に「事故報告書」を提出する。都道府県医師会では、医事紛争処理委員会（地方により名称は若干異なる）において審査し、請求額が100万円を超えると予想される場合には、日医責任賠償保険の紛争処理手続に委ねる旨の決定を行い、日医に付託する。日医では、付託された事案について、調査委員会の調査を経て、賠償責任審査会の審査に上程する。賠償責任審査会は、責任の有無および賠償金額の判定を行う（日医責任保険は審査会の判定に拘束される）。ここで決定された処理方針に従い、都道府県医師会等が当該医師を指導して、患者側との紛争解決を図るのである。

(2) 病院保険

　他方、日医は強制加入団体ではないため（加入率は全医師の約6割である）、病院開設者は、自己の病院に所属する勤務医、看護婦、技師等の起こした事故もカバーする保険が必要となるが、そのような需要に応える医師賠償責任保険も発売されている。

　この医師賠償責任保険では、日医責任保険と異なり、審査会などの判定機関を有しない。ただし、損害賠償の承認または決定を保険会社が行う場合に、当該紛争の処理が日医の審査会に付託されたときには、その裁定額を限度として承認または決定をする。保険会社は、独自の審査機関をもたないために、日医に付託されない案件については、都道府県医師会の医事紛争処理委員会の裁定に委ねている。

(3) その他

　その他に、各種の学会保険、病院保険なども存する。

〔以上については、平沼・前掲に詳しい。〕

5.4.2　医師会の手続の問題点

　以上のとおり、各都道府県の医事紛争処理委員会は、日医に付託された案件につ

いては日医審査会の処理方針に従いつつ、またそうでない場合自ら裁定を下しつつ、患者側との折衝を主導する。そして、話し合いが合意に達すれば、この場合も裁判外交渉（示談）による解決の一種ということになる。ところが、この手続を患者側からみるときには、以下のように、甚だ不備が大きい。

(1) 事実認定の正確性に担保がない。

事実関係の調査は、「事故報告書」の提出をはじめ、患者側のいないところで行われる医師側からの事情聴取および資料提出に依拠している。双方同席による（対席構造での）直接的な反論の機会は与えられない。したがって、医事紛争処理委員会において一体どのような事実が認定されているのか（それがどのような形で日医に付託されているのかも含めて）、患者側からはほとんど窺い知ることができない。患者側は、何度か医師会に呼び出されて事情聴取をされることはあっても、相手方医師がどのような虚偽の弁解をしていても、実際上ほとんどわからない。

(2) 最終的な結論についても理由が示されない。

最終的な結論は、「責任がない（無責）との結論に至りました」などという連絡がくるだけで、一体どのような根拠に基づき、どのような理由でそのような結論となったのか、詳細は一切開示されない。したがって、患者側としては到底不信感が拭えない。

(3) 手続の進行に時間がかかる。

医療過誤事件で病院相手の交渉を始めた途端、病院側代理人から「医師会の審査で結論が出るまで何とも対応できない。」との回答が来て、そのまま半年も1年もなしのつぶて、というケースは、しばしば耳にする。

したがって、患者側としては、医事紛争処理委員会の場を通じての紛争解決手続に多くを期待するのは危険である。少なくとも、「医師賠償責任保険の審査の結論が出るのを待ってから訴訟を起こす」という方針は、一般には採らない方がよい。

しかし、医師賠償責任保険においては、審査会（日医責任保険の場合）や医事紛争

処理委員会（病院開設者を対象とする医師賠償責任保険の場合）の判断に反する解決を図った場合は保険金が支払われないため（したがって医師の「自腹」となる）、患者側が好むと好まざるとにかかわらず、医療機関は、医師賠償保険の審査結果を無視した対応は一切しないのが通常である。

しかし、このことが医療現場に一種の荒廃を生んでいる事実も無視できない。交通事故等にも共通する、保険制度に伴うモラルハザードの問題が、医療の世界にも広がりつつある。

5.5 調　停

〈主要参考文献：調停〉
○ 110番（1997）14頁
◇ 畔柳・研究（1987）33頁

5.5.1 調停とは

交渉の一形態として、裁判所における民事調停手続の利用が考えられる。

調停とは、一言でいえば、裁判所という場を通じての話し合いの手続である。

患者側が「申立人」として自己の請求を簡易裁判所または地方裁判所に提出すると、医療機関側には「相手方」として裁判所から呼び出しがかかる。裁判所では、各事件について2名の民事調停委員を選任し、以後、裁判官（調停主任という）の指導の下、この2名の調停委員が中心となって、申立人・相手方双方の言い分を聞き、争点を整理し、時には当事者双方を説得して、話し合いによる解決の可能性を探るのである。

調停委員は裁判所が選任するが、弁護士と裁判所OBからの選任が比較的多く、その他、大学の教員や、不動産鑑定士、建築士等の資格保有者からも相当数選任されている。

なお、裁判所が医師の資格を持つ調停委員に医療過誤事件を割り当てようとする場合がある。医療について専門知識があり事案の理解能力がある、との理由である。

しかし、その調停委員が相手方の病院とどのような関係にあるのかまったくわからないし（医者の世界で出身大学等の人的なつながりが非常に重視されていることは周知の事実である）、また、ある論点について、その調停委員がたとえば特殊な医学的見解を前提に考えていたとしても、それを発見・検証することは容易でない。何よりも、調停委員が医師であるときには、医療過誤被害者である申立人本人の調停手続に対する信頼感を形成することが困難である（医療過誤の被害者は、皆一度は「医師に裏切られた」との思いを抱いて法的手続に訴えているのであるから）。このような考慮から、医師である委員の選任は避けたほうがよい、との考え方があり、このような考えから、調停申立時に、医師である委員には配点しないよう、あらかじめ書記官に要望するような例もある。

5.5.2　調停手続の特徴

調停の本質は話し合いである、と前に述べたが、その意味は、次のような調停手続の特徴となって現れる。

(1)　調停の手続には強制力がない。

調停は、あくまでも話し合いの手続であるから、手続には強制力がない。

したがって、まず、一方の当事者が折角裁判所に調停を申し立てても、相手方が出頭を拒否すれば、調停成立の見込みはない。調停では、出頭を拒否する相手方を無理に裁判所に連れてくることは認められず、不出頭に対する制裁も実際上ない。この場合は、申立人による取り下げ、ないしは調停不調として、手続は終了してしまう。

また、双方が裁判所に出頭して一旦話し合いが始まっても、話しがまとまって最終的な調停成立に至るまでは、当事者は、いつでも調停不調として手続を終了させ

るよう申し立てることができる。要するに、調停では、理由の如何を問わず、自分が納得できない内容の合意をしなければならない義務は一切ないのである。

もちろん、このような場合、調停委員は、理性的な説得を重ねて調停成立の可能性をぎりぎりまで探ろうと努力するであろうが、それでもどちらかの当事者から「いやなものはいやだ。」と断固として言われてしまうと、おしまいである。通常の訴訟の場合は、当事者がどんなに承服できなくとも、裁判所は強制力のある判決を下すことができるが（したがって、よかれあしかれ決着はついてしまう）、調停はそうではない。訴訟との大きな違いである。

もっとも、調停が一旦成立すれば、作成された調停調書には確定判決と同一の効力があり、合意内容を実行しない相手方に対しては、判決の場合と同様に、強制執行ができる。

(2) 調停は事実認定をする場ではない。

一般に、民事訴訟は、当事者双方の言い分に食い違い・争いのある部分について、裁判官が、証拠に基づいて事実認定を行い、認定された事実を法規範に当てはめて結論を出す、というプロセスをたどる。したがって、争いのある事実について、どのような立証をし、どのように裁判官を説得するかが、裁判の行方を決することになる。

しかし、調停は、あくまでも話し合いの手続であるから、原則として民事訴訟の場合のような証拠調べは行われない。実際上、当事者双方が調停資料として書面化された証拠（書証）を提出することはよく行われているが、それも、あくまでも話し合いを進めるための参考資料なのであって、調停委員や調停主任がそのような証拠に基づいて何らかの事実を認定するというわけではない。

医療過誤訴訟の場合、たとえば死亡原因や過失、因果関係など、多くの争点が患者側と医療機関側との間で厳しく争われ、これらについて、書証の提出や証人尋問、検証、鑑定等の証拠調べ手続によって決着をつけることになるのであるが（→詳しく

は第7章)、調停ではそのような手段が原則として使えないのである。
　したがって、当事者双方の言い分が厳しく対立しているケースでは、そもそも調停成立の可能性は薄いということになる。

5.5.3　調停制度と医師賠償責任保険制度とは無関係

　また、調停では事実認定ができないこととの関連で、保険制度上の制約から調停不調となる場合があることも考慮する必要がある。
　前に述べたように、医療機関側において医師賠償責任保険等の保険制度が利用される場合には、医療機関や医師個人の判断で調停を成立させることはできず（その場合には保険金が支払われないので、医師は自腹を切ることになるため）、賠償責任審査会（日医責任保険の場合）や医事紛争処理委員会（病院開設者を対象とする医師賠償責任保険の場合）の判断を経る必要がある。
　ところが、これらの判定機関は、調停とはまったく別個の制度であるため、これらの機関において一旦「医療側無責」の結論が出た場合には、調停委員がいかに説得に努めようと、医師が自腹を切って解決する決意を固めないかぎり、合意成立は困難である（もっとも、患者側が大幅に譲歩し、たとえば見舞金程度の支払いで妥協するという場合であれば、無責を前提としても相手側が調停成立に応じるケースはあるが、それは敗訴的解決にほかならない）。
　この点、訴訟であれば、判決となればもちろん、そうでなくても、事実認定の権限を有する裁判官による説得（和解勧告）であれば、保険制度上も対応可能となる余地が出てくる。

5.5.4　調停成立の可能性のある事案・ない事案

　以上のような調停制度の特徴からすれば、医療過誤事件において調停成立の可能性がある事案は、自ずから限定されざるをえない。

(1) 医療機関側の責任に争いがないケース

　医療事故発生の責任について、患者側と医療機関側とで見解に対立がある場合には、調停はかなり困難である。前に述べたように、調停においては、証拠調べにより争いのある事実に決着をつけるという構造がそもそも予定されていないのであるから、せっかく申し立てても、単に時間を空費するだけで終わる危険性が大きい。

　他方、事案により、事前の交渉等において、医療機関側が事故発生の責任を認める場合があるが、そのような場合において、医療機関側に責任があることを前提として、解決方法（今後の後遺症治療について責任をもつことの確約や、損害賠償金額の取り決め等）を話し合うというのであれば、調停による解決が十分効果を発揮しうる。

　また、特に地方自治体の開設する医療機関（公立病院等）の場合、一定額以上の損害賠償金の支払いには地方議会の議決が必要とされる場合があり、そのような場合には、議会対策上、当事者間だけの示談交渉よりも裁判所の関与した調停の形式をとるよう、医療機関側から要望される場合もある。

(2) 請求金額が少額のケース

　訴訟となった場合、医師側にも訴訟遂行のための費用（弁護士費用を含む）がかかるが、通常はこの部分も医師賠償責任保険でカバーされる。

　しかし、医師賠償責任保険は免責額が100万円であるので、100万円以下の請求額の紛争の場合は、そもそも保険制度を利用できないので（本体の請求額が100万円以下の場合は、弁護士費用についても保険からは支払われない）、医療機関側も調停での解決を考慮する余地が出てくる。特に、医師がこの100万円の免責部分について別の保険（100万円以下の部分をカバーすることを目的とする保険商品もある）に入っていない場合、その可能性がある。

　これに対し、請求金額が高額のケースでは、医療機関側としても、病院経営上当然保険によるカバーを考えざるをえないので、一般に調停は困難である。

これらのようなケース以外では、一般に医療過誤事件で調停が成立する可能性は、必ずしも高くないと思われる。

もっとも、民事訴訟を提起した場合の立証の困難性等を理由として、成否の見通しはともかくとして、調停を選択せざるをえないというケースもある。

5.5.5　調停から裁判への移行

調停が不調に終わった場合、さらに責任追及を行おうとすれば、民事訴訟を提起することになる。

その場合、2週間以内に調停と同趣旨の民事訴訟を提起すれば、訴状に貼る印紙代が節約できる（調停申立ての際にも印紙を貼るが、調停では通常訴訟よりも印紙代が低額に定められており、調停が不調により終了した後2週間以内に訴訟を提起すれば、その差額分だけ印紙を貼ればよいことになっている。民事訴訟費用等に関する法律5条）ほか、調停申立ての時点に遡って時効中断等の効果がある。

5.6　医薬品機構による救済手続の利用

　　＜主要参考文献：医薬品機構＞
　　○センター・シンポ（1998）「医療被害者の救済システムを考える」9頁など［池田伸之］、日本弁護士連合会『その薬は大丈夫ですか——医薬品被害の防止と救済』日弁連第41回人権擁護大会シンポジウム第1分科会基調報告書（1998）389頁、110番（1997）23頁、対処法（1993）254頁［上田和孝］、加藤・過誤（1992）107頁、「医薬品副作用被害救済制度についてQ＆A」（医薬品機構）

5.6.1　医薬品機構とは

ここで、医療機関を対象とした責任追及以外の被害救済方法として、医薬品機構の救済手続の利用についても説明したい。

医療行為は多くの場面において医薬品の使用を伴うが、医薬品は本来生体にとっ

ては異物であり、絶対安全というわけではありえない。

たとえば、医薬品が承認されるまでには、通常第Ⅰ相から第Ⅲ相までの3段階の臨床試験を経て安全性が確認されるが、たとえ臨床試験段階で1000例の治験を行ってみても、1万件に1件の頻度で出現する副作用は捕捉できない可能性が高い。このような副作用は市販後に初めて報告されることが当然ありうるものと想定されている（だからこそ薬の市販後調査は重要であり、これを「第Ⅳ相試験」と呼ぶことさえある）。また、患者の側の個体差によっても、医薬品に対する反応は異なる場合がある（薬剤性ショックなど）。要は、市販されている薬だからといって、副作用が出ない保証などまったくないのである。

しかし、一旦医薬品を原因とする健康被害が発生した場合、その責任追及は困難を極める。わが国においては、サリドマイド、スモン、薬害エイズ等の大規模な薬害訴訟が繰り返されてきた歴史があるが、これらの事件の解決までに、それぞれ凄まじく膨大なエネルギーと時間が費やされたことは記憶に新しい。

このような患者救済の困難さを緩和するため、スモン訴訟の成果として1979年9月に改正薬事法とともに成立したのが医薬品副作用被害救済基金法に基づく医薬品副作用被害救済基金（「医薬品基金」）[1]である。

同基金は、その後若干の改組を経て、現在は「医薬品副作用被害救済・研究振興調査機構」（略称「医薬品機構」）として、副作用被害者に対する救済業務（「医薬品副作用被害救済制度」）などを行っている。

5.6.2 制度の仕組み

この救済制度の対象になるのは、原則として、1980年5月1日以降において、医薬品を適正に使用したにもかかわらず発生した副作用により、健康被害を被った者である。

ただし、すべての健康被害について給付の対象となるのではなく、(1)入院を必要

---

[1] 医薬品副作用被害救済・研究振興調査機構（医薬品機構）
　東京都千代田区霞ヶ関3－3－2　新霞ヶ関ビル9階
　医薬品副作用被害救済・研究振興調査機構　企画課相談係
　TEL　03-3506-9519
　http://www.iijnet.or.jp/iyakuhin-kiko/

とする程度の疾病、(2)日常生活が著しく制限される程度の障害（表5－1「障害の程度」参照。同表における1級または2級相当であることが必要)、および(3)死亡、のケースに限定される。

(1) 入院を必要とする程度の疾病により医療を受けた場合は、医療費および医療手当が支給される。この場合、「医療費の支払いが行われたとき」および「医療手当の対象となる医療の行われた日の属する月の翌月の初日」からそれぞれ2年以内、という請求期限がある。

(2) 日常生活が著しく制限される程度の障害を被った場合は、障害年金および障害児養育年金の給付対象となる。この場合、障害が現に存続するかぎり請求期限はないが、実際の給付はあくまでも「請求があった日の属する月の翌月」からの支給となり、障害発生時に遡った給付は行われない。したがって、請求は早期に行う必要がある。

(3) 死亡のケースでは、遺族年金、遺族一時金、葬祭料が支給対象となる。死亡の場合、医療費・医療手当・障害年金・障害児養育年金の支給決定があったケースでは死亡後2年、その他のケースでは死亡後5年、という請求期限があり、その後は請求ができなくなるので注意を要する。

給付の内容は、「給付の種類別給付額等一覧表」（表5－2）のとおりである（平成9年4月1日現在の給付額）。

もとより決して十分な金額ではないが、それでも、たとえば障害年金1級の場合、障害が継続しているかぎり年額269万6400円が毎年支給され続けるので、特に長期間にわたる障害の存する場合、ある程度は生活の支えとなりうる。

5.6.3 制度の適用外とされる場合

この制度にいう「医薬品」とは、厚生大臣の許可を受けた医薬品であればよく、病院・診療所で投薬されたものでも、薬局などで購入したいわゆる売薬でも、救済

★──表5-1 障害の程度──★

等級	障害の状態
1級	1. 両眼の視力の和が0.04以下のもの 2. 両耳の聴力レベルが100デシベル以上のもの 3. 両上肢の機能に著しい障害を有するもの 4. 両下肢の機能に著しい障害を有するもの 5. 体幹の機能に座っていることができない程度又は立ち上がることのできない程度の障害を有するもの 6. 前各号に掲げるもののほか、身体の機能の障害又は長期にわたる安静を必要とする病状が前各号と同程度以上と認められる状態であって、日常生活の用を弁ずることを不能ならしめる程度のもの 7. 精神の障害であって、前各号と同程度以上と認められる程度のもの 8. 身体の機能の障害若しくは病状又は精神の障害が重複する場合であって、その状態が前各号と同程度以上と認められる程度のもの (注) 日常生活の用を自分ですることができない程度の障害。いいかえれば障害によって他人の介助を受けなければ生活できない程度のもの。
2級	1. 両眼の視力の和が0.08以下のもの 2. 両耳の聴力レベルが90デシベル以上のもの 3. 平衡機能に著しい障害を有するもの 4. 咀嚼の機能を欠くもの 5. 音声又は言語機能に著しい障害を有するもの 6. 一上肢の機能に著しい障害を有するもの 7. 一下肢の機能に著しい障害を有するもの 8. 体幹の機能に歩くことができない程度の障害を有するもの 9. 前各号に掲げるもののほか、身体の機能の障害又は長期にわたる安静を必要とする病状が前各号と同程度以上と認められる状態であって、日常生活が著しい制限を受けるか、又は日常生活に著しい制限を加えることを必要とする程度のもの 10. 精神の障害であって、前各号と同程度以上と認められる程度のもの 11. 身体の機能の障害若しくは病状又は精神の障害が重複する場合であって、その状態が前各号と同程度以上と認められる程度のもの (注) 日常生活に著しい制限を受けるか、著しい制限を加えなければならない程度の障害。いいかえれば、常時他人の介助を受けるほどではないが、日常生活が著しく制限される程度のもの。

★──表5-2　給付の種類別給付額一覧表──★

給付の種類	給付の内容・給付額
医 療 費	健康保険等による給付の額を除いた自己負担分
医療手当	（月額）円 （通院の場合） １月のうち３日以上　　　　　　　　　　　　　　　　　35,530 １月のうち３日未満　　　　　　　　　　　　　　　　　33,530 （入院の場合） １月のうち８日以上　　　　　　　　　　　　　　　　　35,530 １月のうち８日未満　　　　　　　　　　　　　　　　　33,530 （入院と通院がある場合）　　　　　　　　　　　　　　35,530
障害年金	１　級　の　場　合　　（年額）　　　　　　　　　　2,696,400 　　　　　　　　　　　　　　　　　　　　　　　（月額224,700） ２　級　の　場　合　　（年額）　　　　　　　　　　2,157,600 　　　　　　　　　　　　　　　　　　　　　　　（月額179,800）
障害児 養育年金	１　級　の　場　合　　（年額）　　　　　　　　　　　843,600 　　　　　　　　　　　　　　　　　　　　　　　（月額70,300） ２　級　の　場　合　　（年額）　　　　　　　　　　　674,400 　　　　　　　　　　　　　　　　　　　　　　　（月額56,200）
遺族年金	１０年間を限度として　　（年額）　　　　　　　　　2,359,200 　　　　　　　　　　　　　　　　　　　　　　　（月額196,600） 　但し、死亡した本人が障害年金を受けたことがある場合、その期間が７年に満たないときは１０年からその期間を控除した期間、その期間が７年以上のときは３年を限度として支給されます。
遺族一時金	7,077,600
葬　祭　料	171,000

（注）　給付額は、給付事由発生月により異なりますが、平成９年４月１日現在のものを記載してあります。

遺族の優先順位

　遺族年金（遺族一時金）を受けることができる遺族の優先順位は、配偶者、子、父母、孫、祖父母、兄弟姉妹の順序であり、医薬品の副作用により死亡した者の死亡の当時、その者の収入により生計を維持していた（その者と生計を同じくしていた）遺族のうち最優先順位の者に対して支給されます。

　なお、同順位の複数の遺族から請求のあった場合は、そのいずれに対しても支給決定を行うことになります。

の対象となる。

ただし、がんその他特殊疾病に使用されることが目的とされている医薬品など、一定のものについては対象除外医薬品とされている（表5－3）。

このほか、救済の対象外とされる主な場合をまとめると、次のとおりである。
①法定予防接種を受けたことによる場合（他の制度があるため）
②医薬品製造業者・販売業者などに損害賠償責任が明らかな場合
③救命のためにやむをえず通常使用量を超えて医薬品を使用したことによる健康被害で、その発生があらかじめ認識されていた場合
④厚生大臣の指定する対象除外医薬品（前述）
⑤医薬品の副作用のうち軽度な健康被害や医薬品の不適正な使用によるものである場合

5.6.4　給付までの手続

給付の申請は、健康被害を受けた本人またはその遺族が、請求書に診断書等の必要書類を添付して、医薬品機構に対して直接行う。むろん、弁護士等の代理人が手続を代行することもできる。

必要な申請用紙等は、医薬品機構に請求すれば無料で送付してくれる。

申請に必要な書類等は「請求に必要な書類等一覧表」（表5－4）を参照されたい。

このうち、実務上最も問題となるのは、「投薬証明書」および「診断書」を、医薬品の投与を受けた医療機関において作成してもらう必要があることである。発現した症状および経過と、その原因とみられる医薬品との因果関係を、担当医師に証明してもらうのであるが、医師の協力が得られない場合、実際上申請準備はストップしてしまう。協力を求めて粘り強く説得をする必要があるが、責任追及との関係で慎重な対応が必要である（後述5.6.5参照）。

書類を揃えて医薬品機構に提出すると、まず機構から、受理年月日および番号が

★──表5-3　対象除外医薬品一覧表──★

(1996年10月9日現在)

(抗悪性腫瘍剤、免疫抑制剤及び血液製剤等関係)

1. アクチノマイシンC
2. アクチノマイシンD
3. アクラルビシン
4. L—アスパラギナーゼ
5. シタラビン
6. 8—アザグアニン
7. シタラビンオクホスファート
8. ニムスチン
9. メソトレキソート
10. アンシタビン
11. プロカルバジン
12. イダルビシン
13. インプロスルファン
14. インターフェロン—アルファ
15. インターフェロン—ガンマ
16. インターフェロン—ベータ
17. リン酸エストラムスチン
18. エトポシド
19. ソブゾキサン
20. エピルビジン
21. ゴセレリン
22. リュープロレリン
23. カルチノフィリン
24. 乾燥BCG（膀胱内用）
25. クロモマイシンA3
26. イホスファミド
27. コバルトプロトポルフォリン
28. ザルコマイシン
29. アセグラトン
30. イリノテカン
31. ミトタン
32. ネダプラチン
33. カルボプラチン
34. シスプラチン
35. ジノスタチンスチマラマー
36. ミトキサントロン
37. ミトブロニトール
38. ブスルファン
39. ダカルバジン
40. トレチノイン
41. 水銀ヘマトポルフィリン
42. ダウノルビシン
43. セルモロイキン
44. ドキシフルリジン
45. ペントスタチン
46. デメコルチン
47. デセロイキン
48. テガフール
49. ドキソルビシン
50. ドセタキセル
51. チオテパ
52. トリス—（ベータクロロエチル）—アミン
53. ネオカルチノスタチン
54. メルファラン
55. カルボコン
56. ピポブロマン
57. サイクロホスファミド
58. ヒドロキシカルバミド
59. ピラルビシン
60. ビンクリスチン
61. ビンデシン
62. ビンブラスチン
63. フルオロウラシル
64. ブレオマイシン
65. ブロクスウリジン
66. カルモフール
67. メルカプトプリンリボシド
68. ペプロマイシン
69. エノシタビン
70. ミトポドジド
71. ポドフィルム配糖体のベンジリデン化合物
72. ポルフィマーナトリウム
73. マイトマイシンC
74. ラニムスチン
75. フルタミド
76. ナイトロジェンマスタード—N—オキシド
77. メクロルエタミン
78. 6—メルカプトプリン
79. グスプリムス
80. タクロリムス
81. ミゾリビン
82. シクロスプリン
83. ムロモナブ—CD3
84. アザチオプリン
85. ジドブジン
86. ジダノシン
87. ガンシクロビル
88. ペンタミジン
89. アミオダロン
90. 解凍人赤血球濃厚液
91. 解凍人赤血球浮遊液
92. A．C．D加新鮮血液
93. C．P．D加新鮮血液
94. 合成血
95. 新鮮液状血漿
96. 新鮮凍結人血漿
97. 洗浄人赤血球浮遊液
98. 濃厚血小板
99. 白血球除去人赤血球浮遊液
100. 人赤血球濃厚液
101. ヘパリン加新鮮血液
102. 保存血液

記載された受理通知が送付されてくる。受理通知には、いきなり「支給の可否の決定までに標準的事務処理期間として8か月程度を要するが、8か月以上を要する場合もあるのでご了承下さい」、などと書かれており、出鼻をくじかれた感を受けるが、めげてはいけない。

その後、機構では、さらに追加提出を求める資料の有無などを確認したうえで（しばしば追加提出の指示がある）、厚生大臣に対して判定の申出を行う。厚生大臣は、中央薬事審議会副作用被害判定部会の審議を経たうえで、結果判定を行い、申請者に文書で判定結果を通知する。

中央薬事審議会は常時開催されているわけではないので、時期を逃すと次回まわしとなり、それだけ支給決定が遅れることになる。したがって、無為に8か月の経過を待つことなく、時々担当部署には電話をかけて、「追加提出すべき資料はありませんか。」などと確認しつつ（追加提出の指示があれば即座に対応する）、なるべく早く手続を進めるよう、それとなく促すべきである。実際には8か月を待たず半年程度で結論が出る場合も少なくない。

また、万一不支給の決定が出た場合は、異議申立ての手続をとるべきである。

なお、医薬品機構による救済制度は、一種の見舞金的色彩をもった給付であるとされ、他の社会保障給付とは性格が異なるものと位置づけられているため、原則として併給調整は行われない。

5.6.5 医療過誤責任追及との関係

医薬品機構による給付は、前述のとおり、医薬品の適正な使用にもかかわらず健康被害が発生した場合を想定した制度である。それでは、医療機関による医療過誤が疑われる場合、医薬品機構への申請は行うべきであろうか。

まず、医療過誤による責任追及と、医薬品機構への申請は、そもそも理論的に両立しうるのかどうかが問題となりうる。

★──表 5-4　請求に必要な書類等一覧表──★

給付の種類	給付請求者	請 求 に 必 要 な 書 類
医 療 費	医療を受けた人	①医療費・医療手当請求書〔様式1〕 ②医療費・医療手当診断書 　○医療費・医療手当診断書〔様式2の（1）〕 　○　　〃　　　　　（皮膚病変用） ③投薬証明書又は販売証明書〔様式3，4〕 ④受診証明書〔様式5〕
医療手当		
障害年金	一定の障害の状態にある18歳以上の人	①障害年金又は障害児養育年金請求書 ②障害年金・障害児養育年金診断書 　○視覚障害用 　○聴力・平衡機能障害用 　○運動・知覚障害用 　○肝臓・腎臓・血液・造血器障害用 　○遷延性脳障害用・精神障害用 　○その他の障害用 ③投薬証明書又は販売証明書など
障害児 養育年金	一定の障害の状態にある18歳未満の人を養育する人	
遺族年金	生計維持者が死亡した場合、同一生計の遺族のうち最優先順位者	①遺族年金・遺族一時金請求書 ②遺族年金・遺族一時金・葬祭料診断書 ③投薬証明書又は販売証明書など
遺族一時金	生計維持者以外が死亡した場合、同一生計の遺族のうち最優先順位者	
葬 祭 料	死亡した人の葬祭をする人	①葬祭料請求書 ②遺族年金・遺族一時金・葬祭料診断書 ③投薬証明書又は販売証明書など

注　1）投薬証明書は、診断書を作成する医師が投薬した場合（処方せんの交付を含みます。）には不要です。
　　2）　医療費・医療手当の請求に係る受診証明書は、副作用の治療を受けた病院等で証明を受けることとなります。
　　3）　複数の給付請求を同時に行う場合、同じ医師による診断書は、副作用のより重篤な症状の様式を使用し、また、同一の書類の添付は省略して差し支えありません。

この点、一部には「医薬品機構は適正な医薬品使用であることが前提であるから、機構からの給付をもらってしまうと、医療過誤訴訟は起こせない」との誤解がある。たとえば、国立病院の医療過誤訴訟を国側で扱う立場にある厚生省訟務専門官の鹿内清三氏は、「患者の方が（機構からの）補償金を受け取って、なおかつ足りないからといって訴訟を起こしても、それは訴訟の障害になります。過失の設定ができません。病院側が無過失の免罪符を手に入れることになります」などと喧伝している（鹿内清三『訴訟事例に学ぶ医療事故と責任』（第一法規、1990）370頁）。また、このような理解を前提に、機構への申請に協力する代わりに医師を免責するよう、患者側をリードしようとする医療機関も現に存する。
　しかし、結論からいえば、このような理解は正確ではない。
　第1に、医薬品機構が支給の要件とする「医薬品の適正な使用」とは、医薬品の適正使用以外の側面で過失が存することを排除する概念として考えられているわけではない。
　したがって、実際上、機構からの給付決定を受けつつ、医療機関の責任が認められるケースは少なくない。たとえば、医薬品の投与に際しての医学的適応および投与方法には問題がなかったが、その後発生した副作用への対処が遅れて被害が発生・拡大したという場合、投与そのものは適正であるから医薬品機構の給付を受けることができ、かつ、対処の遅れにより被害が発生・拡大した責任については医療機関を追及できるのであって、現にそういうケースがある。
　ちなみに、機構の解説によっても、「適正な使用」とは、「原則的には医薬品の容器あるいは添付文書に記載されている用法・用量及び使用上の注意に従って使用されることが基本となりますが、個別の事例については、現在の医学・薬学の水準に照らして総合的な見地から判断されます。」という広汎な説明があるだけである（前掲・「Q＆A」3頁）。
　第2に、医療過誤訴訟では、医師に過失があることを患者側が立証できなければ

救済されないという厚い壁が存する（立証責任）。しかし、医薬品機構は本来的に救済機関であるため、患者にそのような立証の負担は求めない。したがって、機構の判定では、明白に異常な投与がなされたような場合でないかぎり、一応「適正」の範疇に含められて判断されやすい、ということがいえる（ただし、因果関係があることは前提）。

　要するに、機構のいう「使用の適正」は、医療過誤訴訟において原被告の攻防の結果認定される「過失の存否」と同一レベルのものではありえない。

　逆に、このことは、機構の認定があったとしても、それは医療過誤訴訟で医師の過失を否定する根拠とはならない、ということでもある。

　したがって、機構への申請が可能な場合も、医療過誤訴訟提起の可能性を十分検討すべきである。また、医療機関が申請への協力の代わりに免責を求めてきた場合も、安易に応じるべきではない。

　さて、機構への申請と医療過誤訴訟が両立しうるとしても、一方で医師への責任追及の余地を留保しつつ、どうやって診断書作成等で相手方医師の協力を取り付けるか、という実際上の問題が残る。

　この点、通常は、「求説明交渉」(5.2.1 以下参照)の場で、医薬品機構への申請の意思を医療機関側に伝え、協力を約束させることになろう。

　求説明交渉の場では、過失の存否に関わる事実で対立を生じやすいが、他面、そのことは、過失を否定する医師に対して、「あなたの立場からしても、医薬品の適正使用に基づく副作用被害であるという限度では診断書が書けるはずだ」、という説得を可能にする側面をもつ。医療機関側も協力を拒否しにくい（むろんケースバイケースであるが）。

　もっとも、正に医薬品の使用の点で（投薬方法等）医師の過失が疑われるケースでは、安易に申請への協力を強調することにより、肝心の過失を基礎づける事実の獲得に支障を来さないよう、十分な配慮を要する。求説明交渉においては、患者側に

おいて、カルテの十分な検討を踏まえたうえでの一応の過失構成を確立して臨む必要があることは既に述べたが、この時点で過失構成が一応明確になっていることは、この意味でも重要である。

　機構からの給付を受けたうえで医療過誤訴訟を提起し、損害賠償について勝訴ないしは勝利的和解の結果を得たときは、受給者は、機構に対し「損害賠償届」を提出して報告する義務があるとされる。

　その場合、給付の打ち切りないし返還が問題とされる余地がある。

　機構側は、患者側に対して、打ち切りないし返還を求める建前になっている。が、その際の統一的な取扱基準はないようである（少なくとも対外的に公表された基準はない）。

　前述のとおり、機構の給付は、見舞金的な独自の性格をもつ給付であると理解されており、他の社会保障給付との併給調整も原則として行われていない。医療過誤訴訟の解決にあたっては、患者側代理人は、このような機構の給付の特殊性を踏まえつつ、患者被害者救済の趣旨を損なわないよう、十分に研究し工夫する必要がある。

　この点についての議論は熟していないが、過去に労災等に関して積み上げられてきた考え方や、各種の俸給制限訴訟での取り組みでの先例が参考になりうると思われる。

第6章

訴訟の提起

＜主要参考文献：訴訟一般＞
☆上田・入門（-1998）「(11)受任時の注意事項」ニュース113号11頁
◇黒木俊郎「被告代理人の活動」浅井ほか・大系（1998）31頁
※一般向きのものとして、加藤良夫『患者・依頼者のための　医療過誤裁判のはなし』（センターパンフNo.3）（医療事故情報センター、1994）

6.1　訴訟の受任

6.1.1　説明など

　クライアントの自己決定権の尊重、インフォームド・コンセントの必要性は、医療サービスについてだけでなく、法律サービスについてもあてはまる。弁護士が訴訟を受任し、その後に訴訟活動を遂行する場合も、十分な説明と同意が必要不可欠である。

　訴訟の受任にあたって十分に説明し理解を得るべき事項としては、たとえば、以下のものがあろう。

①手続の流れと解決方法（判決、和解）

②当事者の関与と役割

③要する期間（予想、努力目標など）

④要する費用（印紙代、その他の実費〔特に鑑定費用〕、弁護士報酬など）

⑤有利な点と不利な点

　なお、新民事訴訟法（1998年1月1日施行）や新弁護士報酬会規（東京弁護士会の場合、全面改正された弁護士報酬会規は1996年4月1日施行）の施行前に執筆されたものであるが前掲・加藤良夫『患者・依頼者のための　医療過誤裁判のはなし』は、患者・依頼者向けに医療過誤訴訟のおよその流れを解説したパンフレットとして、また弁護士が医療過誤裁判を説明するための補助手段として役に立つ。

（1）　手続の流れについて

　「提訴→弁論→証拠調べ（尋問・鑑定）→判決」という手続の流れを図（188頁以下）

で示すと理解されやすい。なお、民事訴訟法・民事訴訟規則については、町村泰貴（亜細亜大学）「民事訴訟法」＜ http://owww1.asia-u.ac.jp/~matimura/joubun/minso/n_ms000.html ＞が便利であろう。

(2) 当事者の関与の仕方について

原告（本人、遺族）の裁判所への出頭の要否については、原告本人尋問の場合に出頭が必要なことは当然として、少なくとも被告医療機関の担当医師の尋問の場合および和解手続の場合には出席する方が望ましいことを述べておくとよい（第7章参照）。

(3) 要する期間について

被告の対応の仕方、争点の数、必要な証人の数、鑑定の要否、鑑定をする場合の鑑定期間等によるので、一概にはいえないが、全体的傾向としては、以前より迅速化の方向にある。

依頼者への説明としては、争点があまり多くない事件の場合は、「提訴から判決まで2年ぐらいを目標とするが、3年ぐらいかかることもやむをえない。相手の出方や鑑定に要する期間によっては、もっとかかることもある」ということになろうか。

なお、依頼者は「そんなにかかるのか。もっと速くできないのか」という反応を示すことが多い。しかし、被告側は、原告側と比べて証拠（人証、物証）との距離および医学的知識の面で圧倒的優位にたっているので、このような被告側に十分に対抗していくために、原告側としては情報の検索や入手等に時間や労力がかかること、速さを優先して「速く負ける」のでは意味がないことなどを理解してもらうようにしたい。

(4) 要する費用について

①印紙代等

訴え提起時に、裁判所に納める費用として貼用印紙代と予納郵券代がある。貼用印紙代については、訴額（勝訴によって原告の受ける利益を基準とする。損害賠償請求権については請求金額が基準となる）によって算出される、以下の印紙額計算表を参照。

予納郵券については、被告等に送達する費用等で被告が1医療機関であるときは、

●第6章●訴訟の提起

★──図1：主な手続の流れ──★

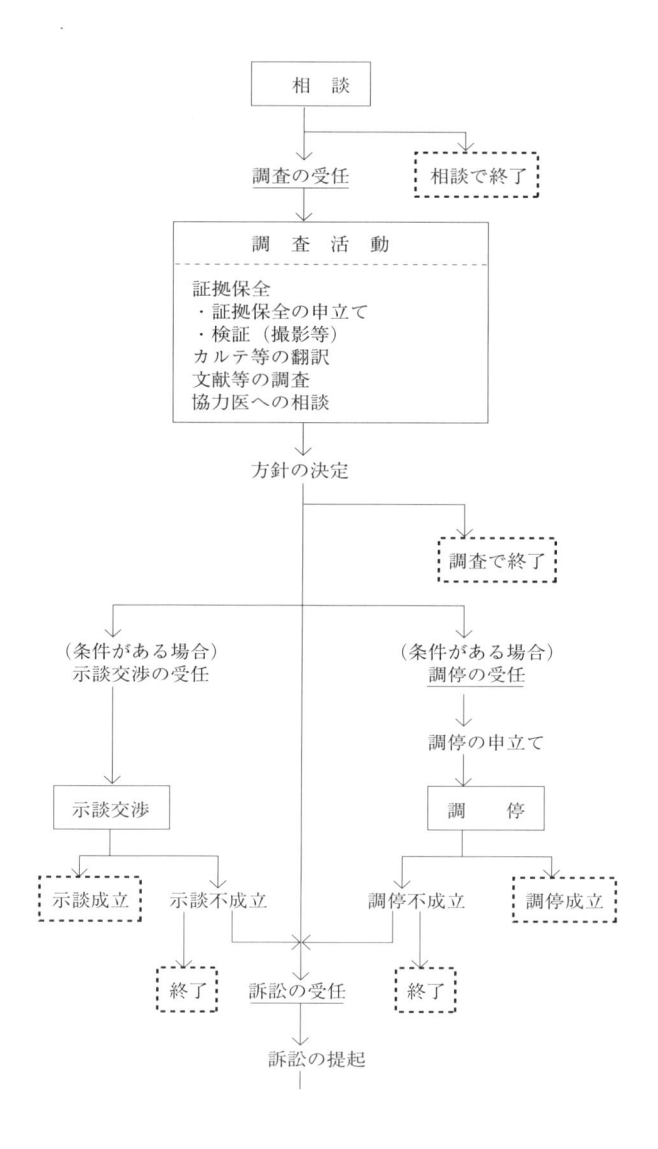

```
              相　談
                │
        ┌───────┴───────┐
     調査の受任         相談で終了
        │
   ┌────┴────┐
   │ 調 査 活 動 │
   ├─────────┤
   │証拠保全     │
   │・証拠保全の申立て│
   │・検証（撮影等）│
   │カルテ等の翻訳│
   │文献等の調査 │
   │協力医への相談│
   └────┬────┘
        │
     方針の決定
        │
   ┌────┼────────┐
   │    │     調査で終了
   │    │
（条件がある場合） （条件がある場合）
 示談交渉の受任    調停の受任
   │            │
   │         調停の申立て
   │            │
  示談交渉        調　停
   │            │
 ┌─┴─┐       ┌─┴─┐
示談成立 示談不成立 調停不成立 調停成立
         │       │
         └───┬───┘
           訴訟の受任
             │
           訴訟の提起
```

示談不成立 → 終了
調停不成立 → 終了

188

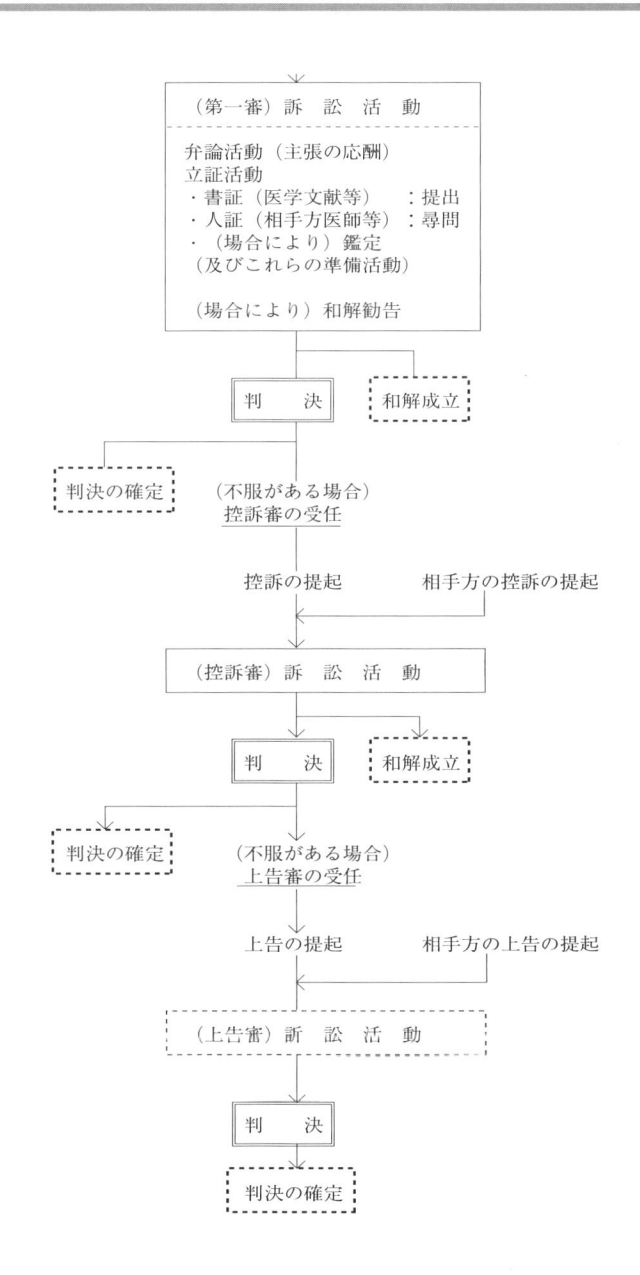

```
                    ↓
    ┌─────────────────────────────────┐
    │   (第一審) 訴 訟 活 動            │
    │ ─────────────────────────────── │
    │ 弁論活動（主張の応酬）            │
    │ 立証活動                         │
    │ ・書証（医学文献等） ：提出       │
    │ ・人証（相手方医師等）：尋問      │
    │ ・（場合により）鑑定              │
    │ （及びこれらの準備活動）          │
    │                                 │
    │ （場合により）和解勧告            │
    └─────────────────────────────────┘
                    ↓
              ┌─────────┐    ┌ ─ ─ ─ ─ ┐
              │ 判  決  │    │ 和解成立 │
              └─────────┘    └ ─ ─ ─ ─ ┘
            ↙           ↓
    ┌ ─ ─ ─ ─ ┐   （不服がある場合）
    │判決の確定│    控訴審の受任
    └ ─ ─ ─ ─ ┘
                    ↓
              控訴の提起    相手方の控訴の提起
                    ↓      ↙
    ┌─────────────────────────────────┐
    │   (控訴審) 訴 訟 活 動            │
    └─────────────────────────────────┘
                    ↓
              ┌─────────┐    ┌ ─ ─ ─ ─ ┐
              │ 判  決  │    │ 和解成立 │
              └─────────┘    └ ─ ─ ─ ─ ┘
            ↙           ↓
    ┌ ─ ─ ─ ─ ┐   （不服がある場合）
    │判決の確定│    上告審の受任
    └ ─ ─ ─ ─ ┘
                    ↓
              上告の提起    相手方の上告の提起
                    ↓      ↙
    ┌ ─ ─ ─ ─ ─ ─ ─ ─ ─ ─ ─ ─ ─ ─ ─ ┐
    │   (上告審) 訴 訟 活 動           │
    └ ─ ─ ─ ─ ─ ─ ─ ─ ─ ─ ─ ─ ─ ─ ─ ┘
                    ↓
              ┌─────────┐
              │ 判  決  │
              └─────────┘
                    ↓
            ┌ ─ ─ ─ ─ ┐
            │判決の確定│
            └ ─ ─ ─ ─ ┘
```

東京地裁の場合は6,400円である。

■訴訟用印紙額

訴　　　　　　　額	印　紙　額
300,000 円　　　　　　　　　　までの部分	50,000 円までごとに　　500 円
300,000 円を超え　　1,000,000 円までの部分	50,000 円までごとに　　400 円
1,000,000 円を超え　　3,000,000 円までの部分	100,000 円までごとに　　700 円
3,000,000 円を超え　　10,000,000 円までの部分	200,000 円までごとに　　1,000 円
10,000,000 円を超え　　100,000,000 円までの部分	250,000 円までごとに　　1,000 円
100,000,000 円を超え　1,000,000,000 円までの部分	1,000,000 円までごとに　　3,000 円

※10億円を超える場合は省略する。

※控訴の場合は訴訟の提起の場合の1.5倍、上告の場合は訴訟の提起の場合の2倍である。

速算式

訴　　　　　額	印　紙　額
300,000 円までの場合	50,000 円ごとに切り上げた額÷10,000×100円
300,000 円を超え 1,000,000 円までの場合	（50,000 円ごとに切り上げた額÷10,000×80円）＋　600 円
1,000,000 円を超え 3,000,000 円までの場合	（100,000 円ごとに切り上げた額÷10,000×70円）＋1,600 円
3,000,000 円を超え 10,000,000 円までの場合	（200,000 円ごとに切り上げた額÷10,000×50円）＋7,600 円
10,000,000 円を超え 100,000,000 円までの場合	（250,000 円ごとに切り上げた額÷10,000×40円）＋17,600 円
100,000,000 円を超え 1,000,000,000 円までの場合	（1,000,000 円ごとに切り上げた額÷10,000×30円）＋117,600 円

計算例

訴　　　額	印　紙　額
1,000,000 円	8,600 円
5,000,000 円	32,600 円
10,000,000 円	57,600 円
50,000,000 円	217,600 円
100,000,000 円	417,600 円
200,000,000 円	717,600 円

②その他の実費

　訴訟を遂行するうえで、コピー代（準備書面、書証等）、通信費、交通費、尋問調書等謄写費用などかかるが、多額となるのは、鑑定を実施する場合の鑑定費用である（一概にいえないが、少なくとも50万円程度かかる場合があり、実施する前に裁判所に納めなければならない。双方申請の場合には折半となることが多い）。

　また、訴訟中でも協力医に意見を聞く必要があり、その場合には謝礼を支払う必要がある（相談時間や内容等によるが、1回3〜5万円）。

③弁護士報酬

　弁護士報酬（着手金・報酬金）は、弁護士会の報酬会規（たとえば、第二東京弁護士会「報酬会規」＜ http://www.dntba.ab.psiweb.com/houshuu/houshuukaiki.html ＞参照）による。着手金は事件の対象の経済的利益の額を基準とし、報酬金は委任事務の処理により確保した経済的利益の額を基準として計算する。

　経済的利益の額に応じた着手金・報酬金の「標準額」は、以下の計算表のようになる。なお、「事件の内容」により、「標準額」を30％の範囲内で増減できることになっている。

　医療事故訴訟は、弁護士が費やすべき時間や労力が多くなることが多いこと、一

定の専門的知識や経験が必要になること、いろいろな必要性から複数の弁護士で受任することが多いことなどは、「標準額」を増額する要因であろう。

ただし、患者側で医療事故訴訟を担当する弁護士は、提訴する価値がある事件について経済的理由から提訴されないことを避けたいと考える場合が多いと思われる。

したがって、経済的な困難がある場合には、着手金を分割払い（たとえば、着手金の一部の支払時期をボーナス時期とするなど）にしたり、着手金の一部を報酬金でまかなう扱いにしている例もある。

ただし、訴訟の提起は弁護士にとっても当事者にとってもひとつの大きなけじめと認識すべきであろうから、着手金は一定のまとまった金額であるほうが基本的に望ましいといえよう（やむをえない場合には、月額定額制なども考えられよう）。

なお、着手金・報酬金以外に、事件を処理するにあたって弁護士が出張する場合は、一般に日当が必要である。日当の額は移動の時間により半日（往復2時間を超え4時間まで）3万円以上5万円以下、1日（往復4時間を超える場合）5万円以上10万円以下となっているが、協議のうえ適正妥当な範囲内で増減することができる。

■弁護士費用（民事事件の着手金・報酬金）

速算式

経済的利益	着手金の標準額	報酬金の標準額
3,000,000円以下の場合	8％	16％
3,000,000円を超え30,000,000円以下の場合	5％＋90,000円	10％＋180,000円
30,000,000円を超え300,000,000円以下の場合	3％＋690,000円	6％＋1,380,000円
300,000,000を超える場合	2％＋3,690,000円	4％＋7,380,000円

※事件の内容等により、上記標準額を30％の範囲内で増減額することができる。
※着手金の最低額は10万円である。

計算例

経済的利益	着手金の標準額	報酬金の標準額
1,000,000 円	100,000 円	160,000 円
5,000,000 円	340,000 円	680,000 円
10,000,000 円	590,000 円	1,180,000 円
50,000,000 円	2,190,600 円	4,380,000 円
100,000,000 円	3,690,000 円	7,380,000 円
200,000,000 円	6,690,000 円	13,380,000 円

6.1.2 法律扶助・訴訟上の救助

＜主要参考文献：法律扶助・訴訟上の救助＞
☆山口健一「法律扶助・訴訟救助」畔柳ほか編・実務（1996）38頁、対処法（1993）39頁
［増田聖子］

先に述べたように、裁判には少なからぬ費用がかかる。その費用の負担が困難な人を援助する制度として、法律扶助協会の法律扶助、裁判所の訴訟上の救助の制度がある。

(1) 法律扶助

法律扶助協会の民事法律扶助の制度は、資力が乏しい人に訴訟、調停などの裁判費用を立て替えて援助する制度である（たとえば、法務省人権擁護局「法律扶助制度の概要」＜http://www.moj.go.jp/JINKEN/jinken22.htm＞参照）。要件としては、次の2つがある。

なお、民事法律扶助法案が成立すると（2000年内の施行がめざされている）、扶助の内容等は充実するものと予想される。また、扶助事業への政府の補助金は、2000年度には1999年度の約4倍である22億円弱が計上される計画である（しかし、諸外国に

比べれば、まだまだ非常に低額である)。

①資力基準：自分で費用が負担できないこと

賞与も含んだ月収（手取り）の目安は次のとおりである。

月収（手取り）

単身者	18万2000円以下
2人家族	25万1000円以下
3人家族	27万2000円以下
4人家族	29万9000円以下

なお、これを上回る場合でも、家賃、住宅ローン、医療費等の出費がある場合は考慮される。

②事件の内容：勝訴の見込みがあること

審査により扶助決定がなされると、協会では訴訟費用（実費を含む）および弁護士着手金を定め、立て替えて支出する（なお、保証金や弁護士報酬金も立替えの対象になりうる）。

立替金は、原則として、法律扶助の決定がされた翌月から割賦で返還するが、生活保護を受給されているような事情で返還が困難な場合は、返還を猶予または免除する制度もある。

なお、法律扶助が決定された訴訟事件については、受任弁護士は原則として、裁判所に対して、訴訟上の救助の申立て（民事訴訟法82条）をしなければならない。

各地の法律扶助協会支部窓口に「法律扶助申込書」が備えてあり、事件の関係書類・住民票・資力を証明するもの等を添付して申し込むことになる。

(2) 訴訟上の救助

裁判所は、勝訴の見込みがないとはいえないとき、

①訴訟の準備および追行に必要な費用を支払う資力がない者または、

②その支払いにより生活に著しい支障を生じる者

に対して、申立てにより、訴訟上の救助の決定をすることができる（民事訴訟法82条1項）。

経済的な理由から、裁判を受ける権利（憲法32条）が害されることのないように設けられた制度である。

訴訟上の救助の決定の効果の主なものは、裁判費用の支払いの猶予（民事訴訟法83条1項）であり、原告の場合には訴状に貼付する印紙を貼付しなくても、訴状を受理してもらえることになる。あくまで、支払いの猶予であるから、終局判決で訴訟費用の負担を命じられれば、支払わなくてはならない。

注意しなければならないのは、訴訟上の和解の場合である。「訴訟費用は各自の負担とする」という和解条項を入れる場合が多いが、訴訟上の救助を受け、印紙の貼付等が猶予されている場合にこのような条項を入れると、和解成立後に印紙の貼付等が求められることになる。受任弁護士としては、印紙代等の負担を含めて和解内容を依頼者に説明し理解を得る必要がある。

6.1.3　訴訟委任契約書

依頼者から訴訟を委任された場合、受任弁護士は、依頼者に対して、受任の範囲、訴訟の見通し、依頼者が負担する費用等を、十分説明し納得を得たうえで、きちんと書面化するよう努めなければならない。

■書式―訴訟委任契約書の例

```
              医 療 事 件 委 任 契 約 書

    契 約 日     ２０（平成　）年　　月　　日
    委任者（甲）　○○市○○
                        ○  ○  ○  ○
                        ○  ○  ○  ○
```

受任者（乙）　東京都○○区○○　　　　　○○ビル
　　　　　　　　　　○○○○法律事務所
　　　　　　　　　　弁　護　士　　○　　○　　○　　○
　　　　　　　　　　東京都○○区　　　　　　○○ビル
　　　　　　　　　　○○○○法律事務所
　　　　　　　　　　弁　護　士　　○　　○　　○　　○

　甲及び乙は、本日、以下のとおり委任契約を締結したので、本契約書2通を作成し、甲及び乙が各1通を保持する。

Ⅰ　委任内容
　　　（相 手 方）○○
　　　（手　　続）損害賠償請求事件　（審級－第1審）
　　　　　　　　　（甲の○○についての損害賠償請求）

Ⅱ　弁護士費用等
　1．着　手　金
　　　（金　　額）金　　　　,　　　,000円　（なお、報酬金の項参照。）
　　　　　　　　　（消費税を含む。以下同様）
　　　（支払方法）　　年　　月　　日限り　金　　　,　　　,000円
　　　　　　　　　　　年　　月　　日限り　金　　　　,000円
　　　　　　　　　　　年　　月　　日限り　金　　　　,000円
　　　　　　　　　　　年　　月　　日限り　金　　　　,000円
　2．報　酬　金
　　　（金　　額）成功金額を基礎として、○○弁護士会弁護士報酬会規に基づき計算するものとし、同会規が困難度等を考慮して標準額を30％増額できるとしていることに基づき、標準額の130％の額とする（なお、弁護士2名分の合計額である）。
　　　　　　なお、受領ずみの着手金の総額が、成功金額を基礎として同会規に基づく着手金の標準額の130％の額を下回るときは、その差額を報酬金に付加する。

（支払方法）上記の手続における成功時
　　　　　　　（なお、上訴審手続を受任する場合は、上訴審手続における成功時）
　3．日　　当
　　（金　　額）上記報酬会規による。
　　（支払方法）協議して定める。
　4．実　　費
　　概算額を予め預る。
　　なお、着手にあたり、以下の金額を預る。
　　　　　　　年　月　日限り　金　　　　,000円
　5．なお、上訴審手続につき委任契約が成立した場合において着手金について別段の合意をしなかったときは、以上の定めを上訴審手続について準用する。

Ⅲ　その他の約定
　1．上記委任内容の処理に関連して、上記手続以外の手続が必要になったときは、甲及び乙が別途協議する。
　2．乙は、適宜乙の事務所等の弁護士・事務員その他の者に事件を処理又は補助させることができる。
　3．甲は、乙に対し、事件に関する一切の証拠を提示し、事件の処理に関して積極的かつ全面的に協力し、乙は、誠実に事件を処理するものとする。
　　なお、訴訟のための活動のうち甲にとって可能なことは甲自らが行う。
　4．甲は、乙に対し、予め又は乙の請求があり次第、次の各実費を支払うものとする。
　　（1）書類作成費・謄写料・貼用印紙代・予納郵券代等
　　（2）保証金・予納金等
　　（3）旅費・宿泊料・交通通信費等
　5．甲が、乙の承諾なしに事件を和解・示談・取下げ等により終了させたとき、正当な理由なしにこの契約を解約したとき又は甲の責任により事件の処理を不能にしたときは、乙は、○○弁護士会弁護士報酬会規に基づき、報酬金の全額を、甲に対し請求できる。
　6．甲が弁護士報酬を支払わないときは、乙は、甲からの預り金と弁護士報酬とを相殺することができる。
　7．甲及び乙は、相手方がこの契約に違反したとき又は著しい不信行為をしたときは、

> いつでも将来に向かってこの契約を解除することができる。
> 8．前項によりこの契約が解除されたときは、甲及び乙は、遅滞なく債権債務（着手金については、受領ずみのものは返還しない。報酬金については、第5項に該当するときは同項による。）を精算し、契約の終了に伴なう必要な措置を講じることができる。
> 9．この契約に関連して生ずる甲乙間のすべての紛争は、訴訟手続によらず、○○弁護士会において、同会の紛議調停委員会が選定する3名の委員の仲裁手続によって解決するものとする。
> 10．本契約に定めない事項については、すべて○○弁護士会弁護士報酬会規によるものとする。
>
> 　　　　　　　　　　　　　　　　　　　　　　　　　　　　　　　　以上

6.2　訴状＜原告・被告・裁判所＞

　＜主要参考文献：訴訟の提起＞
　☆森谷和馬「医療事故訴訟の提起」畔柳ほか編・実務（1996）31頁、対処法（1993）142頁
　　［野田弘明］、加藤・過誤（1992）109頁
　◇米田・紛争69頁、畔柳・研究（1987）37頁

　訴えを提起するためには、訴状に、原告・被告を明示し、請求の趣旨および請求の原因（過失等の責任、因果関係、損害）を記載し、添付書類とともに、管轄権ある裁判所に提出することになる。以下、項目を分けて述べる。

6.2.1　原告の確定

　医療機関の行為（不作為を含む）により、損害が発生し、被害者が損害賠償を請求する場合の法的構成としては、後述のように、不法行為構成と債務不履行構成とに大別され、各々の場合に原告となりうる者が異なる。
　まず、不法行為の場合には、①被害者本人、②近親者（民法711条）、③遺族（相続

人）が原告となりうる。

　これに対して、債務不履行の場合には、通常は診療契約（準委任契約）の当事者が原告となる。

◆**被害者・原告からのアドバイス**◆——弁護士との委任契約

　弁護士会が定める民事事件の弁護士報酬基準は、委任時に支払う「着手金」と、事件解決後に支払う「報酬金」に分かれており、その割合は1：2になっています。報酬基準によると、経済的利益が3,000万円以上3億円未満の場合、着手金が3％＋69万円、報酬金が6％＋138万円になります。さらに「事件の内容により、30％の範囲内で増減額することができる」ことになっています。

　医療事故訴訟は、弁護士一般の専門知識を超えた能力が要求されるので、報酬基準より高い報酬を支払うことに異存はありませんでした。しかし、取れると決まっていない請求金額の3％＋69万円を着手金として支払うことに抵抗を感じました。逆に弁護士としては、「ある程度の着手金を確保しないと、最悪の場合、ただ働きになってしまう。しかし、クライアントの状況を考えると、高額の着手金を取るのは憚られる」というジレンマが存在します。

　そこで、お互いに納得のいく支払方法を協議した結果、以下の内容を委任契約書に織り込むことで合意しました。
・成功報酬を20％。着手金なし。
・活動費として年間60万円支払う。5年経過しても委任業務が完了しない場合、活動費の金額を見直す。
・委任業務完了時、成功報酬から活動費を差し引いた金額を支払う。ただし、成功報酬が活動費の合計に満たない場合、払い戻しなし（つまり弁護士は活動費が保証される）。

委任契約書には、さらに以下の2項を追加しました。
・弁護士は、クライアントに毎月末、進捗を報告する。
・弁護士が健康上等の理由により、委任業務の遂行が困難になった場合、代わりの弁護士を紹介する。

　弁護士委任契約に、毎月の報告を義務づけていることを他の弁護士に話すと、皆さん驚かれます。それだけ、毎月ひとりのクライアントに報告することが困難なほど、多忙なようです。しかし、「隔月であれば可能」と答える弁護士が多数ですので、報告頻度について弁護士と相談なさってはいかがでしょうか。

（あ）

診療の開始時において患者が未成年者である場合は、未成年者自身が診療契約を締結した場合（で、親権者等が取り消さず、または追認したとき）や親権者等が法定代理権に基づき診療契約を締結した場合があろう。いずれにしても、診療契約の当事者は未成年者となる。

　訴え提起時に被害者が未成年者である場合は、原告本人として未成年者を表示するとともに、「法定代理人親権者」などを表示することになる。

　診療の開始時に患者が意識不明である場合などは、第三者のためにする契約に基づく診療行為であったり、事務管理に基づく診療行為であったりするであろう。

　訴え提起時において、患者に意思能力がない場合などがある。特に、医療事故によって植物状態になったなどの場合が問題になる。

　1999（平成11）年の民法の一部改正（遺言の方式に関する改正規定を除き、2000〔平成12〕年4月1日から施行）により、従来の禁治産および準禁治産の制度が後見および保佐の制度に改められ、また、新たに軽度の精神上の障害のある者を対象とする補助の制度が創設された。なお、あわせて、任意後見契約に関する法律が制定された（2000年4月1日から施行）（以上につき、たとえば、法務省民事局「成年後見制度等関連四法の概要」＜http://www.moj.go.jp/TOPICS/topics26.htm＞、ジュリ1172号（2000）「特集・新しい成年後見制度」など参照）。

　改正民法の下では、精神上の障害により判断能力を欠く常況にある者については、一定の者の請求により「後見開始の審判」を得て、「成年被後見人」の法定代理人として「成年後見人」が選任される。

　訴えの提起時には、原告本人の表示とともに、「法定代理人成年後見人」の表示をすることになる。

　なお、従来の禁治産制度の下でも、本来は禁治産宣告を得て後見人の選任がなされる必要があったが、禁治産宣告を得ることについてのイメージの悪さや心理的抵抗感などがあり、また宣告までに時間もかかることから、実際には被害者および被

害者の法定相続人となりうる者全員を原告にして提訴する例（法定相続人となりうる者が、被害者の死亡に比肩すべき場合の親族固有の慰謝料を請求する形）があった。

このように、訴え提起の段階では、被害者について家庭裁判所に禁治産宣告の申立てをすることまでは必ずしも厳格に要求されていなかったが、判決や和解など最終段階までには、本来は法的手当が必要である。

和解の場合には、相手方に特に異議がなければ、意思能力のない者（および推定法定相続人全員）の名前のまま、和解を成立させる例があるが、これは、推定法定相続人全員が和解に参加しているところがミソで、事実上紛争の終局的解決と同視できるという考慮であろう。

同様に、意思能力ない者の名前のまま（禁治産宣告を経て後見人を選任せずに）判決まで出た例もあるようであるが、おそらく、実際上当事者のどちらからも控訴されないことが見込まれるケースだったのであろう。

しかし、控訴があることが必至の事件であれば、裁判所も、手続を重視して、禁治産宣告を得ることをその段階で勧めていたのではないかと思われる。

なお、証拠保全の申立てについては意思能力に問題のない親族の1人（配偶者など）が申立人になることで格別の問題は生じない。

6.2.2　被告の確定

　　＜主要参考文献：被告の確定＞
　　○森谷和馬「医療事故訴訟の提起」畔柳ほか編・実務（1996）31頁、加藤・過誤（1992）112頁、鈴木利廣「医療過誤事件における訴訟技術」判タ624号（1987）65頁

不法行為構成の場合には、担当医師を被告とすることができ、また医療機関も被告とすることができる（民法715条の使用者責任。なお、法人の不法行為という把握もある）。

これに対して、債務不履行構成の場合には、診療契約の締結者である医療機関（開設者）が被告となり、担当医師（勤務医の場合）は、被告の履行補助者として位置

づけられる。

　被告を誰にするか、医療機関のみを被告にするか、担当医師なども被告にするか問題となる。

　従来は、医療機関のみを被告にすれば足りるとの考えがあった。その理由としては、①医師賠償責任保険の普及で、通常は、医療機関のみで資力が十分であること、②医療機関が診療契約の相手方であること、③複数の被告の場合責任原因が複雑であること、④担当医師が「証人」の場合には偽証罪（刑法169条）による刑事制裁があること、⑤担当医師の個人的落度の背景に構造的要因がある場合があることなどがあった。

　しかし、(1)医師個人でしか医師賠償責任保険に加入していない場合があること（法人を被告として訴訟を提起したケースで、被告側から保険との関係で医師個人を被告とする訴訟を別途提起することを求められた例もある）、(2)損害賠償請求額が1億円超の場合で保険支払限度額が1億円の場合、損害の塡補のためには医師個人を訴えざるをえない場合があること、(3)医師個人の責任も明確化すべき場合があることなどから、医師も被告に加えるべき場合もあろう。

◆被害者・原告からのアドバイス◆——提訴地をどこにするか

　あなたが実家から離れて暮らしており、実家に住む家族が医療事故にあった場合、提訴地をどちらにすべきか考える必要があります。

　医療事故が発生した地域の裁判所に提訴するほうが、社会に医療の危険さを喚起する目的は達せられるでしょうし、裁判傍聴支援を求めるのも簡単です。しかし、地方の場合、医療事故訴訟を受けてくれる弁護士は限られます。

　地方で弁護士を見つけられない場合、あなたが住む地域で弁護士を探すことになります。その場合、実家の地域の裁判所に提訴すると、弁護士の移動にかかる費用（交通費、日当など）がかさむことになります。

　経済的に無理な場合は、医療事故が発生した地域の弁護士に依頼し、その地域の裁判所に提訴することを勧めます。

（あ）

6.2.3 裁判所の確定（管轄）

　被告の所在地の管轄裁判所に提訴できる（民事訴訟法4条1項）ほか、損害賠償債務が持参債務であり義務履行地が原告の住所地であることから原告の住所地の管轄裁判所にも提訴できる（民事訴訟法5条1号、民法484条など）。

　なお、たとえば、原告の住所地も被告の所在地も東京都の近県などである場合で原告代理人の事務所が東京都のときなど、東京地方裁判所に提訴したいと思うことがあろう。被告が選任する代理人弁護士の事務所が東京都の場合などは、被告側としても東京地方裁判所での審理を希望する場合がある。このような場合、東京地方裁判所で審理が行われれば、期日が入りやすくなって、訴訟進行が迅速になる面がある。したがって、提訴前に被告側の意向その他を打診して、合意管轄が成立する余地を考慮してみることも考えられる。また、応訴管轄も生じる場合もあるだろう。

　また、原告によっては、法廷に可能な限り出席したいとの意向を持っている場合もあるので、提訴裁判所については、原告本人の便宜や意向も十分に考慮する必要があろう。

　なお、2001年1月から訴訟書類は、A4判横書きになる。

■書式―訴状の例

```
                    訴　状

        〒〇〇〇－〇〇〇〇
                  〇〇県〇〇市〇〇町〇番〇号
                     原　告　甲　野　小太郎
                  同所
                     〇〇〇〇法定代理人親権者父兼
                     原　告　甲　野　太　郎
                  同所
```

　　　　　　　　　　　　　　○○○○法定代理人親権者母兼
　　　　　　　　　　　　　　原　告　甲　野　花　子
　　　　（送達場所）
　　　　〒○○○-○○○○
　　　　　　　　　　　　　　○○県○○市○○町○番○号
　　　　　　　　　　　　　　○○法律事務所
　　　　　　　　　　　　　　　電　話　　○○○○-○○○○
　　　　　　　　　　　　　　　ＦＡＸ　　○○○○-○○○○
　　　　　　　　　　　　　　原告ら３名訴訟代理人
　　　　　　　　　　　　　　　　弁護士　　○　　○　　○　　○
　　　　　　　　　　　　　　　　弁護士　　○　　○　　○　　○

　　　　〒○○○-○○○○
　　　　　　　　　　　　　　○○県○○市○○町○番○号
　　　　　　　　　　　　　　被　告　医療法人社団　乙会
　　　　　　　　　　　　　　代表者理事長　　○○○○
　　　　〒○○○-○○○○
　　　　　　　　　　　　　　○○県○○市○○町○番○号
　　　　　　　　　　　　　　被　告　丙　山　一　夫

損害賠償請求事件
　　　訴訟物の価額　金１億８８００万円
　　　貼用印紙額　　金６８万１６００円

　　　　　　　　　　　　請求の趣旨
１　被告らは、各自原告甲野小太郎に対し、金１億７７００万円、同甲野太郎、同甲野花子に対し、各金５５０万円、及びこれらに対する１９９７年２月２６日から支払済みまで年５分の割合による金員を支払え。
２　訴訟費用は被告の負担とする。
　　との判決並びに仮執行の宣言を求める。
　　　　　　　　　　　　請求の原因

第1　当事者
1　原告甲野小太郎（以下「小太郎」という）は、1997年2月26日、原告甲野太郎（以下「太郎」という）、原告甲野花子（以下「花子」という）の長男として出生した。
2　被告医療法人社団乙会（以下「被告法人」という）は、肩書地に乙川産婦人科病院を設置している医療法人である。
3　被告丙山一夫（以下「被告医師」という）は、乙川産婦人科病院に勤務する医師である。

第2　入院に至る経過
1　花子は、妊娠に気づき、1996年6月20日、乙川産婦人科病院で、被告医師の診療を受け、その後、同病院で受診していた。
　　妊娠の経過は良好で、出産予定日は、1997年2月14日であった。
2　花子は、予定日を過ぎた同月25日（妊娠41週4日）午前9時ころ、乙川産婦人科病院に検診を受けに行ったところ、被告医師から、分娩誘発剤による出産を勧められ、同日午後5時ころ、同病院に入院した。
3　入院時、被告医師は、花子に対して、分娩誘発剤に関する説明をせず、また、子宮頸管が熟化しているかなど、分娩誘発に適する状態にあるかどうか診察しなかった。
4　被告は、同日午後5時10分ころ、花子の子宮頸管を拡張するためにラミナリア（頸管内に一昼夜も挿入しておくと、水分を吸収して数倍に太くなり、漸進的に頸管を拡張するものである）を挿入した。

第3　出産当日（2月26日）の状況
1　花子の陣痛は、2月26日午前5時ころから約5分の間隔で規則的になった。
2　午前7時30分、花子は、看護婦の指示により、陣痛促進剤であるプロスタグランディンを1錠服用した。
3　午前8時30分、花子は、看護婦の指示により、プロスタグランディン2錠目を服用した。
　　その後、花子は分娩台に上がり、被告医師は分娩監視装置を作動させた。
4　午前9時30分、被告医師は、花子の子宮頸管に挿入していたラミナリア6本を抜去した。

5 午前9時40分ころ、被告医師は、陣痛を誘発し子宮頚管を拡張するため、メトロリインテル（空虚なゴム球を子宮頚管より子宮腔内に挿入したのち、ゴム球内に滅菌生理食塩水を注入して充満させる方法。子宮下部に器械的な刺激を与えて陣痛を誘発し、頚管を拡張するもの。ゴム球をメトロリインテルという）を挿入するとともに、花子にプロスタグランディン3錠目を服用させた。
6 午前10時30分ころ、花子の子宮頚管に挿入されていたメトロリインテルが自然に抜け出るとともに、破水した。なお、子宮口は6センチメートルまで開大していた。
7 午前11時ころ、隣の分娩台に他の産婦が来た。被告医師は分娩を介助し、午後1時ころ、その産婦は出産した。
8 午後0時35分ころ、花子は、看護婦の指示により、プロスタグランディン4錠目を服用した。
9 午後1時35分ころ、花子は、看護婦の指示により、プロスタグランディン5錠目を服用した。
10 午後2時15分ころ、被告医師は、看護婦に指示し、5％ブドウ糖液500ミリリットルに陣痛促進剤であるオキシトシン1アンプルを混入させたものを花子に点滴投与させた。
11 午後2時45分、花子の子宮口は全開大となった。その時から6分間、胎児心拍数が毎分100以下の高度徐脈の状態が続いた。
12 午後2時50分ころ、被告医師は、看護婦に指示して、花子に対して、酸素5リットルを投与したが、午後3時5分、その投与を中止し、分娩室から出ていった。
13 午後3時30分から約3分間、午後3時50分からは約3分間、胎児心拍数が毎分100以下の高度徐脈となったが、看護婦が花子に酸素5リットルを投与するのみでオキシトシンの点滴を午後3時55分まで中止しなかった。
14 その後も、午後4時から10分間胎児心拍数が毎分100以下の高度徐脈の状態が続き、午後4時15分ころには、数回、午後4時35分から約6分間、午後4時45分からは反復して変動一過性徐脈があらわれた。
15 そして、午後5時ころからは遅発一過性徐脈が分娩まで続いた。
16 午後5時15分になり、被告医師が入室し、分娩を介助したが、児はなかなか娩出されず、被告医師が馬乗りになって、花子の下腹部を押し続け、午後6時15分、小太郎が出生した（出生時体重3120グラム）。小太郎は産声を上げず、ぐったりした状態で、羊水の混濁がかなりあった。

被告医師は、慌ただしく、丁大学Ａ病院に応援の医師を要請するとともに、人工呼吸等を行っていた。
17 午後６時４０分、丁大学Ａ病院から救急車が到着し、小太郎は、同病院に搬送された。午後１０時ころ、同病院新生児科のＢ医師は、太郎に対して、「肺の洗浄を行った。鼻から管で酸素を送っている」と述べた。

第４ 後遺障害の発生
 1 小太郎は、同年３月３１日、同病院を退院したが、同年７月末になっても、首がすわらず、１日に２０回位、首をガクンとさせていたため、同年１０月１５日、Ｃ病院脳神経外科のＤ医師の診察を受けたところ、痙攣であり、入院治療を要するとされた。
 2 同月１６日、小太郎は、Ｃ病院に入院し、ＣＴ検査を受けたところ、脳萎縮との診断を受け、花子は、同病院のＤ医師から「生まれたときの状態が悪かったので、こうなったと思う」との説明を受けた。
 3 小太郎は、同年１２月２０日、同病院を退院したが、その後も通院治療を継続、１９９８年３月３０日には、筋肉痙縮等の症状が出たため同年４月１５日まで再度同病院で入院治療を受けた。
 4 小太郎は、「脳性麻痺、精神運動発達遅滞、てんかん」と診断され、１９９８年４月１５日、○○県から身体障害者等級表による級別一級の脳性麻痺（以下「本件障害」という）として身体障害者手帳の交付を受けている。

第５ 被告らの責任
 1 分娩誘発に関する注意義務違反
 （１）分娩誘発は、本来生理的なものである分娩発来、分娩進行に人工的に介入するわけであるから、その適用にあたっては、母体、胎児の状態を十分に把握し、慎重に実施すべきである。
　　　そして、オキシトシン、プロスタグランディンともに子宮収縮剤としての性格上、過量投与により過強陣痛を惹起し、その結果胎児徐脈、胎児仮死が発生することがあるので、感受性に個体差があることを常に念頭において、薬剤投与中は、陣痛、児心音を連続監視すべきである。
　　　また、プロスタグランディンの経口投与（通常１クール、１錠１時間間隔で、総量４～６錠《２～３㎎》を内服投与する）による分娩誘発では、オキシトシン等の

点滴注射法に比べ調節性に乏しいので、投与開始後、陣痛誘発効果が認められたときには、投与を中止して経過を観察し、盲目的な一律の投与は避けること、プロスタグランディンとオキシトシン等との同時併用法は相乗効果で過強陣痛を招きやすいので、併用しないこととされている。

（2）しかるに、被告医師は、分娩誘発上の注意義務に違反し、花子の頚管成熟度等を調べることなく、分娩誘発を実施し、１９９７年２月２６日午前７時３０分から午後１時３５分ころまでの間に、分娩誘発剤プロスタグランディンを５錠服用させたうえ、午後２時１５分、オキシトシンを点滴投与した。分娩誘発剤の過剰投与であり、分娩誘発上の注意義務に違反することは明らかである。

2　分娩監視上の注意義務違反

（1）分娩監視装置は、胎児心拍数及び陣痛計よりなり、連続的に胎児管理を行うことにより、胎児仮死の早期診断あるいは胎児仮死をきたしやすい合併症妊娠の胎児管理法として有用である。

　分娩監視記録上にみられる持続的な徐脈、遅発一過性徐脈（子宮収縮より遅れて徐脈が始まり、その最下点は子宮収縮のピーク点よりかなり遅れる）、高度変動一過性徐脈（徐脈の波形が子宮収縮ごとに変化するもので、最少心拍数が６０ｂｐｍ未満または徐脈持続時間が６０秒以上のもの）及び胎児心拍数基線細変動消失（胎児心拍数基線の振幅が基準心拍数から５ｂｐｍ以内の変動性になったとき）は、胎児仮死の判定要素として重要であり、胎児仮死の徴候が現れたならば、陣痛促進剤を投与していた場合の投与中止、母体の体位変換、母体に対する酸素投与などとともに、帝王切開等急速遂娩を考慮する必要がある。

　とくに、陣痛促進剤使用時には、過剰、誤量投与による過強陣痛や強直性子宮収縮のために子宮胎盤循環不全に陥り、胎児仮死や胎児死亡を引き起こすことがあり、また、オキシトシンの感受性は個人差が大きく僅少でも過強陣痛の起こる可能性があるので、少量から投与を開始し、分娩監視装置による継続的、厳重な監視が必要である。

（2）しかるに、被告医師は、このような分娩監視上の注意義務に違反し、第３で述べた通り、１９９７年２月２６日午後２時４５分から胎児心拍数が毎分１００以下の高度徐脈の状態が６分間続いたにもかかわらず、花子に酸素５リットル投与するのみで、オキシトシンの点滴投与を中止しなかった。そして酸素投与も、午後３時５分に中止してしまった。

また、午後５時１５分に被告が分娩室に入室するまでの間に、高度徐脈、変動一過性徐脈及び遅発一過性徐脈など、胎児仮死の兆候がみられたにもかかわらず、帝王切開等急速遂娩に踏み切ることなく、漫然経膣分娩による出産に委ねた。
　　その結果、午後２時４５分花子の子宮口が全開大になってから、午後６時１５分に児が娩出するまでの分娩第２期の所要時間が３時間３０分もかかり、陣痛促進剤の過剰投与によって生じた胎児仮死に対する処置上の過失により、小太郎に本件障害を負わせることとなった。

第６　被告らの責任の根拠
　１　被告医師の責任
　（１）被告医師は、業として医療行為に従事しており、業務上高度の注意義務が課せられている。
　（２）被告医師は、第５で述べた通り、過失ある診療行為により、原告小太郎に本件障害を生ぜしめた。
　（３）よって、被告医師は、民法７０９条により不法行為責任を負う。
　２　被告法人の責任
　（１）被告法人は、被告医師を雇用しているのであるから、民法７１５条により、被告医師の過失ある診療行為により原告らに生ぜしめた後述の損害を賠償すべき義務がある（使用者責任）。
　（２）被告法人は、１９９６年６月２０日、花子との間で、同人の妊娠・出産に関し、母体及び胎児・新生児の安全を確保するために必要な診療を給付することを内容とした準委任契約を締結した。
　　しかるに、履行補助者である被告医師は、第５で述べた通り、不完全な履行をなし、小太郎に本件障害を生ぜしめたのであるから、被告法人は債務不履行責任を負う。

第７　損害
　１　小太郎の損害合計　金１億７７００万円
　（１）逸失利益　金４３４１万５６６４円
　　　　第４・４で述べたように、小太郎（１９９７年２月２６日生）は、身体障害者等級表による級別１級の認定を受けているから、労働能力は１００パーセント喪失し

ている。１９９７年の賃金センサスの男子労働者全平均年収額である５７５万０８００円を基礎とし、就労可能年数を満１８歳から満６７歳までの４９年間として、中間利息年５パーセントの控除をライプニッツ方式で行うと、逸失利益は次のとおり金４３４１万５６６４円となる。

5,750,800 ×（19.2390 － 11.6895）＝ 43,415,664 円

（２）過去の介護料　金２１６万６０００円

後遺症１級の身体障害者手帳の交付を受けた１９９８年４月１５日から１９９９年４月１０日まで（３６１日）、１日あたり金６０００円として計算している。

（３）将来の介護料　金８５３４万３８６２円※１

満２歳の男性の平均余命は、７５・５４歳（１９９７年簡易生命表による）であるから、職業付添人による介護費用を１日あたり１万２０００円として、７５年に相当するライプニッツ係数である１９．４８４９により計算すると、次のとおり、金８５３４万３８６２円となる。

12,000 × 365 × 19.4849 ＝ 85,343,862 円※２

（４）後遺症慰謝料　金３０００万円

小太郎は、後遺症１級という重度の障害を負ったため、健康であれば、通常の人間が経験できるはずの喜びや楽しみを一生涯味わうことができなくなったのであるから、その精神的損害を慰謝するには少なくとも金３０００万円を必要とする。

（５）弁護士費用　金１６０７万４４７４円

原告らは、本件訴訟の遂行を弁護士に委任し、その報酬として報酬会規による報酬額を支払うことを約した。本件のような医療事件にあっては、事件遂行のうえで弁護士の存在は不可欠のものであり、小太郎に関しては、標準報酬額の内金１６０７万４４７４円（右１の（１）ないし（４）の合計額１億６０９２万５５２６円の約１割）を被告らに負担させることが相当である。

2　太郎及び花子の損害合計　各５５０万円

（１）慰謝料　各５００万円

太郎及び花子は、小太郎の法定代理人父、母として、本件障害の悲惨さに心を痛めている。太郎らは、障害を負った小太郎を育てていき、一生面倒を見ていかざるをえず、太郎らの精神的苦痛は筆舌に尽くし難く、小太郎の死亡にも比肩すべきものである。この精神的苦痛は少なくとも各々金５００万円を下回らない金額をもって慰謝すべきである。

※１　将来の介護料の１日あたりの金額および職業付添人の介護費用の計上時期については議論となりうる。
※２　請求金額を区切りのよい金額にするため、弁護士費用の額で調整している。

（2）弁護士費用　各50万円
　　　前記1（5）と同様に右慰謝料各500万円の1割である50万円
第8　結論
　よって、原告らは被告らに対し、不法行為に基づき（被告医療法人社団乙会に対しては予備的に債務不履行に基づき）、請求の趣旨記載のとおり、各損害金及びこれらに対する不法行為の日である1997年2月26日から支払済みに至るまで民法所定の年5分の割合による遅延損害金の支払を求める。

【証拠保全事件等の表示】
　　証拠保全をした裁判所　　〇〇簡易裁判所
　　事件番号　平成〇年（モ）第〇〇〇〇号

証拠方法

甲1　身体障害者手帳
甲2　診断書
甲3　母子手帳
甲4　医学文献
甲5　・
甲6　・
甲7　・

付属書類

1　戸籍謄本　　　　　　　　　　　　　　1通
2　資格証明書　　　　　　　　　　　　　1通
3　訴訟委任状　　　　　　　　　　　　　1通
4　甲号証写し　　　　　　　　　　　　各1通

　　　〇〇〇〇年〇月〇〇日
　　　　　　　　　　右原告ら訴訟代理人
　　　　　　　　　　　弁　護　士　　〇　〇　〇　〇
　　　　　　　　　　　弁　護　士　　〇　〇　〇　〇
　　〇〇地方裁判所　民事部　御中

6.3 訴状＜請求の趣旨＞

　不法行為構成でいくか債務不履行構成でいくかについて軽視できないものとして遅延損害金の問題がある。
　後述するとおり、不法行為による損害賠償債務は不法行為（損害の発生）の時から遅滞に陥る（最高裁第3小法廷昭和37年（1962年）9月4日判決（民集16巻9号1834頁、判タ139号51頁））。➡1 また、不法行為と相当因果関係に立つ損害である弁護士費用の賠償債務も、不法行為の時に遅滞になる（最高裁第3小法廷昭和58年（1983年）9月6日判決（民集37巻7号901頁、判時1092号34頁、判タ509号123頁））。➡2 さらに、同一事故により生じた同一の身体傷害を理由とする損害賠償債務は1個と解すべきであって、一体として損害発生時に遅滞に陥る（最高裁第2小法廷平成7年（1995年）7月14日判決（交民28巻4号963頁））。
　これに対し、債務不履行による損害賠償債務については、民法412条3項により、債権者から請求を受けた時から遅滞に陥るとされているからである。
　医療事故が起きてから提訴するまでには、証拠保全手続、調査、医師の責任の検討などでかなりの期間がかかることがある。そこで、遅延損害金の起算時期が違うと、損害額が大きくなればなるほど、遅延損害金の額に差が出てくることになる。
　したがって、本来は診療契約に基づく診療行為であるから、債務不履行構成のほうが理論的と思われるが、遅延損害金の起算時期との関係で、不法行為構成でも主張するほうがよい。
　請求の大きさとの関係で、第1次的請求が不法行為で、第2次的請求が債務不履行ということになろう。もっとも、時効期間との関係では、債務不履行に基づく請求のみにせざるをえないことがあろう。

➡1　最高裁第3小法廷昭和37年（1962年）9月4日判決（民集16巻9号1834頁、判タ139号51頁）の評釈
　　○枡田文郎＜最高裁調査官＞・最判解104ほか
➡2　最高裁第3小法廷昭和58年（1983年）9月6日判決（民集37巻7号901頁、判時1092号34頁、判タ509号123頁）の評釈
　　○加藤和夫＜最高裁調査官＞・最判解22ほか

6.4 訴状＜請求の原因（責任論）＞

請求原因の書き方としては、なるべく項を分け、被告が争う可能性がなさそうな部分とそうではない部分との区別、事実関係の部分と医学的知見の部分との区別などを意識して書くほうが、被告の認否が概括的になりにくく、争点整理が迅速化されるので望ましい。

6.4.1 不法行為構成と債務不履行構成

＜主要参考文献：不法行為と債務不履行・診療契約論＞
☆森谷和馬「医療事故訴訟の提起」畔柳ほか編・実務（1996）31頁、対処法（1993）6頁［羽賀康子］
○塚原朋一「民事責任の構造――債務不履行構成と不法行為構成」山口ほか編・課題（1991）81頁、並木茂「医療過誤訴訟における債務不履行構成と不法行為構成」根本編・大系（1990）3頁、賀集唱「請求の構成と挙証責任及び訴訟指揮への影響」判タ・現状と展望（1989）3頁
□前田達明「医療契約について」京都大学法学部創立百周年記念論文集3巻（1999）75頁、判例ガイド（1996）23・36頁［植木哲］

(1) 主張立証責任

実際上はあまり差がない。

(2) 時　　効

期間の点で、債務不履行構成の方が原則として有利である（民法167条1項）。すなわち、民法167条1項によれば、消滅時効期間は10年となっているのに対し、不法行為の場合には3年（民法724条前段、被害者または法定代理人が損害および加害者を知りたる時より3年間）となっているからである。

(3) 遅延損害金との関係

前述のように不法行為構成のほうが有利である。

判決の場合には金額がかなり違ってくる。勝訴的和解の場合にも考慮の対象となりうる。

(4) 弁護士費用
債務不履行構成の場合でも認めるのが大勢であり、差はあまりない。

(5) 近親者の慰謝料
債務不履行構成の場合は認めない裁判例が多い。

(6) 複数の関与者
複数の者が関与して医療事故が発生した場合、不法行為構成の場合には共同不法行為（民法719条）が問題となるのに対し、債務不履行構成の場合には診療契約の当事者のみが債務不履行責任を負い、契約当事者でない医師、看護婦等は履行補助者となる。

6.4.2 過失（注意義務違反）の類型

医師の過失等を検討するにあたって、見落としを防いだり整理するためにも、「過失等チェックリスト」（89頁参照）等で検討するとよい。大きく分けて、(1)診断に関する問題、(2)治療に関する問題、(3)説明に関する問題に分けることができる。

(1) 診断に関する問題
そもそも最初の問診は十分であったのか、既に出ていた症状を見落としていないか、薬の服用状況、作用等についてきちんと把握していたかということなどである。また、必要な検査をきちんと行ったのか、かりにその検査を行ったとしても、検査のやり方は適切であったのか、たとえば、手技ミスはないのか、消毒不十分だったのではないかなどである。

その上で、はたして正しい診断が行われたのかということが問題となる。

(2) 治療に関する問題
作為の場合と不作為の場合がある。

作為（手術、投薬等）の場合は、そもそもそのような手術を行う適応があったのか、そのような薬を投与する適応があったのかということが問題となる。そして、適応があったとして、もしその手術をしなければどうなる見通しであったのかということとの関係で、その必要性が当時あったのか、必要性があるとして、さらにそのやり方は適切であったのか、手術の手技ミスがなかったかなどが考えられる。また、手術後の管理は十分であったかということも問題となり、院内感染の事件などでは施設の衛生管理等が十分であったかどうかが問題となる。

不作為の場合では、必要な治療措置を行ったのか、入院させなかった場合には入院勧告をしなくてよかったのか、あるいは自分の手に負えないと判断すべきケースにおいては、適切な診療機関に転送する措置をとらなくてよかったのかということなどが問題となる。

(3) 説明に関する問題

検査、治療措置を行うべき必要性をきちんと説明したのか、そのような検査、手術その他の治療措置には一定の危険を伴うのであるがその危険性について十分説明したのか、最終的にいくつかの選択肢があり、その選択肢が医学的に等価値である場合などに患者の意思が十分尊重されたのかなどが問題となる。

上のように「過失等チェックリスト」で、医師等の過失の有無をチェックすることになるが、問題となる過失の内容については、整理、類型化して主張するほうがよい。

なお、過失の概括的認定について、最高裁第2小法廷昭和32年（1957年）5月10日判決（民集11巻5号715頁、判タ72号55頁）➡3が参考になる。

➡3 最高裁第2小法廷昭和32年（1957年）5月10日判決（民集11巻5号715頁、判タ72号55頁）の評釈
〇三淵乾太郎〈最高裁調査官〉・最判解42、村松俊夫・民商36巻5号695頁ほか

6.4.3 過失等の判断の参考となる法令・通達等

<参考文献：医療関係の法令・通達等>
通常の六法などには掲載されていないことが多いので、厚生省健康政策局監修『健康政策六法』（中央法規）や基本医療六法編纂委員会編集『基本医療六法』（中央法規）などを利用することになる。解説書としては、厚生省健康政策局総務課編『医療法・医師法（歯科医師法）解』（医学通信社）、厚生省健康政策局監修『改正医療法のすべて』（中央法規）などがある。なお、特別刑法関係の注釈書類にも解説がある。

インターネットを通じても、ある程度のものにアクセスできる。一般的な法令検索サイトである「法庫」< http://www.houko.com/ >、「愛大六法（愛知大学）」< http://roppou.aichi-u.ac.jp/ >のほか、日本看護協会の「法令の部屋」「看護関係法律」< http://www.nurse.or.jp/information/law/index.html >、Medical Watcher「医療に関する法律など」< http://www.cisnet.or.jp/home/hiro/law/ns_law.htm >などもある。

その他一般的に、厚生省のサイト< http://www.mhw.go.jp/ >を参照。

法令、通達等で、完全に過失の基準が明確化されているというわけでは必ずしもないし、法令、通達等で要求されている事柄に反したからといって必ずしも直ちに過失があるということにはならないだろう。しかし、過失判断の参考となる法令、通達等がいくつか存在している。これらは必ずしも十分意識されていないように思える。いくつかのものを示そう。

(1) 医療法

〔医療提供の理念〕

第1条の2　医療は、生命の尊重と個人の尊厳の保持を旨とし、医師、歯科医師、薬剤師、看護婦その他の医療の担い手と医療を受ける者との信頼関係に基づき、及び医療を受ける者の心身の状況に応じて行われるとともに、その内容は、単に治療のみならず、疾病の予防のための措置及びリハビリテーションを含む良質かつ適切なものでなければならない。

（第2項以下略）

〔医療関係者の責務〕

第1条の4　医師、歯科医師、薬剤師、看護婦その他の医療の担い手は、第1条の2に規定する理念に基づき、医療を受ける者に対し、良質かつ適切な医療を行うよう努めなければならない。

2　医師、歯科医師、薬剤師、看護婦その他の医療の担い手は、医療を提供するに当たり、適切な説明を行い、医療を受ける者の理解を得るよう努めなければならない。

（第3項以下略）

(2) 医師法
〔応招義務等〕
第19条　診療に従事する医師は、診察治療の求があつた場合には、正当な事由がなければ、これを拒んではならない。
2　診察若しくは検案をし、又は出産に立ち会った医師は、診断書若しくは検案書又は出生証明書若しくは死産証書の交付の求があつた場合には、正当の事由がなければ、これを拒んではならない。
〔無診察治療等の禁止〕
第20条　医師は、自ら診察しないで治療をし、若しくは診断書若しくは処方せんを交付し、自ら出産に立ち会わないで出生証明書若しくは死産証書を交付し、又は自ら検案をしないで検案書を交付してはならない。但し、診療中の患者が受診後24時間以内に死亡した場合に交付する死亡診断書については、この限りでない。
〔異状死体等の届出義務〕
第21条　医師は、死体又は妊娠4月以上の死産児を検案して異状があると認めたときは、24時間以内に所轄警察署に届け出なければならない。
〔処方せんの交付義務〕
第22条　医師は、患者に対し治療上薬剤を調剤して投与する必要があると認めた場合には、患者又は現にその看護に当つている者に対して処方せんを交付しなければならない。ただし、患者又は現にその看護に当つている者が処方せんの交付を必要としない旨を申し出た場合及び次の各号の一に該当する場合においては、この限りでない。
一　暗示的効果を期待する場合において、処方せんを交付することがその目的の達成を妨げるおそれがある場合
二　処方せんを交付することが診療又は疾病の予後について患者に不安を与え、その疾病の治療を困難にするおそれがある場合
三　病状の短時間ごとの変化に即応して薬剤を投与する場合
四　診断又は治療方法の決定していない場合
五　治療上必要な応急の措置として薬剤を投与する場合
六　安静を要する患者以外に薬剤の交付を受けることができる者がいない場合
七　覚せい剤を投与する場合

八　薬剤師が乗り組んでいない船舶内において薬剤を投与する場合
〔療養方法等の指導〕
　第23条　医師は、診療をしたときは、本人又はその保護者に対し、療養の方法その他保健の向上に必要な事項の指導をしなければならない。

(3)　**保険医療機関及び保険医療養担当規則（厚生省令）**
第2章　保険医の診療方針等
（診療の一般的方針）
第12条　保険医の診療は、一般に医師又は歯科医師として診療の必要があると認められる疾病又は負傷に対して、適確な診断をもととし、患者の健康の保持増進上妥当適切に行われなければならない。
（療養及び指導の基本準則）
第13条　保険医は、診療に当つては、懇切丁寧を旨とし、療養上必要な事項は理解し易いように指導しなければならない。
（指導）
第14条　保険医は、診療にあたつては常に医学の立場を堅持して、患者の心身の状態を観察し、心理的な効果をも挙げることができるよう適切な指導をしなければならない。
第15条　保険医は、患者に対し予防衛生及び環境衛生の思想のかん養に努め、適切な指導をしなければならない。
（転医及び対診）
第16条　保険医は、患者の疾病又は負傷が自己の専門外にわたるものであるとき、又はその診療について疑義があるときは、他の保険医療機関へ転医させ、又は他の保険医の対診を求める等診療について適切な措置を講じなければならない。
（診療に関する照会）
第16条の2　保険医は、その診療した患者の疾病又は負傷に関し、他の保険医療機関又は保険医から照会があった場合には、これに適切に対応しなければならない。
（診療の具体的方針）
第20条　医師である保険医の診療の具体的方針は、前十二条の規定によるほか、次に掲げるところによるものとする。
　一　診察
　　イ　診察は、特に患者の職業上及び環境上の特性等を顧慮して行う。

ロ　健康診断は、療養の給付の対象として行つてはならない。
　ハ　往診は、診療上必要があると認められる場合に行う。
　ニ　各種の検査は、診療上必要があると認められる場合に行う。
　ホ　ニによるほか、各種の検査は、研究の目的をもつて行つてはならない。ただし、治験に係る検査については、この限りでない。
二　投薬
　イ　投薬は、必要があると認められる場合に行う。
　ロ　治療上1剤で足りる場合には1剤を投与し、必要があると認められる場合に2剤以上を投与する。
　ハ　同一の投薬は、みだりに反覆せず、症状の経過に応じて投薬の内容を変更する等の考慮をしなければならない。
　ニ　栄養、安静、運動、職場転換その他療養上の注意を行うことにより、治療の効果を挙げることができると認められる場合は、これらに関し指導を行い、みだりに投薬をしてはならない。
　ホ　投薬量は、予見することができる必要期間に従い、おおむね、次の基準による。
　　(1)　内服薬は、1回14日分を限度とし、外用薬は、1回7日分を限度として投与する。
　　(2)　(1)にかかわらず、次に掲げる場合には、それぞれの定めるところによる。
　　　㈠　長期の旅行等特殊の事情がある場合において、必要があると認められるときは、旅程その他の事情を考慮し、必要最小限の範囲において、1回30日分を限度として投与する。
　　　㈡　厚生大臣の定める内服薬は、厚生大臣の定める疾患に罹患している者に対し、症状の経過に応じて、当該厚生大臣の定める内服薬ごとに1回30日分又は90日分を限度として投与する。
　　　㈢　厚生大臣の定める外用薬は、厚生大臣の定める疾患に罹患している者に対し、症状の経過に応じて、当該厚生大臣の定める外用薬ごとに1回14日分又は30日分を限度として投与する。
　ヘ　注射薬は、患者に療養上必要な事項について適切な注意及び指導を行い、厚生大臣の定める注射薬に限り、症状の経過に応じて1回30日分を限度として投与する。
三　処方せんの交付
　イ　処方せんの使用期間は、交付の日を含めて4日以内とする。ただし、長期の旅行

等特殊の事情があると認められる場合は、この限りでない。
　　ロ　前イによるほか、処方せんの交付に関しては、前号に定める投薬の例による。
　四　注射
　　イ　注射は、次に掲げる場合に行う。
　　　(1)　経口投与によつて胃腸障害を起すおそれがあるとき、経口投与をすることができないとき、又は経口投与によつては治療の効果を期待することができないとき。
　　　(2)　特に迅速な治療の効果を期待する必要があるとき。
　　　(3)　その他注射によらなければ治療の効果を期待することが困難であるとき。
　　ロ　内服薬との併用は、これによつて著しく治療の効果を挙げることが明らかな場合又は内服薬の投与だけでは治療の効果を期待することが困難である場合に限つて行う。
　　ハ　混合注射は、合理的であると認められる場合に行う。
　　ニ　輸血又は電解質若しくは血液代用剤の補液は、必要があると認められる場合に行う。
　五　手術及び処置
　　イ　手術は、必要があると認められる場合に行う。
　　ロ　処置は、必要の程度において行う。
　六　理学的療法
　　理学的療法は、投薬、処置又は手術によつて治療の効果を挙げることが困難な場合であつて、この療法がより効果があると認められるとき、又はこの療法を併用する必要があるときに行う。
　六の二　居宅における療養上の管理等
　　居宅における療養上の管理及び看護は、療養上適切であると認められる場合に行う。
　七　入院
　　イ　入院の指示は、療養上必要があると認められる場合に行う。
　　ロ　単なる疲労回復、正常分べん又は通院の不便等のための入院の指示は行わない。
　　ハ　保険医は、患者の負担により、患者に保険医療機関の従業者以外の者による看護を受けさせてはならない。
　八　次に掲げる治療の治療方針、治療基準及び治療方法は、厚生大臣の定めるところによるほか、前各号に定めるところによる。
　　イ　性病の治療

ロ　結核の治療
ハ　高血圧症の治療
ニ　慢性胃炎、胃潰瘍及び十二指腸潰瘍の治療
ホ　精神科の治療
ヘ　抗生物質製剤による治療
ト　副腎皮質ホルモン、副腎皮質刺戟ホルモン及び性腺刺戟ホルモンによる治療

(4)　その他

　たとえば、輸血については「輸血療法の適正化に関するガイドライン」（平成元年9月19日厚生省健政発第502号）（たとえば、Medical Watcher「医療に関する法律など」＜http://www.cisnet.or.jp/home/hiro/yu_guide.htm＞参照）があり参考となる。
　このような通知等があるので、前掲『健康政策六法』等や厚生省のサイトなどで調べておきたい。
　なお、医療法・医師法以外にも、医療従事者に関する法令はいろいろなものがある。
　保健婦助産婦看護婦法（「保助看法」と呼ばれたりする）では、各々の有資格者のなしうる行為について限定が付されており、たとえば、准看護婦について、都道府県知事の免許を受けて、医師・歯科医師・看護婦の指示を受けて、傷病者または褥婦に対する療養上の世話、または診療の補助をなすことを業とする女子をいうと規定されている（同法6条）。
　産科事件で産婦に対する内診行為を准看護婦に単独で行わせていたという例では、たとえ医師の指示によって実施しても、診療の補助ではなく、診断という医療行為にあたるもので、本来なしえないものであるから、このような行為を行わせていたこと自体が医師の分娩管理上の問題となろう。
　そのほか、薬剤師法では、19条で薬剤師でない者の調剤を禁止しており、看護婦に調剤を行わせていた場合に問題となる。

6.4.4　説明義務

＜主要参考文献：説明義務＞

☆判例ガイド（1996）300頁［平栗勲］、対処法（1993）280頁［鈴村昌人］、青柳昤子「説明義務」渡辺・評釈（1988）16頁

○中村哲「医師の説明義務とその範囲」太田編・大系（2000）69頁、中村哲「医師の説明（療養指導）義務について（上）（下）」判タ995号（1999）14頁・997号（1999）50頁、小佐田潔「説明・告知義務と患者の同意」畔柳ほか編・実務（1996）225頁、星野雅紀「医師の説明義務と患者の承諾」山口ほか編・課題（1991）123頁、天野登喜治「医師の患者に対する説明義務」山口ほか編・課題（1991）298頁、稲田龍樹「説明義務(1)」根本編・大系（1990）188頁、荒井純哉「説明義務(2)」根本編・大系（1990）202頁、西野喜一「説明義務、転医の勧奨、患者の承諾、自己決定権」判タ・現状と展望（1989）79頁、稲垣・理論（1985）51頁

□中山博之「説明義務」浅井ほか編・大系（1998）131頁、判例ガイド（1996）45頁［植木哲］、鹿内清三『医療紛争の防止と対応策』（1994）69頁以下および「資料2　説明義務違反を容認した裁判例索引」、東京弁護士会医療過誤法部『判例要約　医師の説明義務』の紹介と判例の追加」東京弁護士会法律実務研究創刊号（1986）274頁、同「判例要約　医師の説明義務」・実務民事法（1985）543頁、金川琢雄「医療における説明と承諾の問題状況」医事法学叢書3（1986）225頁

「医師は、緊急を要し時間的余裕がないなどの特別の事情がない限り、患者において当該治療行為を受けるかどうかを判断、決定する前提として、患者の現症状とその原因、当該治療行為を採用する理由、治療行為の具体的内容、治療行為に伴う危険性の程度、治療を行つた場合の改善の見込み、程度、当該治療を受けなかつた場合の予後について、当時の医療水準に基づいて、できるかぎり具体的に説明する義務がある。」（新潟地裁平成6年（1994年）2月10日判決（判時1503号119頁、判タ835号275頁））。なお、東京地裁平成4年（1992年）8月31日判決（判時1463号102頁、判タ793号275頁）なども同旨）。

この義務は、診療契約（準委任契約として、委任に関する規定が準用され〔民法656条〕、受任者の善管注意義務〔民法644条〕、委任者に対する報告義務〔民法645条〕などから根拠づけられる。なお、美容整形の場合などには、請負契約的性質を有することもある）上の義務ないし一般不法行為上の注意義務とされ、説明義務違反が債務不履行ないし過失となる。

説明義務については、①患者の有効な承諾を得るための説明、②療養方法等の指示・指導としての説明、という区別がなされることがある。

各種の説明義務につき前掲・中村哲論文（2000）が、特に療養指導としての説明義務につき前掲・中村哲論文（1999）が現段階で必読の文献であろう。

前掲・中村哲論文（2000）は、説明について以下のような類型化をしており実務上の参考になろう。

① 診療・治療行為に対する患者の同意を得るため、また、患者の自己決定権を担保するための説明
② 試行的医療、先駆的医療についての説明
③ 医療水準上、治療方法が確立されていない治療方法の説明
④ 美容整形など一定の効果や結果の達成を目的としてなされる医療行為についての説明
⑤ 診療契約終了時における医療経過、死因などの説明

参考になる判例をいくつか掲載しておこう。

＊新潟地裁平成6年（1994年）2月10日判決（判時1503号119頁、判タ835号275頁）
　脳動静脈奇形（AVM）を有する患者に対し人工的塞栓術を行った結果、その患者が半身不随となった事故につき担当医師に説明義務を尽くさなかった過失があることを理由に損害賠償請求を認容した（認容額は8554万円）。

＊仙台高裁平成6年（1994年）12月15日判決（判時1536号49頁、判タ886号248頁）
　胸椎椎間板ヘルニア摘出手術につき、診断等の過失を否定したが、医師の説明義務違反を肯定し、手術が重大な危険性を伴う場合には、「専門的見地から、可能な限りその危険性のみならず、その発生頻度を具体的に患者に説明した上で、患者の自己決定に委ねる義務があるというべきである。そうすれば、この説明を受けた患者は、その時期に当該手術を受けるか否かを決断し、手術を受けるにして

も発生するかもしれない不幸な結果について或る程度の覚悟を決め、場合によっては別の医療機関で更に検査、診療を受けて手術の適応等について慎重に診断してもらい、その結果によっては同じ目的の手術を受けるにしても転院して他の医師により、更には他の方法によることを選択するという機会を得ることになるのである」と述べ、上に述べた説明があっても承諾したであろうと認められない限り、医師は患者の（生命・身体についての）自己決定の機会を不当に奪ったことになり、これによって患者の被った損害を賠償すべき責任があると判示した（認容額は950万円。慰謝料が800万円、弁護士費用が150万円）。

＊京都地裁平成9年（1997年）4月17日判決（判タ965号206頁）

　乳癌患者に施行された乳房切除術につき、乳房温存療法は手術当時の我が国の一般の医療機関において、診療契約に基づき要求される医療水準にまで至っていたと認めることは困難であるなどとしながら、「本件手術は、乳房切除術であり、乳房が女性の象徴ともいうべきもので、美容上も重大な意味を持つことなどを考慮すると、当該手術により、乳房を喪失することは、患者に乳房を喪失するという身体的障害を来すのみならず、その外観上の変貌による精神・心理面への著しい影響を及ぼすものである。したがって、治療にあたる医師は、生存率の向上に併せて、患者の精神的側面や家庭生活の向上にも配慮して、患者が十分に納得した上で当該治療法を選択することを自己決定する機会を失わせることがないように説明すべき義務を負っているものと解するのが相当である。……『治療方法』の説明については、当該医療機関において医療水準とは認められない治療法であっても、他の医療機関において相当程度実施されている治療法については、なお説明の対象となるべきである。……乳房温存療法と乳房切除術を比較検討の上、十分に納得した上で乳房切除術を受けるか否かを決定するなどの患者の自己決定権の実質的保障の観点から、乳房温存療法の意義、普及状況、適応基準等に関する事項は、……説明義務の対象となるというべきである」と述べ、乳房温存療法

についての説明義務違反が医師にあるとして、慰謝料請求を認めた（認容額は165万円）。

なお、医療水準との関係で、最高裁第2小法廷昭和61年（1986年）5月30日判決（判時1196号107頁）は、未熟児網膜症訴訟で光凝固法の説明義務に関し「光凝固法は当時の臨床医学の実践における医療水準としては本症の有効な治療方法として確立していなかった」旨判示し、医師の告知説明義務を否定したことがある。

療養指導としての説明に関しては、医師法23条が「医師は、診察したときは、本人又はその保護者に対し、療養の方法その他保健の向上に必要な事項の指導をしなければならない」と規定していることも、説明義務の根拠となる。

医師は、患者の診察、検査の実施、投薬、注射、手術等の医療行為を行うとともに、患者に対して、現在の病状および必要な治療内容を説明し、療養方法、薬の服用方法など患者としてなすべきことを具体的に指示・指導し、患者の不安感を取り除き、医師・患者の共働作業により、治療行為を行うべきである。なお、患者が医師の指示・指導に従わない場合には、医師の責任が発生しなかったり、減じられることになろう。

前掲・中村哲論文（1999）は、以下のような類型ごとに検討しており参考になる。
①退院の場合における説明
②救急医療の場合における説明
③一時外泊の場合における説明
④家庭（自宅）で療養する場合における説明
⑤通院外来の場合における説明

これら療養方法等の指示・指導としての説明義務は、診療債務の内容となっているものと解されるから、その義務違反は、債務不履行ないし不法行為となり、通常

の医療過誤と同様に、結果との間に因果関係があれば逸失利益を含む全損害の賠償を求めうる。

なお、死因解明義務や解剖の勧奨との関係では、東京高裁平成10年（1998年）2月25日判決（判時1646号64頁、判タ992号205頁）➡4、その原審判決である東京地裁平成9年（1997年）2月25日判決（判時1627号118頁、判タ951号258頁）➡5が参考になる。

そのほか、がんの告知に関しては、最高裁第3小法廷平成7年（1995年）4月25日判決（民集49巻4号1163頁、判時1530号53頁、判タ877号171頁）➡6、誤った告知をした場合につき、札幌地裁平成10年（1998年）3月13日判決（判タ997号253頁）が参考になる。

6.4.5 転医義務

＜主要参考文献：転医義務＞
☆交流集会（1997）「転医義務の判例の動向」［鴨崎多久巳ほか］59頁、対処法（1993）281頁［鈴村昌人］
○山之内紀行「転医勧告義務」畔柳ほか編・実務（1996）234頁、小林昭彦「医師の転医指示義務」山口ほか編・課題（1991）318頁三浦潤「転医義務(1)」根本編・大系（1990）213頁、松山恒昭「説明義務(2)」根本編・大系（1990）225頁、西野喜一「説明義務、転医の勧奨、患者の承諾、自己決定権」判タ・現状と展望（1989）79頁
□金川琢雄「医療における説明と承諾の問題状況」医事法学叢書3（1986）226頁
◇平沼高明「転医させる義務」浅井ほか編・大系（1998）146頁

転医義務に関しては、次の2つの最高裁判決が重要であり、以下のような基本的枠組みで論じることになる。

(1) **最高裁第2小法廷平成7年（1995年）6月9日判決（民集49巻6号1499頁、判時**

➡4 東京高裁平成10年（1998年）2月25日判決（判時1646号64頁、判タ992号205頁）の評釈
　□金川琢雄・判時1661号183頁
➡5 東京地裁平成9年（1997年）2月25日判決（判時1627号118頁、判タ951号258頁）の評釈
　○稲垣喬・別冊法時17号67頁
➡6 最高裁第3小法廷平成7年（1995年）4月25日判決（民集49巻4号1163頁、判時1530号53頁、判タ877号171頁）の評釈
　○野山宏＜最高裁調査官＞・最判解20、同・ジュリ1073号316頁、加藤新太郎・NBL602号68頁・別冊NBL45号261頁、吉井隆平・判タ913号92頁
　□植木哲・民商114巻3号95頁、新美育文・別冊法時13号36頁、藤岡康宏・判タ893号50頁、手嶋豊・ジュリ1091号60頁、樋口範雄・判例百選9

1537号3頁、判タ883号92頁)(詳しくは、14頁、27頁参照)
　「新規の治療法に関する知見が当該医療機関と類似の特性を備えた医療機関に相当程度普及しており、当該医療機関において右知見を有することを期待することが相当と認められる場合には、特段の事情が存しない限り、右知見は右医療機関にとっての医療水準であるというべきである。
　そこで、当該医療機関としてはその履行補助者である医師等に右知見を獲得させておくべきであって、仮に、履行補助者である医師等が右知見を有しなかったために、右医療機関が右治療法を実施せず、又は実施可能な他の医療機関に転医をさせるなど適切な措置を採らなかったために患者に損害を与えた場合には、当該医療機関は、診療契約に基づく債務不履行責任を負うものというべきである。
　また、新規の治療法実施のための技術・設備等についても同様であって、当該医療機関が予算の制約等の事情によりその実施のための技術・設備等を有しない場合には、右医療機関は、これを有する他の医療機関に転医をさせるなど適切な措置を採るべき義務がある」
これは、未熟児網膜症についての光凝固法という治療法についての判断であるが、一般の検査・治療等についても別に解する必要はない。
　(2)　最高裁第3小法廷平成9年(1997年)2月25日判決(民集51巻2号502頁、判時1598号70頁、判タ936号182頁)(詳しくは、17頁、44頁参照)
　「……のような開業医の役割は、風邪などの比較的軽度の病気の治療に当たるとともに、患者に重大な病気の可能性がある場合には高度な医療を施すことのできる診療機関に転医させることにあるのであって、開業医が、長期間にわたり毎日のように通院してきているのに病状が回復せずかえって悪化さえみられるような患者について右診療機関に転医させるべき疑いのある症候を見落とすということは、その職務上の使命の遂行に著しく欠けるところがある」。
この判決は一般開業医の患者の抱え込みすぎなどを防止することに役立つであろ

う。
　なお、転医勧奨の要件として、前掲・金川啄雄論文（239頁）は、以下の4要件を提示し、転医の必要性はこれらの要件の比較衡量により決せられるとし、前掲・西野喜一論文（85頁）もこれに賛成している。
①患者の疾患が、自己の専門外であるか、自己の臨床経験ないし医療設備によっては当該患者の疾病改善が困難であること（保険医療機関及び保険医療療養担当規則16条参照）
②患者の一般状態が搬送に耐えうること
③地理的、環境的要因により、患者の病状との関連で、搬送可能な地域内に適切な設備・専門医を配置した医療機関があること
④転医により、その疾患の改善の可能性を予測しうること
　転医義務違反の効果については、債務不履行ないし不法行為となり、通常の医療過誤と変わるところはなく、転医義務違反によって被った患者側の損害は、因果関係の範囲内で原則として経済的損失を含む患者の全損害に及ぶ。

6.4.6　複数医療従事者の責任・チーム医療

<主要参考文献：複数医療従事者の責任・チーム医療>
☆橋本栄三「複数医療従事者の責任　1・2・3」石原編・相談（1995）317・322・328頁、判例ガイド（1996）197頁［平井満］、対処法（1993）318頁［柴田義朗］
○合田智子「医師と医療補助者及び医療機関との責任関係」畔柳ほか編・実務（1996）135頁、齋藤隆「損害額の算定（その2）」畔柳ほか編・実務（1996）192頁、古部山龍弥「複数の医療過誤の競合と因果関係」山口ほか編・課題（1991）514頁、宮川博史「医療事故と信頼の原則（複数の医療関係者と責任分担）」根本編・大系（1990）239頁、塩崎勤「因果関係(1)」根本編・大系（1990）327頁（その後、塩崎勤『現代損害賠償法の諸問題』（判例タイムズ社、1999）に所収）
□朝見行弘「チーム医療」太田編・大系（2000）127頁、朝見行弘「共同不法行為——チーム医療と医療過誤」判タ・現状と展望（1989）93頁

　現代の医療は、極めて高度化・専門化・分業化されており、1人の患者の治療に

複数の医師、看護婦、検査技師などが関与することが多く、また複数の医療機関が関与することも多い。

その過程で医療事故が発生した場合、同一の医療機関内での事故であれば、契約上の責任については、個々の行為者（履行補助者）の行為と結果との個別的な因果関係を問うことなく、発生した結果について、診療契約の当事者の債務不履行責任を認めることができるし、不法行為上の責任についても、使用者責任（民法715条）や共同不法行為（民法719条）の規定によって処理しうるので、比較的問題は少ない。しかし、1人の患者が複数の医療機関で診療を受けている場合には、診療契約は各々の医療機関と締結されているから、個々別々に債務不履行責任を検討しなければならないし、また、不法行為責任についても、医療機関相互に使用者・被用者の関係がないから、使用者責任は認められず、共同不法行為についても、診療行為が医師の裁量的判断に基づいて各々独立して行われるものである以上、成立には疑問もある。ただ、転院前の医師の診療に関する情報の引継の状況により、関連共同性が認められ、共同不法行為が成立することはある。

以下、複数医療従事者の関与形態および各々の問題点について若干述べる。

(1) 複数医師の医療過誤

①共同診療（同一医療機関に属する複数の医師が共同して1人の患者に対して同時に医療行為を行う場合）

 a 主従の関係がある場合（主治医と研修医などのように監督者と補助者の関係にある医師によって行われる場合）

  補助者の立場にある医師の過失によって医療過誤が生じたのであれば、監督者である主治医についても、監督義務違反に基づく過失が認められることが多い。

 b チーム医療（専門領域に応じた複数の医師による共同診療が行われる場合）

  医師の独立性、裁量性という医療行為の特質から、医療過誤が発生した場

合でも、その原因となる医療行為を行った医師についてのみ不法行為責任を肯定することになり、他の医師は原則として責任を負わない。ただし、チーム医療に関与した医師が、他の医師の行為や判断を信頼すること自体が過失となる場合はある。

②転医（担当医が他の医療機関の医師に代わること）

医師が患者に対し、転医先を紹介する場合には、自ら行った診断・治療行為の内容を、必要であれば、検査データ、レントゲン写真等資料を添えて、迅速かつ正確に後医に引き継ぐべき義務を負い、転医先の医師としても、前医の診断・治療内容を盲信することなく、前医の情報を参考にしながら患者等に対し、適切な問診を行うなどして、自らの判断と責任で新たな治療行為を行うべき義務があると解する。

また、損害の発生が前医、後医いずれの医療過誤に起因するか特定できない場合には、一連の医療行為をもって客観的関連共同行為と捉え、民法719条1項後段に基づく共同不法行為の成立を認めるべきであると解されている（前掲・朝見行弘論文（1989）95頁、前掲・塩崎勤論文333頁）。

(2) **医師と看護婦等の医療過誤**

　　　＜参考文献：看護婦等の過失＞
　　　○林道春「看護婦等の過失」判タ・現状と展望（1989）98頁、塩崎勤「因果関係(1)」根本編・大系（1990）327頁（その後、同『現代損害賠償法の諸問題』に所収）
　　　□石井トク『医療事故　看護の法と倫理の視点から』（医学書院、第2版、1999）、菅野耕毅『看護事故判例の理論』（信山社、1997）、『看護事故ケースブック』＜ナース専科booksε＞（文化放送ブレーン、1997）
　　　◇高田利廣『看護業務における責任論』（医学通信社、1999）、同『看護の安全性と法的責任』（日本看護協会出版会、第1集〜第12集、1976〜1991）

看護婦は、医療行為を行う医師の必要不可欠な専門的補助者であるが、看護婦がまったく独立・単独で診療補助行為を行うことはありえず、診療補助行為については常に医師の指示・監督のもとにあるといえるので（保健婦助産婦看護婦法37条）、看護婦が診療補助行為を行うにあたって過失により生じた医療過誤については、看護

婦自身が責任を負うのみならず、医師も、看護婦に対する指示・監督義務違反の過失責任を問われることになる（東京高裁昭和47年（1972年）3月31日判決（判時663号65頁）、千葉地裁平成3年（1991年）6月26日判決（判時1432号118頁、判タ771号201頁、百選56））。

なお、上記に反して、札幌高裁昭和51年（1976年）3月18日判決（判時820号36頁、判例百選20）は、手術に際し、看護婦が電気メスのケーブルを交互誤接続させたため患者に熱傷を負わせた事件（刑事事件）について、信頼の原則（行為者がある行為をなすにあたって、被害者あるいは第三者が適切な行動をとることを信頼するのが相当な場合には、たとえその被害者あるいは第三者の不適切な行動によって結果が発生したとしても、それに対しては責任を負わないとする原則）を適用して、看護婦のみの過失を認め、執刀医の責任を否定した。

しかし、医師の指導監督のもとに看護婦がいわば医師の手足として診療補助行為を行う場合には、医師は常に看護婦を指導すべき注意義務を免れるものではないと解するのが相当であり、ケーブルの接続を看護婦に任せきりにした医師の指揮監督義務違反ないし過失を否定した判旨は問題である（前掲・塩崎勤論文（1990）336頁参照）。

6.4.7 免責約款

＜主要参考文献：免責約款＞
○内田義厚「手術承諾書の法的意義」太田編・大系（2000）118頁、山口忍「診療契約上の問題——免責約款等について」山口ほか編・課題（1991）103頁

患者の入院・手術に先立ち、医療機関が患者に対して、「手術によりどのような事態が生じても一切異議を述べない」旨の誓約書を差し入れさせることがある。

この誓約書の差し入れが、患者の医療機関に対する将来の損害賠償請求権を放棄する免責約款の趣旨であるとすれば、それが公序良俗に反しないかが問題となる。

ところで、消費者法の領域において、約款の拘束力が問題となることが多く、当該取引における契約当事者間の知識の差から、一般消費者にとって、理解困難で不利な条項が約款に盛り込まれ、後に条項を根拠に一般消費者の救済が阻まれることがある。

　診療契約においては、上記のとおり、患者は、通常誓約書の内容については理解できるものの、誓約書に署名しなければ、治療、手術等を受けられない状況に事実上置かれている。そして、患者の容態によっては、当該治療、手術をうける以外方法がないという場合もある。このように、患者が医療機関に依存せざるをえない、医療機関側が圧倒的有利な立場に立って、締結された「免責約款」を含む診療契約は、公序良俗に反し、無効と解される（なお、最高裁第3小法廷昭和43年（1968年）7月16日判決（判時527号51頁））。

　また、誓約書差し入れの方法によらない個別的な過失の免責の特約についても、患者が医師に対し、自己の生命または身体に対する治療行為について、医師の注意義務違反による侵害行為を事前に免責するようなことが、真意からなされるものか甚だ疑問であるし、また免責を認めるべき合理的な理由もないので、原則として、このような特約も無効とすべきである（例外としては、真意からなされたことが明らかで、免責を認めるべき合理的な理由がある場合を考える余地があろう）。

6.5　訴状＜請求の原因（因果関係論）＞

6.5.1　因果関係と過失

　医療機関側の責任が肯定されるためには、過失の存在のほか、過失に該当する行為と結果との間に因果関係が認められなければならない。

　被告となった医療機関側は、多くの場合「適切な診療を行っており医師側に過失はない」などと無過失を主張するが、事案により、また審理の経過に応じて、「仮に、

原告の主張する診療行為を行っていたとしても、結果は発生していた」と主張し、因果関係を争うこともある。

そこで、因果関係の認定に向けての主張・立証が重要となる。

もっとも、過失を結果予見および回避義務違反と解し、因果関係に予見可能性を要求する相当因果関係説によれば、相当因果関係の判断は、一方では因果関係の有無・限界を対象としながら、他方では過失の有無、程度、態様についても同時に対象とするということになり、相当因果関係と過失は、本来区別されるべき事柄であるにもかかわらず、事実認定の場では、不可分・一体的に行われているのが実務の現状ともいわれる（福永政彦「責任判断における過失と因果関係の牽連」根本編・大系（1990）14頁。なお、稲垣・責任（1981）147頁）。したがって、因果関係がある旨の主張を具体的にすべきであるが、過失を裁判所に対して説得できれば、因果関係については推定、推認される場合も多いと思われる。

因果関係に関するその他の問題については第7章で扱い、ここでは、交通事故と医療過誤との競合について述べる。

6.5.2 交通事故との競合

＜主要参考文献：交通事故との競合＞
☆対処法（1993）322頁［増田聖子］
○齋藤隆「損害額の算定（その2）」畔柳ほか編・実務（1996）202頁、佐賀義史「交通事故と医療過誤との競合」山口ほか編・課題（1991）529頁、塩崎勤「因果関係(1)」根本編・大系（1990）327頁（その後、同『現代損害賠償法の諸問題』に所収）、稲垣・理論（1985）105頁
□木ノ元直樹「交通事故と医療過誤」判タ943号（1997）149頁

交通事故の被害者が治療を受けている際に、医療機関の過失により、さらに症状を悪化させ損害が拡大した場合、被害者は、いずれの加害者に対して、いかなる法律構成で損害賠償請求できるかが問題となる。

具体的には、交通事故における加害者と医療事故における加害者間に共同不法行

為が成立するか否かである。両行為の性質の差異、場所的・時間的隔たり等を理由に共同不法行為の成立を否定する見解もあり、疑問は残るが、被害者の立場からすれば、共同不法行為の成立を広く認め、両者の共同不法行為を前提として損害賠償請求できるようにしたい。

とくに、共同不法行為の成立を否定する見解では、各加害行為と損害との個別的な因果関係を立証しなければならず、損害が交通事故によるものか医療過誤によるものか明らかでない場合、また医療過誤によって損害が拡大したが医療過誤がなかった場合の損害の程度を確定できない場合の被害者救済に難がある。

実務的には、原告側としては、被告側が相互に他方の被告の責任であると主張・立証することにより、原告側の主張・立証の負担が減少する場合もあろう。

共同不法行為の成立要件としての共同行為については、客観的関連共同性をもって足りるとされており、交通事故がなければ医療過誤も発生しなかったという関係があり、かつ、両者の加害行為が被害者の同一部位に対して、接着した時期に行われていれば、客観的関連共同性が認められ、各行為者間に責任要件が備わるかぎり、共同不法行為が成立すると肯定説は解している（前掲・齋藤隆論文202頁など）。

この場合に賠償すべき範囲は、共同不法行為と相当因果関係に立つすべての損害であるから、最終的な結果の発生についての寄与度や過失の大小を問わずに、事故に基づく全損害について賠償責任を負うことになる。加害者間の調整は、共同不法行為者間の内部関係として求償の問題として処理されることになる。

もっとも、この点、画一的に共同不法行為と構成して交通事故の加害者と医師（医療機関）に全額についての連帯責任を課すべきではなく、交通事故と医療過誤との時間的近接の程度、医療過誤の態様等を総合的に斟酌して全額責任と寄与度に応じた分割責任を認める場合に分けて妥当な解決をはかるべきであるとする見解が有力となっている。なお、以下のような判決例がある。

→7　東京高裁平成10年（1998年）4月28日判決（判時1652号75頁、判タ995号207頁）の評釈
□川嶋四郎・判時1667号202頁

＊東京高裁平成10年（1998年）4月28日判決（判時1652号75頁、判タ995号207頁）➡7
　頭部等に傷害を負った交通事故の被害者（6歳の男児）について、医師が頭蓋骨骨折はないとの判断の下に、左頭部打撲挫傷、顔面打撲であるとの診断をしてその治療をし、入院の必要はないものとして帰宅させたところ、同日深夜容態が重篤になり、交通事故から約9時間15分後、頭蓋骨折を伴う左側頭部打撲による左中硬膜動脈損傷を原因とする急性硬膜外血腫により死亡した事案であり、判決は次のように述べる。
　「被害者の死亡事故は、本件交通事故と本件医療事故が競合した結果発生したものであるが、その原因競合の寄与度を特定して主張立証することに困難が伴うこともあるから、被害者保護の見地から、本件交通事故における加害者の過失行為と本件医療事故における医師の過失行為は共同不法行為として、被害者は、各不法行為に基づく損害賠償請求も分別することなく、全額の賠償請求をすることもできると解すべきであるが（その場合不法行為者同士の内部分担については当該共同不法行為における過失割合に従った求償関係によってこれを処理すべきことになる）、本件の場合のように、自動車事故と医療過誤のように個々の不法行為が当該事故の全体の一部を時間的前後関係において構成し、しかもその行為類型が異なり、行為の本質や過失構造が異なり、かつ、共同不法行為とされる各不法行為につき、その一方又は双方に被害者側の過失相殺事由が存する場合は、各不法行為者の各不法行為の損害発生に対する寄与度の分別を主張、立証でき、個別的に過失相殺の主張をできるものと解すべきである。そして、そのような場合は、裁判所は、被害者の全損害を算定し、当該事故における個々の不法行為の寄与度を定め、そのうえ、個々の不法行為についての過失相殺をしたうえで、各不法行為者が責任を負うべき損害賠償額を分別して認定するのが相当である」。
　このように判断したうえで、本件交通事故と本件医療過誤の各寄与度は、それぞれ5割と推認するのが相当であると判示した。

6.6　訴状＜請求の原因（損害論）＞

＜主要参考文献：損害全般＞
（以下の4点は、交通事故に関するものであるが、損害賠償額計算の基本として重要である。）
● 「赤い本」（東京三弁護士会交通事故処理委員会、財団法人日弁連交通事故相談センター東京支部「民事交通事故訴訟　損害賠償額算定基準」、最新版は2000年版、2000.2）
● 「青い本」（財団法人日弁連交通事故相談センター「交通事故損害賠償額算定基準」、最新版は17訂版、2000.1）
● 井上繁規ほか「交通事故による逸失利益の算定方式についての共同提言」（1999.11.22）判タ1014号62頁・判時1692号162頁
● 損害賠償算定基準研究会編『改訂版　注解　交通損害賠償算定基準（上）（下）』（1994）
☆川人博「損害賠償額算定——中間利息控除を5％から2％に」ニュース133号10頁（1999）
○佐久間健吉「医療過誤訴訟における定期金賠償」太田編・大系（2000）320頁、福岡右武「インフレ算入論」判タ・現状と展望（1989）18頁
□判例ガイド（1996）81頁［植木哲］、上田徹一郎「将来損害の分割払い請求——定期金賠償論と一部請求論の接点」判タ・現状と展望（1989）12頁

　医療事故による損害を算定するにあたっては、直接には交通事故の場合の損害賠償額算定基準であるが前掲「赤い本」または前掲「青い本」に依拠するのが普通である。

　交通事故の場合の損害賠償額算定基準を医療事故の場合にそのままあてはめることには議論の余地があろう。医療事故の場合は、医療関係者が患者となる場合は別にして、被害者と加害者の立場の交替可能性はなく、医療行為の高度の専門性および技術性もあって、医師は患者に対して、治療行為の決定および医療事故が起こった場合の原因究明にあたって圧倒的優位な立場に立っていることもある。

　また、定形的な損害額を積み上げていく方式には疑問もあろう。特に、逸失利益の計算に関してはフィクション的な面を否定できないであろう（なお、二木雄策『交通死』〔岩波新書、1997〕参照）。

　しかし、現実的な対応としては、伝統的な積み上げ方式によりつつ、被害の実相

を強調し慰謝料の増額要素として主張・立証することになろうか。

6.6.1 損害算定方式について

　逸失利益（得べかりし利益、死亡や障害がなければ将来得られたはずの利益）の計算方法は、たとえば、死亡事故の場合は、死亡当時の被害者の収入を基準にして、その人の推定平均余命年数のうち推定就労可能年数に応じた収入の総額を、昇給の見込も考慮して計算する。その際に、ホフマン式またはライプニッツ式の計算法によって中間利息を控除する（将来に取得する金額を現時点で全額請求することになるため、現時点で取得することによる利益を差し引く）。

　未就労者などの逸失利益の算定方法については、収入額について統計（賃金センサス）による全年齢平均額とするか初任給固定とするか、中間利息の控除方法についてホフマン式とするかライプニッツ式とするかという問題があり、裁判所や裁判官によって区々であった（東京地裁は全年齢平均額とライプニッツ式の組合せを採用していたり、大阪地裁は初任給固定とホフマン式の組合せを採用していたりした）。

　なお、たとえば、最高裁第2小法廷昭和37年（1962年）12月14日判決（民集16巻12号2368頁、判時325号17頁、判タ141号49頁）➡8は1年ごとの収入金額について複式ホフマン式での計算を認め、最高裁第2小法廷昭和53年（1978年）10月20日判決（民集32巻7号1500頁、判時908号22頁、判タ371号60頁）➡9は、1年ごとの収入についてライプニッツ式による計算を認めていた。また、最高裁第2小法廷平成2年（1991年）3月23日判決（判時1354号85頁、判タ731号109頁）は、死亡した男児の逸失利益について、「賃金センサスによる男子労働者の産業計・企業規模計・学歴計の全年齢平均賃金額を基準として収入額を算定した上、ホフマン式計算法により事故当時の現在価額に換算したからといって、直ちに不合理な算定方法ということはできない」と判示して、全年齢平均賃金額とホフマン式の組合せも不合理とはいえないとしていた。

➡8　最高裁第2小法廷昭和37年（1962年）12月14日判決（民集16巻12号2368頁、判時325号17頁、判タ141号49頁）の評釈
　　○右田堯雄＜最高裁調査官＞・最判解137ほか
➡9　最高裁第2小法廷昭和53年（1978年）10月20日判決（民集32巻7号1500頁、判時908号22頁、判タ371号60頁）の評釈
　　○時岡泰＜最高裁調査官＞・最判解37ほか

■ライプニッツ係数

年	5% 当該年分	累計	4% 当該年分	累計	3% 当該年分	累計	2% 当該年分	累計
1	0.952381	0.952381	0.961538	0.961538	0.970874	0.970874	0.980392	0.980392
2	0.907029	1.859410	0.924556	1.886095	0.942596	1.913470	0.961169	1.941561
3	0.863838	2.723248	0.888996	2.775091	0.915142	2.828611	0.942322	2.883883
4	0.822702	3.545951	0.854804	3.629895	0.888487	3.717098	0.923845	3.807729
5	0.783526	4.329477	0.821927	4.451822	0.862609	4.579707	0.905731	4.713460
6	0.746215	5.075692	0.790315	5.242137	0.837484	5.417191	0.887971	5.601431
7	0.710681	5.786373	0.759918	6.002055	0.813092	6.230283	0.870560	6.471991
8	0.676839	6.463213	0.730690	6.732745	0.789409	7.019692	0.853490	7.325481
9	0.644609	7.107822	0.702587	7.435332	0.766417	7.786109	0.836755	8.162237
10	0.613913	7.721735	0.675564	8.110896	0.744094	8.530203	0.820348	8.982585
11	0.584679	8.306414	0.649581	8.760477	0.722421	9.252624	0.804263	9.786848
12	0.556837	8.863252	0.624597	9.385074	0.701380	9.954004	0.788493	10.575341
13	0.530321	9.393573	0.600574	9.985648	0.680951	10.634955	0.773033	11.348374
14	0.505068	9.898641	0.577475	10.563123	0.661118	11.296073	0.757875	12.106249
15	0.481017	10.379658	0.555265	11.118387	0.641862	11.937935	0.743015	12.849264
16	0.458112	10.837770	0.533908	11.652296	0.623167	12.561102	0.728446	13.577709
17	0.436297	11.274066	0.513373	12.165669	0.605016	13.166118	0.714163	14.291872
18	0.415521	11.689587	0.493628	12.659297	0.587395	13.753513	0.700159	14.992031
19	0.395734	12.085321	0.474642	13.133939	0.570286	14.323799	0.686431	15.678462
20	0.376889	12.462210	0.456387	13.590326	0.553676	14.877475	0.672971	16.351433
21	0.358942	12.821153	0.438834	14.029160	0.537549	15.415024	0.659776	17.011209
22	0.341850	13.163003	0.421955	14.451115	0.521893	15.936917	0.646839	17.658048
23	0.325571	13.488574	0.405726	14.856842	0.506692	16.443608	0.634156	18.292204
24	0.310068	13.798642	0.390121	15.246963	0.491934	16.935542	0.621721	18.913926
25	0.295303	14.093945	0.375117	15.622080	0.477606	17.413148	0.609531	19.523456
26	0.281241	14.375185	0.360689	15.982769	0.463695	17.876842	0.597579	20.121036
27	0.267848	14.643034	0.346817	16.329586	0.450189	18.327031	0.585862	20.706898
28	0.255094	14.898127	0.333477	16.663063	0.437077	18.764108	0.574375	21.281272
29	0.242946	15.141074	0.320651	16.983715	0.424346	19.188455	0.563112	21.844385
30	0.231377	15.372451	0.308319	17.292033	0.411987	19.600441	0.552071	22.396456
31	0.220359	15.592811	0.296460	17.588494	0.399987	20.000428	0.541246	22.937702
32	0.209866	15.802677	0.285058	17.873551	0.388337	20.388766	0.530633	23.468335
33	0.199873	16.002549	0.274094	18.147646	0.377026	20.765792	0.520229	23.988564
34	0.190355	16.192904	0.263552	18.411198	0.366045	21.131837	0.510028	24.498592
35	0.181290	16.374194	0.253415	18.664613	0.355383	21.487220	0.500028	24.998619
36	0.172657	16.546852	0.243669	18.908282	0.345032	21.832252	0.490223	25.488842
37	0.164436	16.711287	0.234297	19.142579	0.334983	22.167235	0.480611	25.969453
38	0.156605	16.867893	0.225285	19.367864	0.325226	22.492462	0.471187	26.440641
39	0.149148	17.017041	0.216621	19.584485	0.315754	22.808215	0.461948	26.902589
40	0.142046	17.159086	0.208289	19.792774	0.306557	23.114772	0.452890	27.355479

6.6 訴状＜請求の原因（損害論）＞

年	5％		4％		3％		2％	
	当該年分	累　計	当該年分	累　計	当該年分	累　計	当該年分	累　計
41	0.135282	17.294368	0.200278	19.993052	0.297628	23.412400	0.444010	27.799489
42	0.128840	17.423208	0.192575	20.185627	0.288959	23.701359	0.435304	28.234794
43	0.122704	17.545912	0.185168	20.370795	0.280543	23.981902	0.426769	28.661562
44	0.116861	17.662773	0.178046	20.548841	0.272372	24.254274	0.418401	29.079963
45	0.111297	17.774070	0.171198	20.720040	0.264439	24.518713	0.410197	29.490160
46	0.105997	17.880066	0.164614	20.884654	0.256737	24.775449	0.402154	29.892314
47	0.100949	17.981016	0.158283	21.042936	0.249259	25.024708	0.394268	30.286582
48	0.096142	18.077158	0.152195	21.195131	0.241999	25.266707	0.386538	30.673120
49	0.091564	18.168722	0.146341	21.341472	0.234950	25.501657	0.378958	31.052078
50	0.087204	18.255925	0.140713	21.482185	0.228107	25.729764	0.371528	31.423606
51	0.083051	18.338977	0.135301	21.617485	0.221463	25.951227	0.364243	31.787849
52	0.079096	18.418073	0.130097	21.747582	0.215013	26.166240	0.357101	32.144950
53	0.075330	18.493403	0.125093	21.872675	0.208750	26.374990	0.350099	32.495049
54	0.071743	18.565146	0.120282	21.992957	0.202670	26.577660	0.343234	32.838283
55	0.068326	18.633472	0.115656	22.108612	0.196767	26.774428	0.336504	33.174788
56	0.065073	18.698545	0.111207	22.219819	0.191036	26.965464	0.329906	33.504694
57	0.061974	18.760519	0.106930	22.326749	0.185472	27.150936	0.323437	33.828131
58	0.059023	18.819542	0.102817	22.429567	0.180070	27.331005	0.317095	34.145226
59	0.056212	18.875754	0.098863	22.528430	0.174825	27.505831	0.310878	34.456104
60	0.053536	18.929290	0.095060	22.623490	0.169733	27.675564	0.304782	34.760887
61	0.050986	18.980276	0.091404	22.714894	0.164789	27.840353	0.298806	35.059693
62	0.048558	19.028834	0.087889	22.802783	0.159990	28.000343	0.292947	35.352640
63	0.046246	19.075080	0.084508	22.887291	0.155330	28.155673	0.287203	35.639843
64	0.044044	19.119124	0.081258	22.968549	0.150806	28.306478	0.281572	35.921415
65	0.041946	19.161070	0.078133	23.046682	0.146413	28.452892	0.276051	36.197466
66	0.039949	19.201019	0.075128	23.121810	0.142149	28.595040	0.270638	36.468103
67	0.038047	19.239066	0.072238	23.194048	0.138009	28.733049	0.265331	36.733435
68	0.036235	19.275301	0.069460	23.263507	0.133989	28.867038	0.260129	36.993564
69	0.034509	19.309810	0.066788	23.330296	0.130086	28.997124	0.255028	37.248592
70	0.032866	19.342677	0.064219	23.394515	0.126297	29.123421	0.250028	37.498619
71	0.031301	19.373978	0.061749	23.456264	0.122619	29.246040	0.245125	37.743744
72	0.029811	19.403788	0.059374	23.515639	0.119047	29.365088	0.240319	37.984063
73	0.028391	19.432179	0.057091	23.572730	0.115580	29.480667	0.235607	38.219670
74	0.027039	19.459218	0.054895	23.627625	0.112214	29.592881	0.230987	38.450657
75	0.025752	19.484970	0.052784	23.680408	0.108945	29.701826	0.226458	38.677114
76	0.024525	19.509495	0.050754	23.731162	0.105772	29.807598	0.222017	38.899132
77	0.023357	19.532853	0.048801	23.779963	0.102691	29.910290	0.217664	39.116796
78	0.022245	19.555098	0.046924	23.826888	0.099700	30.009990	0.213396	39.330192
79	0.021186	19.576284	0.045120	23.872008	0.096796	30.106786	0.209212	39.539404
80	0.020177	19.596460	0.043384	23.915392	0.093977	30.200763	0.205110	39.744514
81	0.019216	19.615677	0.041716	23.957108	0.091240	30.292003	0.201088	39.945602
82	0.018301	19.633978	0.040111	23.997219	0.088582	30.380586	0.197145	40.142747

しかし、前掲・井上繁規ほか「交通事故による逸失利益の算定方式についての共同提言」のように、2000年1月から、東京地裁、大阪地裁および名古屋地裁で、算定方式を統一し、逸失利益算定の基礎となる収入は、未就労者については、全平均賃金か学歴別賃金、それ以外については事故前の実収入額とし、中間利息の控除方法はライプニッツ方式が採用されることになったので、今後は基本的にこの方式による計算をすることになると思われる。

なお、前掲・赤い本などでは67年間までのライプニッツ係数しか掲載されていないことがある。しかし、介護費用の計算にあたっては、もっと長期の係数が必要になる場合があるので、82年間までの係数を掲載しておく。

また、介護費用に関しては、日額をいくらとするのが妥当かという問題があり、いくつかの考え方があるが、少なくとも介護にあたる予定の両親が一定の年齢に達する以降は、職業的付添人による付添費用を請求すべきであろう。

6.6.2　中間利息の率

前述のような方法で中間利息を控除して損害額の現在価額を計算するすることになるが、昨今のように、超低金利政策が続き、定期預金をしてもほとんど利息がつかない状況が続いているなかにあって、年5％もの中間利息を控除することについては深刻な疑問が提起されている。

前掲・川人博論文は、次のように述べて、中間利息の控除を2％にすべきと主張している。

　「5％を控除するのは、それが法定利率だからとされているが、被害者は加害者に金銭債務を負っているわけではなく、まして履行遅滞にあるわけでもない。法定利率を適用する合理的根拠はない。

　中間利息を控除する理由は、現在受け取ることによって将来のある時点までの間、原告の現在額に利息が発生すると考えられるからである。したがって、この

利息は、被害者が受け取った金額を元本として運用することによって手に入れられることができるであろう運用利益としての利息である。控除率は、金員の期待運用利回りという観点から決定すべきである。

そして、この金員の期待運用利回りは、政府の金融政策（公定歩合など）、あるいは金融市場における現実の預金、各金融商品の期待運用利回りなどの資料に基づいて導くべきことになるが、通常の市民が多く利用している1年もの定期預金の金利を重要な指針とするのが相当である。戦後日本の裁判所で、逸失利益の計算で年5％の中間利息控除の方式が判例上確立していった時期は、1年もの定期預金の金利が年率5％を越えていた時期であった。このため、当時は、法定利率5％を控除することが実質的に見てそれなりの正当性を保有していた。

しかしながら、バブル経済崩壊以降、日本政府による超低金利政策が続くようになってから、各種金利は極めて低い水準が続き、1年もの定期預金の金利は、いまや、大口定期（預入金額1000万円以上）でも年0.25％前後であり、10年もの定期で約1％前後にすぎない。このような金融情勢にあっても、なお、年5％を控除するというのは、あまりにも実態に乖離した論理である。こうした状況を踏まえて、福岡地裁平成8年2月13日判決（判タ900号251頁）は、交通事故事案で『事故当時（平成7年11月30日）の公定歩合が1.75％であること及び弁論終結時（平成7年12月19日）当時の公定歩合が1％であることは公知の事実であるから、従前のように年5％の割合でもって中間利息を控除することは、中間利息控除の趣旨からして現在では不相当であるといわざるをえず、結局、被害者の損害の公平な分担の観点から年4分の割合でもって控除するのが相当である』と判示した。

公定歩合は、右判決以降さらに下がり、現在は0.5％に過ぎず、右判決の趣旨に照らせば、年4％より一層低い利率で、中間利息控除をおこなうべきである｜このような考え方から、控除すべき中間利息の利率を年2％（今後若干の金利上昇もありうると想定して、控えめに設定する趣旨）で逸失利益を算出した主張も行われてい

るが、年2％を認めた裁判例はまだないようである。たとえば、2000年1月28日付共同通信ニュース速報によると、交通事故の例で、津地裁伊勢支部は年2％での主張を否定して5％での計算をしたとのことである。

6.6.3　期待権侵害・延命利益など

　　＜主要参考文献：期待権侵害・延命利益＞
　　☆石川寛俊「延命利益、期待権侵害、治療機会の喪失」太田編・大系（2000）288頁、110番（1997）44頁、判例ガイド（1996）208頁［平井満］、加藤俊子「期待権侵害」石原編・相談（1995）293頁、対処法（1993）308頁［加藤良夫］、古瀬駿介「損害の発生(1)」根本編・大系（1990）295頁、石川寛俊「期待権の展開と証明責任のあり方」判タ・現状と展望（1989）25頁
　　○齋藤隆「損害額の算定（その2）」畔柳ほか編・実務（1996）192頁、佐々木寅男「延命利益の侵害と損害」山口ほか編・課題（1991）575頁、渡邉了造「過失あるも因果関係がない場合の慰藉料」判タ・現状と展望（1989）66頁
　　□判例ガイド（1996）84頁以下［植木哲］

(1)　結果発生との因果関係が証明できない事案についての救済

　医療過誤訴訟において患者側が証明すべき因果関係の程度については、そのリーディングケースとして東大病院ルンバール事件・最高裁第2小法廷昭和50年（1975年）10月24日判決（民集29巻9号1417頁、判時792号3頁、判タ328号132頁）➡10が「特定の事実が特定の結果発生を招来した関係を是認しうる高度の蓋然性を証明することであり、その判定は、通常人が疑いを差し挟まない程度に真実性の確信を持ちうるものであることを必要とし、かつそれで足りる」とした。

　しかし、不作為型の個々の医療過誤訴訟においては、「当該医師の過失がなかったとすれば当該結果の発生を回避できたことの証明」までが患者側に要求されるのが実態であり、「見落し」や「放置」といった医師の初歩的なミスが明らかな場合にも、これら不作為とたとえば死亡という結果発生との因果関係が訴訟上患者に証明できないことが、概して生じる。

　他方、診療契約は、治癒や健康の回復といった結果自体ではなく、これらの結果

➡10　最高裁第2小法廷昭和50年（1975年）10月24日判決（民集29巻9号1417頁、判時792号3頁、判タ328号132頁）の評釈
　　○牧山市治＜最高裁調査官＞・最判解47、中村哲・判例百選19など

に向けて患者に適切かつ十分な治療を行う、つまり最善を尽くすことが医師・医療機関側の債務の内容とされる。

　そこで、たとえ患者側が結果発生との因果関係を立証できなかった場合でも、杜撰な治療をし最善を尽くさなかった医師に対し、患者の訴えや要望を漫然と放置することを許さず賠償責任を負わせるべきではないかという考慮に基づき、従来の判例は「患者の期待権の侵害」、「患者の延命利益の侵害」、「患者の治療機会の喪失」などの法的構成により慰謝料を認定してきた。

　「期待権」という概念は、人工妊娠中絶手術を受ける患者につき、術前検査や術後監視の懈怠による患者の死亡が問われた事案（福岡地裁昭和52年（1977年）3月19日判決（判時867号90頁））で「ある不法行為とある結果との因果関係を積極的に認定しえないとしても、十分な患者管理のもとに診察・診療行為さえなされていれば、ある結果も生じなかったかもしれないという蓋然性がある以上、十分な患者管理のもとに診察・診療してもらえるものと期待していた患者にとってみれば、その期待を裏切られたことにより予期せぬ結果が生じたのではないかという精神的な打撃を受けることも必定というべく、右にいう患者の期待（これを期待権といってもよい）は、診療契約において正当に保護されるべき法的権利というも過言ではない。それを理由に慰謝料の請求のみは可能となる」との判旨で判例上初めて明確に示された。

　このように、「十分な患者管理のもとに診察・診療してもらえるものとの患者の期待」「適切かつ十分な治療を受けられるとの期待」「現代医学の水準に照らして十分な治療を受けて死にたいとの望み」という患者の期待、希望を法的保護に値するものとし、この「期待権」を侵害したと構成することによって患者に慰謝料を認める判例があらわれ、医師が不誠実な治療を行ったときには、医師の行為と結果との間に因果関係が認定できない場合でも、患者側に与えた精神的苦痛について慰謝料を認められるようになった。

　このような、医師の不誠実な治療に対する患者の慰謝料を認定する判例の姿勢は、

多少の構成の違いはあれ、多くの判例で踏襲されてきた。

他の構成として「適切な治療を行わなかったことにより死期が早められた、相当期間延命の可能性があった」として「延命利益」の侵害と捉える、あるいは「医師は治療等に最善を尽くす義務を負っており、この義務の不履行により適切な治療を受ける機会・利益を奪われた」と捉える判例が存する。

この「治療機会の喪失による慰謝料」という構成は、因果関係は肯定しないまま治療機会の喪失等という新たな損害概念を認めて医師の責任を部分的に認めるものである。これらの構成の裁判例をいくつか紹介する。

＊東京地裁平成5年（1993年）1月28日判決（判時1473号66頁、判タ824号210頁）➡11
　末期肝細胞癌を見落とした過失が問われ、仮に見落とさなかったとしても月単位でしか延命可能性がないが、患者が医師の不適切な診断ゆえに適切な治療を受ける機会を失った慰謝料として100万円を認めた。

＊福岡地裁小倉支部昭和58年（1983年）2月7日判決（判時1087号117頁、判タ495号161頁）
　レントゲン写真から胃癌を疑うべきであるのに十分な解明をせず、患者のスキルス胃癌を胃潰瘍と誤診した過失等が問われ、救命可能性は立証できないとしながら適切かつ十分な治療に対する期待を裏切られた慰謝料として400万円を認めた。

＊名古屋高裁昭和61年（1986年）12月16日判決（判時1234号45頁、判タ629号254頁）➡12
　極小未熟児の診療にあたった眼科医が未熟児網膜症を白内障と誤診しその後もカルテ改ざん等に及んだ等の医師の過失に対し、失明という結果との因果関係は否定しつつも、著しく粗雑・杜撰かつ不誠実な対応への慰謝料として500万円を認めた。

＊静岡地裁沼津支部平成2年（1990年）12月19日判決（判時1394号137頁、判タ751号208頁）
　人間ドックで直腸癌の疑いある病変を認め精密検査が必要と診断した以上、自

➡11　東京地裁平成5年（1993年）1月28日判決（判時1473号66頁、判タ824号210頁）の評釈
　　□浦川道太郎・判タ838号52頁
➡12　名古屋高裁昭和61年（1986年）12月16日判決（判時1234号45頁、判タ629号254頁）の評釈
　　□林田清明・判時1253号197頁

ら精密検査するか他の適切な医療機関で受診するように説明すべきであるのに、これを失念し1年9か月にわたり放置した過失により患者の延命利益を侵害したとして慰謝料500万円を認めた。

＊東京地裁平成3年（1991年）7月23日判決（判時1427号84頁、判タ778号235頁）➡13

模造日本刀による左前胸部刺創に対し開腹手術を実施せず化膿性腹膜炎で死亡させたケースで、開腹手術を実施しても救命は困難であるが延命の可能性はあり、医師の適切な治療を受け治癒する機会と可能性を奪われ死期を早められた患者の生命に対する期待は法的保護に値するとして慰謝料2200万円（うち死亡した患者分2000万円）を認定した。

これらの裁判例は、患者側が余儀なくされる因果関係の立証困難性への救済姿勢として、医師に慰謝料という形で責任追及を認めるという点で、積極的評価に値する。とはいうものの、つきつめれば「延命の程度が不明といっても、損害の程度が算定不能というだけであるから、そこから因果関係が不明との結論を帰結するのは因果関係の判断と損害額の評価とをあえて混同するものではないか」という批判を甘受せざるをえない面もあろう。

この点、次に述べる最高裁第3小法廷平成11年（1999年）3月23日判決は、結果との因果関係を肯定し、因果関係と損害評価を峻別して患者の救済を図る姿勢が高く評価される。今後は、この最高裁判例の法的構成が下級審で踏襲されることを期待したい。

(2) **最高裁第3小法廷平成11年（1999年）2月25日判決の意義**

上記のような、医師の不誠実な治療に対し因果関係の立証が困難な場合にいくつかの法的構成で慰謝料を認めて患者を救済する裁判例の集積に対し、最高裁第3小法廷平成11年（1999年）2月25日判決（判時1668号60頁、判タ997号159頁）（詳しくは18頁、54頁参照）は「延命の可能性があれば、そもそも死亡との因果関係がある」と

➡13　東京地裁平成3年（1991年）7月23日判決（判時1427号84頁、判タ778号235頁）の評釈
　□手嶋豊・判時1449号185頁

して原判決を破棄して差し戻した。

　これはアルコール性肝硬変の治療のため主治医に通院していた患者が肝細胞癌を見落とされ死亡した事案で、最高裁は「医師が注意義務を尽くして診療行為を行っていたならば患者がその死亡の時点においてなお生存していたであろうことを是認し得る高度の蓋然性が証明されれば、医師の右不作為と患者の死亡との間の因果関係は肯定されるべきものと解すべきである。患者が右時点の後いかほどの期間生存し得たかは、主に得べかりし利益その他の損害の額の算定に当たって考慮されるべき事由であり、前記因果関係の存否に関する判断を直ちに左右するものではない」との一般論を示し、肝細胞癌が見落とされなければ、少なくとも患者が実際に亡くなった日時点ではなお生存していたであろうことを是認しうる高度の蓋然性があり、そうすると見落しと患者の死亡との間には因果関係が存在するとして、因果関係を否定し延命利益の喪失ないし治療機会の喪失による慰謝料300万円のみ認定した原審判決を破棄して差し戻したのである。

　この判決は、いわば「少なくとも、現実に亡くなった時点より後まで生存した蓋然性」をもとに、患者の死亡それ自体という結果に対する責任を医師側に負わせ、あとは生存可能期間に応じて損害額を評価するという法的構成により、前述のような「期待権の侵害」「延命利益の侵害」「治療機会の侵害」といった構成で慰謝料を認定することで患者を救済していた下級審裁判例と比較して、因果関係と損害賠償額の評価とを峻別して患者の法的救済の姿勢を見せたものとして、高く評価されよう。高裁での差戻審においてどのような損害額の判断がなされるか、注目されるところである。

6.6.4　制裁的慰謝料論
　　　＜主要参考文献：制裁的慰謝料＞
　　　□判例ガイド（1996）89頁［植木哲］、樋口範雄「制裁的慰謝料論について」ジュリ911号（1988）19頁

アメリカなどでは、被害者の損害を塡補するための賠償のほかに、悪性の強い加害者に制裁を加え同様の行為の再発を防止するための賠償、すなわち懲罰的損害賠償が認められてきた。そこで、わが国においても、このような懲罰的損害賠償を認めないかが問題となるが、判例は、一貫して、これを否定している。

たとえば、医薬品の製造物責任に関するクロロキン訴訟において、東京高裁昭和63年（1988年）3月11日判決（判時1271号3頁）は「我が国の民法における不法行為による損害についての損害賠償制度は、不法行為によって被った被害者の損害を加害者に賠償させることのみを目的としているのであり、……加害者に懲罰、制裁を課するとか、不法行為の再発防止を図るとか、そのため慰謝料額を高額のものとすることなどは、右制度の予想しないところであって許されない」と述べ、これを否定した。

また、最高裁第2小法廷平成9年（1997年）7月11日判決（民集51巻6号2573頁、判時1624号90頁、判タ958号93頁）は、懲罰的損害賠償を命じた外国判決に関し我が国の公序に反するとした。

もっとも、被害者の被った精神的損害に対する慰謝料の算定にあたって、加害者の社会的地位および財産状態、加害者側の侵害の態様（故意か過失か、過失の程度、悪性の程度等）を参酌しているので、その限度で（塡補賠償の範囲内で）、相対的に高額の賠償が認められることはあろう。

6.6.5 分娩過誤等に伴う胎児死亡による損害

＜参考文献：胎児についての損害＞
〇齋藤隆「損害の算定（その2）」昨柳ほか編・実務（1996）192頁
□野村好弘「胎児の法的地位」（日本不法行為法リステイトメント16）ジュリ903号（1988）93頁

(1) 胎児の逸失利益

現在までの裁判例上では、胎児死亡の場合、当該胎児の成熟度如何によらず胎児

の逸失利益までは認めていない。

近年の事例では、出産直前（予定日を13日間超過）で死亡した胎児につき零歳児として逸失利益を求めた事案（東京地裁八王子支部平成8年（1996年）2月19日判決（判時1585号48頁））、38週で死亡した胎児の逸失利益を求めた事案（広島地裁平成2年（1990年）3月22日判決（判時1360号142頁））のいずれも、民法721条（胎児の損害賠償請求権規定）の死亡胎児への適用を認めず、胎児自身の逸失利益の請求を退けた。

(2) 胎児死亡による親の慰謝料額

先に述べたように、胎児自身の損害賠償請求権が認められていないことから、胎児自身の慰謝料請求権を両親が相続するというかたちでの慰謝料も認められていない。胎児死亡に伴う両親、とりわけ母親の慰謝料認容額は、近年は従前に比してやや増加傾向が見られ、母親につき700万円を認めた（父親につき200万円を認めた）東京地裁平成2年（1990年）3月12日判決（判時1355号95頁、判タ734号210頁）➡14がある。しかし、通常の事案では、父親より高額に認定される母親でも500万円程度である。

他方、出生直後に新生児が死亡した場合、当該新生児自身の慰謝料請求権が両親に相続されるため、両親自身に認められる慰謝料額（これ自体、胎児死亡の場合と比べればやや高額である）と合計する結果、両ケース間の損害賠償額にアンバランスが生じるとの批判は免れない。なお、前掲・野村好弘論文を参照。

6.7　添付資料

6.7.1　当事者関係

(1) 原告関係

訴状における添付資料として、医療事故の当事者が死亡した場合に、相続人が訴訟を提起する場合には、相続人たる資格を証するものとして、また、医療事故の被

➡14　東京地裁平成2年（1990年）3月12日判決（判時1355号95頁、判タ734号210頁）の評釈
　　○仙波英躬・判タ762号68頁

害者が未成年者など訴訟能力を有しない場合には法定代理人等の資格を証するものとして、戸籍謄本が必要となる。

そして、弁護士に訴訟を委任する場合には訴訟委任状が必要となる。

(2) 被告関係

被告が法人（学校法人、財団法人、医療法人、社会福祉法人など、さまざまのものがある）である場合には、資格証明書として登記簿謄本などを添付する必要がある。

なお、国立病院、国立大学病院では、法務大臣が代表者、地方自治体の病院ではその自治体の首長、地方公共団体の共同病院では幹事自治体の首長が代表者になる。

6.7.2 証拠書類等

訴状には、請求を理由づける事実を具体的に記載し、請求を理由づける事実に関連する事実で重要なものおよび証拠を記載すべきものとされ（民事訴訟規則53条1項）、また重要な書証の写しを添付すべきものとされている（同規則55条2項）。

証拠の記載や重要な書証の添付の義務づけは、より早く争点が提示されることを促すものである。最も重要なカルテについては、そのような記載自体問題であるが、判読できない文字で書かれていることが多いので、被告側から訳文をつけて提出させればよい。ただし、被告提出の訳文は鵜呑みにしないことが肝要である。

なお、訴えの提起前に証拠保全のための証拠調べが行われたときは、訴状には、その証拠調べを行った裁判所および証拠保全事件の表示を記載しなければならない（同規則54条）。

6.8 訴えの提起

6.8.1 訴えの提起に伴う事務

訴状の正本（印紙貼付）・副本、添付書類の正本・副本を、予納郵券とともに、裁

判所の事件受付窓口に提出する。
　訴状については、事前に本人に対して、案を渡していると思われるが、完成版で修正されている場合には、訴状や添付書類の写しを送付し、あわせて、事件番号や係属部を連絡することになる。
　裁判所との打合せにより、第1回期日が決まり次第本人に連絡する。なお、この際、第1回期日については被告（代理人）の都合がわからないままのものであるため、変更になったり、被告欠席のまま訴状を陳述し、答弁書について擬制陳述（陳述したものとみなす扱い）になる可能性があることを伝える。
　第1回期日を含め、時間があれば、原告に期日に出席してもらい、裁判がどのように進行するのかを見てもらうことが一般的には望ましいであろう。
　なお、その後の準備書面、書証、尋問調書等のコピーは必ず原告に渡すようにしたい。
　また、尋問終了後は必ず謄写申請をし、尋問調書を確認のうえ、誤りがあれば、速やかに、尋問調書の訂正の上申書を提出する。
　医療過誤訴訟が提起されるに至るのは、過誤の重大性もさることながら、医療行為の過程における医師の患者に対する説明不足、医師・患者間の信頼関係の欠如に起因するところが大きい。弁護士も、一般の人は経験することが少ない、わかりに

◆被害者・原告からのアドバイス◆──提訴時・裁判終結時に記者会見を

　裁判は、始まりと終わりが肝心です。大きな事件でないかぎり、裁判途中で社会の注目を浴びることはありません。医療の危険を社会に喚起し、事故の再発防止を促すために、提訴時と終結時に記者会見を開くことを勧めます。事前に裁判所の記者クラブへ、記者会見の日時と概要を知らせておけば、簡単に記者会見を開催することができます。

　訴状をもとに1～2ページでサマリー（要約）を弁護士に作成してもらいましょう。間違った報道をされないように、必ず文書を必要部数コピーして記者に配布することを勧めます。

　記者から、被害者や原告のプライバシーを尋ねられますので、事前に弁護士とどこまで明らかにするか、匿名にするかを打ち合わせておきましょう。

（あ）

くい訴訟手続を代理人として遂行するのであるから、本人に対して、訴訟の現状および今後の進行について、訴訟資料を提供しながらわかりやすく説明することが必要である。

6.8.2 マスコミ対策（記者会見など）

集団訴訟など社会的影響の大きい事件については、訴訟係属の事実を公に知らしめる意味でも、記者会見を開くことに意味はある。しかし、原告本人にとっては、訴訟それ自体が大きな負担であるので、記者会見を開くか否かについては、あくまでも、原告の意思を尊重すべきであろう。

記者会見の場としては、裁判所内に司法記者クラブがある場合には、事前に当月の当番幹事社の担当者に連絡し、配布資料等を準備し、提訴当日に記者会見にのぞむことになる。

なお、原告側が積極的に記者会見をしない場合でも、新聞記者などは裁判所への取材から提訴の事実を知り、原告側に取材や問合せをしてくることがある。その場合は、原告側の希望の有無にかかわらず記事になる可能性がある。正確な説明をするしかないが、原告が提訴の事実を広く知られることを希望していない場合は、その旨を記者に告げることになろう。

第7章

訴訟活動

＜主要参考文献：訴訟・審理一般など＞
☆横山哲夫「損害賠償請求訴訟」石原編・相談（1995）191頁、加藤・過誤（1992）114頁
○東京地裁・提言（2000）、前田ほか・司法研究（2000）、東京地裁・実情（2000）、太田幸夫「医療過誤訴訟における訴訟指揮」太田編・大系（2000）454頁、加藤新太郎「医療過誤訴訟の現状と展望」判タ884号（1995）4頁、西口元「民事訴訟における専門家の関わり——争点整理、証拠調べ及び和解における専門家の役割」早法72巻4号407頁、センター・シンポ（1994）「裁判官は訴訟をどのようにとらえているか」、小野寺規夫「医療過誤事件の審理について」山口ほか編・課題（1991）695頁、黒田直行「訴訟指揮」根本編・大系（1990）494頁、黒田直行「医療過誤訴訟における審理上の諸問題」鈴木忠一ほか監修『新・実務民訴講座5　不法行為訴訟Ⅱ』（日本評論社、1983）291頁
◇米田・紛争（1993）73・76頁、畔柳・研究（1987）37頁・71頁
※一般向きのものとして、加藤良夫『患者・依頼者のための　医療過誤裁判のはなし』（センターパンフNo.3）（医療事故情報センター、1994）

7.1　訴訟の進行の仕方

7.1.1　はじめに

まず、医療事故訴訟の一般的な進行の仕方を述べる。

　弁護士にとっては常識に属する部分であるが、代理人弁護士としては当事者（依頼者）に十分に説明をしておく必要があり、その説明のための資料になろう。また、本人訴訟（当事者自身が訴訟活動を行う訴訟）の場合にはもちろん、当事者が代理人として弁護士を選任している場合も、当事者が一般的な訴訟の進行の仕方を理解しておくことは有益だろう。

　訴状の提出後は、一般に次のような流れで進行することが多い。
●弁論（主張の提出、書証の申出など）：争点整理
　↓
●証拠調べ（証人尋問、当事者尋問など）：人証調べ
　↓

●鑑定（行う場合と行わない場合がある）
↓
●判決・和解など

なお、いくつかの用語の説明をしておこう。
◆弁論：かなり多義的に使われ、広い意味では、裁判所で行われる手続のほとんどすべてを含んで用いられるが、狭い意味では、尋問や鑑定以外のことを指すことが多い。

　当事者の活動としては、主張を記載した書面（準備書面など）の提出や証拠としての文書（書証）の提出が主なものである。
◆証拠調べ：本来は、各種の証拠調べ（書証、証人尋問、当事者尋問、鑑定など）を包括する意味であるが、文書の証拠調べ（書証）を除いた意味で使われることが多い。
◆書証：本来は、文書の証拠調べの意味であるが、証拠として提出される文書の意味で使われることが多い。
◆期日：訴訟の手続が行われる日のことで、弁論期日、弁論準備手続期日、証拠調べ期日、和解期日などがある。

　弁論準備手続期日は、争点や証拠の整理のために法廷外で行われる。

　和解期日は、和解のための話合いのために法廷外で行われる。

　弁論準備手続期日や和解期日は必要に応じて随時開かれる。

　なお、弁論期日は1か月に1回程度開かれるが、証拠調べ期日となると、2、3か月に1回ということが多い。これは、弁論期日といっても、実際には口頭で主張の詳細を述べるのではなく、主張したいことを書面（弁論の準備をする書面という意味で準備書面と呼ばれる）に書いてきて、この書面のとおり主張するという趣旨の発言をするのが実状であり、次回までにどちらが何をするべきかを決めて終

わることが多く、数分で終わることが多いため、たとえば、午前10時からの30分間に何件もの訴訟の期日が開かれるが、証拠調べ期日となると、1つの事件で1、2時間ぐらいはとることになるから先の日になってしまうためである。

　裁判所が遠隔地の場合は、弁論期日の段階では電話会議方式を活用することが考えられる。これにより、次回期日が早期に入ったり、時間や出張旅費の節約をはかることが可能である。ただし、相手方は裁判所に出頭しており、電話会議の前後に相手方が裁判官に雑談等を介して心証形成を働きかけるおそれがないとはいえないので、その点は注意すべきであろう。

◆被害者・原告からのアドバイス◆──傍聴支援の呼びかけ

　刑事裁判と違い、民事裁判の傍聴者は少なく、裁判所の傍聴席は閑散としています。証人尋問中、裁判官があくびをすることもしばしばです。裁判官や被告に心理的プレッシャーをかけるためにも、傍聴者を募り、多くの関心を集めるように努めたいものです。
　また、他の医療事故訴訟を傍聴し、支援することをお勧めします。それによって、自分の裁判を客観的に見直すきっかけができるようになるものです。
(あ)

◆被害者・原告からのアドバイス◆──傍聴依頼について

　私は、被告側、原告側、鑑定医などの証人尋問がある時には、葉書で積極的に傍聴依頼を行いました。書面を交換するだけの弁論の場合は、数分間であまりにも短く終わってしまうので、身近な人にだけに案内をとどめました。そして、傍聴に来ていただいた人には、いつも名前、住所、電話番号と感想や意見を書いてもらうアンケート用紙と簡単な資料を配付し、一度でも来ていただいた方には、その後の尋問や判決の案内を送るようにしました（なお、判決などの期日は、裁判所の都合などで直前に変更になることが多いので、傍聴に来てくれる人には、あらかじめ電話などで期日の変更がないかを確認してもらうように書いておく必要があります）。
　また、毎回公判が終わると必ず、傍聴者全員に裁判所内や付近のどこかに集まってもらい、弁護士から簡単な説明をしてもらいました。そしてその後に時間が許す人には喫茶店に誘い、交通費のせめてもの代わりにコーヒーを飲んでいただきました。過酷な公判が終わった後に、忙しい中を応援に来てくれた旧友や同僚、親戚や被害者の方々とお茶を飲めるのは心の励みになりました。特に、医療裁判を経験しているもの同士がお互いにできるかぎり傍聴し合うことや、それを機会に交流し合うことはとても大切だと思います。(か)

7.1.2　第1回期日まで

裁判所に訴状を提出した後、裁判所内での担当部等の決定（事件の配点）、訴状の審査などを経て、第1回期日が決まり、訴状と第1回期日への呼出状などが被告に送達される。

第1回期日は裁判所と原告側の都合によって決められるので、被告側の都合によっては第1回期日が変更されることもある。また、被告側の都合がつかない場合に、第1回期日については被告側欠席のまま行われることもある。この場合は、被告側が事前に提出した答弁書を陳述したとみなす扱い（答弁書の擬制陳述）が普通である。

第1回期日では、原告が訴状を陳述し、被告が答弁書を陳述する（訴状・答弁書のとおり陳述するということを述べるだけの場合が多い）。

7.1.3　弁論・争点整理から証拠調べへ

期日に行われる主な活動は、弁論（主張や書証の提出）と証拠調べ（証人尋問や当事者尋問など）である。

訴訟の最初の段階では、弁論が行われ、争点が整理される。つまり、当事者間に争いがない事実と当事者間に争いがある事実の区別が行われる。後者については、裁判所は証拠によって事実を認定する必要がある。その上で、裁判所は当事者間に争いがない事実と証拠によって認定した事実をもとに判断を行うことになる。

したがって、弁論の段階での争点整理を通じて、どのような証拠調べをどのような範囲で行うべきかが明確になり、次の証拠調べの段階に進むことになる。

◆被害者・原告からのアドバイス◆──裁判情報のインターネットでの公開を

「裁判は公開が原則」、といっても我々市民が裁判で公開されている情報に接することは、ほとんど不可能です。医療の危険を社会に喚起するのに、裁判の始まりと終わりの記者会見だけでは不十分です。

そこで、インターネットという安価でグローバルな媒体を使って、裁判所に提出された書類をベースに情報を公開することを勧めます。そのとき、被告の誹謗・中傷に終わらないように、社会貢献を目的としたホームページとなるように心がけてください。

(あ)

◆被害者・原告からのアドバイス◆──医療過誤裁判インターネット公開術

　私の裁判は、ホームページで大公開し、全国各地の善意のお医者さんたちにアドバイスをいただき、素人ではわからない医療用語の壁を乗り越え、準備書面を作成している珍しいケースだと思います。ホームページを見た専門家の皆さんが、素人には見破れない治療に関するさまざまな新事実を指摘してくださいました。そして、最も探すのが難しいといわれる協力医、法廷に立ってくださるお医者さんもホームページをきっかけにして現れました。

　まったく新しい試みで、被告の弁護士さんは面くらい、ご立腹だそうですが、私はまったく気にしていません。「裁判公開の原則」です。医学のことは素人にはわからないので、餅は餅屋、専門家の皆さんに見ていただくのが一番なのです。

【怒りと悲しみだけの生々しいホームページは作らない】

　ホームページ作りは誰でもできますが、見てもらわないとお話になりません。一般の人がインターネットを見る時間は、仕事終わりのとてもリラックスしたオフタイムです。被害者意識や「辛い・悲しい・悔しい」というだけの感情のページは敬遠されてしまいます。大文字だらけの、怒りや悲しみだけの感情むき出しのページは、うわべだけ見ても内容まで知ろうとしてもらえないのが現実でしょう。裁判を公開するなら、トップページには遺族や障害を背負ったなどの悲しみを匂わせないこと。被害の概要は、目次をつくり淡々と事実だけを更新しつづける。そして、ためになる情報を紹介していくなどの付加価値を付け発信する工夫も必要です。作るときはコンセプトを考えましょう。

【裁判公開の原則を多いに利用する】

　インターネット公開は、誹謗・中傷をしているのでなく、キッチリ提訴し、法廷という場で判決に委ねていることで、ホームページは「裁判公開の原則」という法に守られると思います。私は、ポップな軽い文章タッチで裁判公開をショー展開していますが、これは一種の手法、表現の自由です。

　真実はひとつなのに、どちらも正しかったという主張をすれば、どちらかが嘘をついてでも勝たなければならないのが裁判です。しかし、訴えられたからといって簡単に非を認めないのがこれまでの医療の世界です。

　裁判は大体において不毛な喧嘩です。都合の悪い方は嘘をついてでも自分の地位と名誉を守り抜こうとするものです。被告が書いてくる身に憶えのない嘘や、臨床医学ではまったく通じない法廷用の医学を徹底的にクローズアップする。1つの書面に文字が連なっていると、ごまかしや言い逃れの主張も何となくあっているように思えてきます。それを徹

底的にクローズアップしていくとわかりやすいでしょう。間違ったことを公式文書に書いてくるほうが悪いのですから、気にすることはありません。

【裁判は長丁場、戦略も考え最初からすべてを公開しない】

医療過誤裁判を全世界に発信しているということは、被告側も自由に見ることができるということも考えなければなりません。私の事件は、医師の一瞬のミスでなく、半年間のすべての治療に疑問があり、また、決定的な信じられない出来事がありました。私は証拠保全を速やかに行っていました。半年間のカルテ3枚、血液検査2回という事実、レセプト・看護記録を握っている原告に対して、どのようにして戦ってくるのか見物でした。

最初のうちは裁判所への提出書類とテキスト文字だけに留めておいて、ある程度被告の言い分が出たところで一気にカルテやレセプト・看護記録などの画像をアップし、被告の言い分の医学上の矛盾が出そろったところで、すべての事実公開をしたところ、知らないお医者さんのアドバイスが続々と入ってきたのです。日本全国に医者は24万人。日々、真面目に医療に携わっているお医者さん、心優しいお医者さんは沢山います。いい加減な、滅茶苦茶なことをする同業者が1人でもいると迷惑で、他の地域の知らない医者の行為の問題点の指摘はできるというのが現状です。なんと、ホームページを見てメールをくださったお医者さんが法廷に立ってくださることになりました。

【ホームページ公開今後の展開】

これからは、インターネットで裁判公開をする人がどんどん増えてくると思います。ホームページを作る場合、下手な小細工をしないで、心で訴えるホームページで十分だと思います。インターネットは日々進化して、見栄えのいいページが増えていますが、パソコン環境によって見てくれる人のブラウザはさまざまです。医療過誤裁判の公開は、音楽でもてなしたり、重い画像を貼ったり、特殊な言語で凝る必要はまったくありません。自分が見ようとしているページに、毎回同じ音楽が流れてきたり凝った手法で読もうとしているページに時間がかかるのはうんざりです。軽いテキストのページがよく、文字と文字間隔に気をつけて見やすく読みやすいページにすることが大切です。メールはマメにチェックして、アドバイスや批判をいただいた場合も真摯に受け止める。冷静になってそのひとつひとつの文章をしっかり把握する。そして、客観的に自分のホームページを見つめることにしましょう。私の場合は調子に乗って被告を挑発した呼び掛けもしていますが、単なる被害者意識と思われる文章や、辛い悲しいという心の叫びは誰も見ない、見たくないものですので、感情抜きに事実だけを淡々と公開したほうがいいと思います。まず、裁判関連以外のさまざまなホームページを見て、アクセス状況を見てみて自分のホームページ作りのコンセプトを決定するとよいでしょう。

(う)

7.1.4 期日への当事者の出席

当事者本人は期日に出席する権利がある。したがって、代理人弁護士が出席する場合でも、原則として当事者も出席することが望ましい。しかし、多忙な場合もあるし、特に弁論期日については書面の提出等が主であるため短時間で終わることが多く、拍子抜けする場合もあるので、必ずしも常に当事者本人の出席が必要というわけではない。

証拠調べ期日については、通常は当事者本人の出席または傍聴が望ましい。特に、相手方医師に対する尋問の場合は原告本人が法廷にいないと事実に反する供述等が行われる危険もあるので、出席または傍聴することが有意義である。

弁論準備手続期日や和解期日でも、当事者本人が出席することが望ましいと思われるが、当事者本人がいない場のほうが、相手方や裁判所の率直な発言が行われる可能性があり、それらの発言が当方の方針の検討に有益であることもあろう。当事者が出席するほうがよい場合が多いであろうが、必ず常に出席すべきだとまではいえないであろう。

7.2 今後の訴訟実務の変化

1999年から2000年にかけて、医療事故訴訟の実務を変化させると思われる重要な動きがあった。東京地裁・提言（2000）、前田ほか・司法研究（2000）、東京地裁・実情（2000）などは今後の医療事故訴訟の実務、特に、訴訟の迅速化、専門的知見の導入などの面で大きな影響を与えると思われる➡1。以下では、まず東京地裁・実情（2000）の概要を紹介し、次いで、前田ほか・司法研究（2000）の概要を紹介しながら、若干の意見を述べておく。なお、東京地裁・提言（2000）については、基本的に関連する個別箇所で紹介することにする。

➡1 そのほか、「司法記者の眼　最高裁、専門訴訟対策本格化へ」ジュリ1171号（2000.2.1）3頁、2000年1月24日付朝日新聞、加藤新太郎ほか「＜座談会＞民事訴訟における専門的知見の導入——鑑定の効果的利用を中心として」判タ1010号（1999）4頁、中村也寸志「日本の専門訴訟の問題はどこにあるか——ドイツの実務と比較して」判タ1011号（1999）16頁、中村也寸志「ドイツにおける専門訴訟（医療過誤訴訟及び建築関係訴訟）の実情」判時1696号（2000）32頁、徳田園恵「鑑定の活用をめぐる問題について——フランスの実情と比較して」判タ1010号（1999）42頁など参照。

7.2.1 医療事故訴訟の審理の実情

(1) 調査対象

東京地裁・実情（2000）は、1999（平成11）年2月15日から9月30日までに東京地裁において既済となった医療事故訴訟の全事件61件が調査対象である。この件数は全国の医療事故訴訟の1年間の既済件数の少なくとも10%以上であるとされる。

(2) 終局区分等

終局区分は、61件のうち、判決が15件（25%）、和解が37件（61%）であり、和解率の高さが注目される。

判決15件のうち、原告勝訴率（認容率）は4件（26.7%）であるが、これは、原告勝訴が見込まれる場合に被告側が一定の金額を支払うことを内容とする和解が成立することが多いことによると思われるとされている。

(3) 審理期間

審理期間については、61件の平均は約2年4月（28月）である。なお、1998（平成10）年度の全国の医療事故訴訟の審理期間の平均は約2年10月（33.5月）である。

判決により終了した事件の平均審理期間は約3年8月で、和解により終了した事件の平均審理期間は約2年3月である。

(4) 主張整理期間

主張整理期間（訴状受理時から主張整理日〔記録上主張整理が終了したことが明らかな日、最初の人証の採用日、鑑定採用日の中の最も早い日〕までの期間）の平均は485.7日である。主張整理に要した期日数の平均は9.1期日で、その期日の間隔の平均は54.2日である。

(5) 人証調べ

人証調べは、61件のうち31件（51%）で行われた。31件の全件において被告側医師の尋問が行われ、2件において看護婦が尋問された。患者本人の尋問は10件、患者家族の尋問は18件において行われ、本人も家族も尋問しなかった事件は5件であ

る。

　31件のうち6件で原告側の申出により被告側医師以外の医師の尋問が行われた。

　人証調べの期間は、人証期間（最初の人証採用の日から最後の人証調べ期日までの期間）が平均291.1日で、人証実施期間（人証期間中の真に人証調べが行われた期間）は平均223日である。

　人証調べの実施人数は平均2.8人で、人証実施期日の平均間隔は75.8日である。

（6）診療録・私的鑑定書

　診療録が提出された事件は48件（79%）で、訴訟提起前に証拠保全が行われていた事件は31件（51%）である。

　私的鑑定書が提出された事件は14件（23%）で、原告のみから提出された事件が9件、被告のみから提出された事件が2件、双方から提出された事件が3件であった。私的鑑定書の提出があったことから鑑定を実施しないで和解に至った事件があること、和解が成立した事件の19%に私的鑑定書が提出されていることから、私的鑑定書が相応の機能を果たしていると思われるとされている。

（7）鑑　　定

　鑑定については、61件中15件（25%）、16回であった。鑑定実施期間（鑑定採用から鑑定書提出までの期間）は平均286.3日である。

　判決で終了した事件15件のうち8件（53%）、和解で終了した事件37件のうち7件（19%）で鑑定が実施されていた。

　鑑定の申出については、原告のみが12件、被告のみが2件、双方が6件である。

　鑑定を実施した15件のうち14件（93%）で原告から鑑定の申出があった。鑑定が原告の立場から重要な立証手段とされていることが分かるとされているが、疑問なしとしない。

　鑑定が実施された事件の審理期間の平均は1696.4日（約4年8月）、鑑定が実施されなかった事件の審理期間の平均は586.2日（約1年7月）であった。

(8) 和　解

和解で終局した37件のうち、原告勝訴的な事件（請求額の1割以上を支払う旨の和解または謝罪文を含む和解）が24件（65%）、原告敗訴的な事件（見舞金名目で請求額の1割未満を支払う旨の和解）が13件（35%）である。

(9) **審理の全体的傾向**

訴訟の各段階をまんべんなく含んで判決により終了した5件での各段階の平均期間は、以下のとおりである。

①訴状提出から第1回期日まで	61日
②第1回期日から主張整理終了まで	486.8日
③人証期間	335.2日
④鑑定採用から鑑定結果陳述まで	324.8日
⑤和解手続	106.4日
⑥終結後判決言渡しまで	64.6日
＜合計＞	1378.8日

各種の工夫により②ないし④の期間の短縮の余地があるとされている。

7.2.2　医療事故訴訟への専門的知見の導入

前田順司判事らによる平成10年度司法研究「専門的知見を必要とする民事訴訟の運営」は、その概要が前田ほか・司法研究（2000）に掲載されている。前田ほか・司法研究（2000）は、ドイツ・フランスにおける調査に基づき日本への示唆を述べるほか、「我が国における専門訴訟の運営上の改善策」、「鑑定手続を支える制度的基盤の整備と鑑定制度についての展望」等について詳しく述べている。

(1)　「我が国における専門訴訟の運営上の改善策」

前出ほか・司法研究（2000）は、「我が国における専門訴訟の運営上の改善策」としては、まず基本的視点として、当事者主義の徹底、手続における透明性の確保、

鑑定人に対する配慮、迅速かつ適正な裁判の実現の4つを挙げている。

　そして、①「迅速に的確な争点整理を行うための方策」では、当事者の主体的・積極的な訴訟活動、裁判所の的確な訴訟指揮の必要性が指摘され、「争点整理手続の運営方法」に関して、運営方針の明確化と当事者に対する周知徹底、事実関係の確定と法的主張の明確化、争点の確定作業と争点整理表の作成が、「争点整理手続における書証の提出等」に関して、書証の早期提出と送付嘱託等の証拠調べの実施、わかりやすい書証の提出方法、証拠説明書の活用が提言されている。

　②「争点整理後の審理計画の確認」では、書証等により証明が十分である事項と人証によって立証する事項との振り分け、どの人証によって争点のどの部分を立証するのか、人証の取調べの順序・方法などの決定、鑑定の要否と時期の判断の問題が指摘されている。

　③「争点整理における専門家の知見の利用」では、争点整理段階での専門家関与の必要性、付調停の活用、鑑定の早期採用などが提言されている。なお、争点整理手続においての専門家の協力に関しては「当事者に対する透明性の確保」が指摘されている。また、「私的鑑定書の提出に関する留意事項」も述べられている。

　④「人証調べの在り方の改善」では、集中証拠調べを実施するための方策として、的確な争点整理とそれに基づく適切な審理計画の樹立、陳述書等による供述内容の事前開示、書証の事前提出などが指摘されている。

　⑤「鑑定の在り方の改善」では、鑑定方法の工夫（鑑定書の簡素化、口頭鑑定の活用、教授と若手研究員との共同鑑定の実施、鑑定嘱託の活用、アンケート方式による鑑定の実施）、鑑定書提出後の鑑定人に対する尋問の運用の見直し、迅速に的確な鑑定をしてもらうための方策と鑑定人に対する配慮（鑑定事項の決定についての鑑定人の関与、鑑定資料の整理と争点整理表等の交付、鑑定要領と鑑定書ひな型の整備、鑑定作業中のフォロー、鑑定人に対する訴訟の終局結果の通知）などが提言されている。

　なお、鑑定書を鵜呑みにするのではなく、それを的確に評価することが裁判所の

重要な職責であることを考えると、鑑定書の簡素化、口頭鑑定の活用等によって、判断の根拠の記載や説明が不十分であってはならないというべきだろう。

また、鑑定人に対して一定の配慮が必要な面があるが、他方で、弾劾的尋問に耐えられた鑑定内容こそ価値があることについての理解を求めるべきであろう。

さらに、かばい合いや医療慣行の無批判的追認の鑑定を避けるために、判断基準である医療水準が規範であることについて事前に鑑定人が十分に理解できるような措置を考えるべきと思われる。

前田ほか・司法研究（2000）は、以上のほか、「専門訴訟の審理期間の目標」として、「専門訴訟のうち平均的事件については、審理期間の目標を2年間とし、訴状受理から争点整理のために1年間、人証調べ、鑑定及びその後の審理のために10箇月、判決書作成のために2箇月を目処として、2年間で第一審の判決言渡しまでを終えることを目標に審理計画を立てて訴訟運営を行うべきである」とする。

なお、患者側で医療事故訴訟を担当する弁護士の意見を踏まえて、「我々は、医療過誤訴訟の患者にとって、真実追究が最も重要であり、患者側は、時間がかかっても慎重な裁判も求めているのではないかと考えていたが、訴訟追行の心理的負担の重みを指摘され、迅速な裁判の実現の重要性を再認識した」とある。これは、異常に長い訴訟が存在していたこともあり、一面では正しい指摘を含んでいると思われるが、患者側と医療機関側は基本的に武器対等ではないこと、患者側としては主張・立証活動のためにどうしても一定の時間が必要であることも十分に配慮する必要があるだろう。

(2) 「鑑定手続を支える制度的基盤の整備と鑑定制度についての展望」

前田ほか・司法研究（2000）では、「鑑定手続を支える制度的基盤の整備と鑑定制度についての展望」に関しては、①「鑑定人の確保のための司法行政上の施策の必要性」として、鑑定人名簿の整備の必要性。専門家団体との継続的な協議と連携の必要性、鑑定人推薦委員会（各専門分野の権威者等を委員とし、公平中立性を維持する観

点から弁護士、元裁判官等を加える）の構想、鑑定人研修の必要性、専門部・集中部制の導入が、また、②「独立証拠調べ等の起訴前鑑定手続の導入と手続規定の整備」（ドイツの独立証拠調べ、フランスの鑑定レフェレのような起訴前鑑定手続など）が語られている。

そのほか、調査官制度の拡充や専門委員制度・参審制の導入にも言及されている。

7.2.3　東京地裁の提言

東京地裁・提言（2000）は、前田ほか・司法研究（2000）、東京地裁・実情（2000）などを踏まえて医療事故訴訟の運営についての具体的な方針を提言するものであり、今後全国の裁判所での医療事故訴訟の運営に大きな影響を及ぼすことが予想される。

個々の内容は個別の関係箇所で紹介することにし、ここでは、項目だけを示しておく。非常に広汎な内容であり、細かく検討していく必要があると思われる。

第1　争点整理手続
1　争点整理の基本方針
2　争点整理手続きの運営方法
　(1)　争点整理手続きの運営方針
　(2)　運営方針の周知徹底
　(3)　事実関係の主張の整理と診療経過一覧表等の作成
　(4)　過失等の主張の整理と争点整理表の作成
3　争点整理手続きにおける書証の提出
　(1)　書証の提出時期
　(2)　書証の分類提出と証拠番号の付番
　(3)　カルテ、レントゲンフィルム、医学文献等の提出方法
　　ア　カルテ等
　　イ　レントゲンフィルム等
　　ウ　医学文献
　(4)　証拠説明書の提出

    4　争点整理手続きにおける書記官の役割
    5　争点整理手続きにおける専門的知識の活用
      (1)　調停の利用
      (2)　鑑定の利用
  第2　証拠調べ
    1　証拠調べの基本方針
    2　証拠調べの運営方法
    3　鑑定を要する事件における証拠調べ方法の工夫
    4　集中証拠調べの実施とその準備
      (1)　事前準備の重要性
      (2)　陳述書等による供述内容の事前開示
      (3)　充実した人証調べ期日にするための工夫
  第3　鑑定
    1　鑑定等の基本方針
    2　鑑定人の選定
      (1)　鑑定人選定の準備
      (2)　鑑定人の選定方法
      (3)　鑑定又は鑑定人推薦の依頼
      (4)　鑑定に関する情報の集積
    3　鑑定事項の決定
      (1)　鑑定事項の決定等に向けた協議
      (2)　鑑定事項の策定
    4　鑑定要領等の交付
    5　鑑定人に対する事実及び資料の提示
    6　鑑定結果に対する反証
    7　鑑定に関するその他の留意すべき点
      (1)　鑑定人に対する鑑定終了後の情報提供
      (2)　鑑定費用の予納
  第4　判決

7.3 主張——準備書面の提出

＜主要参考文献：準備書面＞
☆上田・入門（-1998）「(12)～(15)準備書面の書き方①～④」ニュース114～117号（1997）、上田・入門「(4)「鑑定前最終準備書面」のすすめ」ニュース106号（1997）11頁、対処法（1993）157頁［野田弘明］、加藤・過誤（1992）114頁
○三代川俊一郎「争点整理」畔柳ほか編・実務（1996）63頁
◇畔柳・研究（1987）65頁

7.3.1　各段階の準備書面

準備書面は、以下のような審理の各段階で提出することになる。

(1)　証拠調べ前の準備書面（主張整理・争点整理の段階）

過失等を裏付ける事実、因果関係などの主張、被告の主張に対する反論などが主な内容になる。

被告の主張の不明確な点については求釈明（明らかでない事項について質問をすること）を行うことも重要である。ただ、訴え提起前の説明会で聞きただしておくべきことがら（たとえば、設備・機器の有無、購入時期、機種など）もあろう。

相手方医師の尋問前にはあまり手の内を明かさない方がよいという考え方もあるが、事案の性質や争点の内容によってその都度柔軟に対応すべきであろう。

＜東京地裁の提言＞
1　争点整理の基本方針

> 医療過誤訴訟の争点整理を的確に行うためには、裁判所が、争点整理手続きの主宰者として、適切な訴訟指揮を行い、当事者に積極的に主体的役割を担ってもらうことが必要である。

2 争点整理手続きの運営方法
(1) 争点整理手続きの運営方針

　医療過誤訴訟における争点整理手続きにおいては、①診療経過、症状、検査結果投薬状況等の基礎となる事実関係について、争いのない事実と争いのある事実、②基礎となる事実関係を前提とする過失、因果関係についての原告の主張と被告の反論を、早期に正確かつ的確に確定することが大切である。

(2) 運営方針の周知徹底

　医療過誤訴訟における争点整理手続きにおいては、早期に、裁判所の基本的な運営方針について当事者の理解を得て、その運営方針に則って、当事者に積極的に適切な準備をしてもらうことが必要である。

　なお、「第1回期日は、裁判所の医療過誤訴訟における基本的な運営方針について、当事者に説明し、理解を得るために、十分な時間をとるように考慮する。」とされる。
　また、「医療過誤訴訟についての裁判所の基本的な運営方針について記載した「医療過誤訴訟の進行についてのお願い」（別紙1）を、診療経過一覧表等の参考書式（別紙2ないし5）と共に、両当事者に交付することが考えられる。」とされる。
　さらに、「2回目以降の期日においては、弁論準備手続期日等を利用して、十分な時間をとり、充実した争点整理を行うようにする。」とされる

(3) 事実関係の主張の整理と診療経過一覧表等の作成

　事実関係についての争点を早期にかつ的確に確定するために、当事者に、できる限り速やかに、診療経過一覧表、検査結果一覧表、投薬一覧表医学用語集等を利用して、診療経過等の必要な事実関係を主張してもらうとともに、それぞれの主張の裏付けとなるカルテ、レントゲンフィルム等の基本的書証を提出してもらう必要がある。

　なお、「診療経過一覧表については、診療経過等をよく知り、かつ、カルテ、レントゲン

フィルム等の証拠資料を所持している被告に作成してもらうと正確で分かりやすいものができることが多いであろう。被告が作成する診療経過一覧表の参考書式の一例を示せば、別紙2のとおりである。そして、原告には、カルテ等をよく検討した上で、被告の作成した診療経過一覧表に書き込むなどの方法により、被告の主張に対する認否をしてもらい、否認する事実については、積極否認の具体的な事実を主張してもらうのが相当であろう。診療経過一覧表の効率的な作成のために、フロッピーディスクを提出してもらうとよい。」とされる。

(4) 過失等の主張の整理と争点整理表の作成

> 整理された事実を基礎として、当事者に過失や因果関係についての主張を求めて争点の確定をしてもらった上、当事者の主体的関与の基に、当事者の主張を争点整理表にまとめる。

なお、「整理された事実を基礎として、まず、原告に、過失や因果関係についての主張を求め、被告に、原告の主張に対する認否及び反論を求め、争点の整理を行う。」とされる。

また、「争点整理表の作成については、作成した当事者にフロッピーディスクを提出してもらうなどして行うことが効率的であろう。」とされる。

(2) 尋問終了後の準備書面（鑑定が予想される段階）

すべての審理が終了した段階で提出する最終準備書面の前に、鑑定の採否や鑑定事項の内容・範囲等に関する裁判所の判断に資するため、鑑定は必要ない旨の主張、あるいは鑑定をするとしても鑑定事項の内容・範囲等のあり方に関する主張などを、書証および尋問の成果を踏まえてわかりやすく整理して主張することが考えられる。

なお、前掲上田・入門「(4)「鑑定前最終準備書面」のすすめ」を参照。

(3) 鑑定後のまたは最終の準備書面

すべての証拠を踏まえた上で、原告の主張を整理して記述する。

判決を書きやすいように、あるいは判決文に利用しやすいように、記述をするこ

とが望ましい。

　鑑定を経たケースでは、鑑定結果が有利な場合は最大限に活用し、鑑定結果が不利な場合には鑑定結果の批判（根拠の薄弱さ、論理の不備、他の証拠との矛盾などの指摘）をすることになる。

　なお、裁判官には、自分の書いた判決が、法律判断はともかく事実認定上の不備を理由に上級審で破られたくないという心理があるともいわれているので、緻密な事実認定がなされるよう努力したい。

7.3.2　準備書面の書き方

　準備書面の書き方に関しては、前掲加藤・過誤、前掲上田・入門「(12)～(15)準備書面の書き方①～④」などが参考になる。

①表や図を用いてビジュアルにすること、
②経過が複雑な事案については経過表を準備書面に添付すること、
③専門用語の説明を盛り込むこと、
④重要な過失とそうでない過失とのメリハリをつけること、
⑤レトロスペクティブ（回顧的、事後的）な検討・判断とプロスペクティブ（予期
　　的、事前的）な検討・判断とを区別すること

などが望ましい。

　以下では、訴状の作成段階で検討対象になる論点とは別に、準備書面の作成段階で主に問題になる論点のいくつかを紹介する。

7.4 各種の論点

7.4.1 医療水準（過失の基準）論

＜主要参考文献：医療水準論＞

☆上田・入門「⑳医療過誤訴訟の盲点⑤　開業医だから仕方がない？」ニュース122号（1998）9頁、110番（1997）29頁、交流集会（1996）「医療水準と過失」［福井正明］77頁、末吉宜子「医療水準」石原編・相談（1995）203頁、対処法（1993）274頁［在間正史］、福井正明「医療水準と過失」渡辺・評釈（1988）47頁、上田國広「先進的医療機関の注意義務」渡辺・評釈（1988）72頁、鈴木篤「多数過失の総合認定」渡辺・評釈（1988）126頁、滝井繁男ほか「『医療水準論』の現状とその批判」判タ629号12頁（1987）

○佐久間邦夫「過失認定の基準となる注意義務違反」畔柳ほか編・実務（1996）122頁、梶村太市「注意義務の程度(1)」根本編・大系（1990）140頁、大淵武男「立証──過失の立証」根本編・大系（1990）428頁、

□寺沢知子「医療水準の相対化と『医療水準論』の質的転換」阪大法学47巻1号（1997）69頁、桑原勇進「医師の注意義務違反の判断基準に関する最高裁判例理論の現段階」東海法学17号（1997）211頁、判例ガイド（1996）60頁［植木哲］、飯田隆「注意義務の程度(2)」根本編・大系（1990）158頁、新美育文「医療過誤──その現代的論点」ジュリ828号（1985）151頁

◇米田・紛争（1993）195頁、畔柳・判タ686号70頁

医療水準（過失の判断基準）に関する裁判所の考え方が、1995（平成7）年から1999（平成11）年にかけての3つの最高裁判決、すなわち、最高裁第2小法廷平成7年（1995年）6月9日判決（民集49巻6号1499頁、判時1537号3頁、判タ883号92頁）（14頁参照。全文は27頁参照）、最高裁第3小法廷平成8年（1996年）1月23日判決（民集50巻1号1頁、判時1571号57頁、判タ914号106頁）（16頁参照。全文は34頁参照）、最高裁第3小法廷平成9年（1997年）2月25日判決（民集51巻2号502頁、判時1598号70頁、判タ936号182頁）（17頁参照。全文は44頁参照）によって、大きく是正されたことは第1章で紹介したとおりである。

(1)　まず、平成7年（1995年）6月9日判決は、「ある新規の治療法の存在を前提に

して検査・診断・治療等に当たることが診療契約に基づき医療機関に要求される医療水準であるかどうかを決するについては、当該医療機関の性格、所在地域の医療環境の特性等の諸般の事情を考慮すべきであり、右の事情を捨象して、すべての医療機関について診療契約に基づき要求される医療水準を一律に解するのは相当でない」として、医療水準は「すべての医療機関について」「一律に」判断されるべきでなく、「当該医療機関の性格、所在地域の医療環境の特性等の諸般の事情を考慮すべき」と判示した。

そして、この判決は、「新規の治療法に関する知見が当該医療機関と類似の特性を備えた医療機関に相当程度普及しており、当該医療機関において右知見を有することを期待することが相当と認められる場合には、特段の事情が存しない限り、右知見は右医療機関にとっての医療水準であるというべきである」と述べ、当該医療機関において」「新規の治療法に関する知見」「を有することを期待することが相当と認められる」かどうかを重要な要素としている。つまり、大学病院などをはじめとする高度医療機関に対しては「期待」も高度であるから、他の医療機関よりも高度な医療水準が適用されるといえる。

さらに、この判決は、「当該医療機関としてはその履行補助者である医師等に右知見を獲得させておくべきであって、仮に、履行補助者である医師等が右知見を有しなかったために、右医療機関が右治療法を実施せず、又は実施可能な他の医療機関に転医をさせるなど適切な措置を採らなかったために患者に損害を与えた場合には、当該医療機関は、診療契約に基づく債務不履行責任を負うものというべきである」として、医療機関に対し所属医師の研鑽・研修等を行うべき義務ないし転医義務を課したということができる。

また、この判決は、「新規の治療法実施のための技術・設備等についても同様であって、当該医療機関が予算の制約等の事情によりその実施のための技術・設備等を有しない場合には、右医療機関は、これを有する他の医療機関に転医をさせるなど

適切な措置を採るべき義務がある」とし、予算の制約等の理由がまったくの免責理由にはならず、転医義務などを発生させることも明らかにした。この判決は未熟児網膜症についての光凝固法という治療法についての判断であるが、一般の検査・治療等についても別に解すべき理由はないはずである。

(2) 次に、平成8年（1996年）1月23日判決は、「医療水準は、医師の注意義務の基準（規範）となるものであるから、平均的医師が現に行っている医療慣行とは必ずしも一致するものではなく、医師が医療慣行に従った医療行為を行ったからといって、医療水準に従った注意義務を尽くしたと直ちにいうことはできない」とし、基準（規範）とされるべきは、医療水準であって医療慣行ではないことを明らかにした。

(3) さらに、平成9年（1997年）2月25日判決は、「……のような開業医の役割は、風邪などの比較的軽度の病気の治療に当たるとともに、患者に重大な病気の可能性がある場合には高度な医療を施すことのできる診療機関に転医させることにあるのであって、開業医が、長期間にわたり毎日のように通院してきているのに病状が回復せずかえって悪化さえみられるような患者について右診療機関に転医させるべき疑いのある症候を見落とすということは、その職務上の使命の遂行に著しく欠けるところがある」などとして、開業医が自分の手に負えない場合などに高度医療機関に転医させるべき義務を明言した。

これらの判決により、高度医療機関であれ一般開業医であれ、それぞれ、医療水準を免責理由に利用することは著しく困難になったといえよう。特に転医義務すら否定される事態は例外的な場合ということになろう。

7.4.2 医師の裁量権論

＜主要参考文献：医師の裁量権論＞
☆110番（1997）50頁、対処法（1993）283頁［野田弘明］、交流集会（1992）「医療行為の

適応と裁量論」[小笠豊] 43 頁、池永満＋鈴木篤「医師の裁量と過失」渡辺・評釈（1988）64 頁
○中村哲「医師の判断（裁量）と患者の自己決定権について　上・下」判タ 1018 号（2000）83 頁・1019 号（2000）43 頁、稲垣喬「診療に関する医師の裁量と限界」根本編・大系（1990）51 頁（稲垣・展開（1992）3 頁）、稲垣・責任（1981）1 頁
□判例ガイド（1996）67 頁［植木哲］
◇米田・紛争（1993）158・244 頁

　どのような処置・治療などを行うかは医師の裁量に属するという議論が被告側から主張されることがある。

　しかし、考えられる複数の処置・治療などの間で患者のリスクやメリット（予後、クオリティ・オブ・ライフ（生活の質）など）にまったく差がない場合（通常は考えにくい）を別にすれば、影響を受ける患者の自己決定権を尊重せず、またそのインフォームド・コンセントを得ることなく、医師（自己の生命・生活の質に影響を受けない第三者）が特定の処置や治療を選択・実施することに、正当性はまったく認められないというべきである。

　考えられる複数の処置・治療などの間での患者リスクやメリットについての判断は患者自身の価値観・人生観などによって異なりうるのであり、処置・治療などの後の全結果を医師が引き受けるわけでない以上、医師が自己の判断で行ってよいという理由は考えられない。

　なお、実際には、裁量による判断というには合理的な理由がないことも多い。たとえば、いわゆる「3 分間診療」の中でほとんど考えることなくルーティン的に行っている場合もある。また、患者にとってのリスクやメリットの比較考量を緻密に行うことなく特定の処置や治療などを行っている場合もある。

　要するに、医師の裁量権論に関しては、医療水準に反しない（注意義務違反や過失がない）ことについて医師の裁量の範囲内であるということにとどまり、道具概念としての有効性を認めがたいというべきであろう。

7.4.3 診療録の記載と事実認定

＜主要参考文献：診療録の記載と事実認定＞
☆森豊「カルテ等記載と事実認定についての判例研究」判タ987号（1999）65頁、石原編・相談（1995）312頁［加藤俊子］、辻本育子「診療録と事実の証明」渡辺・評釈（1988）133頁
○一宮なほみ「診療録の記載と事実認定」根本編・大系（1990）416頁、稲垣・責任（1981）189頁

　診療録（看護記録、検査結果データなどを含む）は、当然のことながら医療過誤訴訟の最も重要な証拠である。診療録の記載自体から医療機関の過失が明らかになることは多い。
　診療録の改ざんは裁判例の中でもしばしば指摘されている。意図的な記載の修正などの痕跡が明らかな場合や、記載内容が相互に矛盾するような場合は、これを積極的に指摘して改ざんの事実を立証することとなる。この立証は必ずしも容易ではないが、成功した場合に裁判所の心証形成に与える影響は極めて大きい。また改ざんされたこと自体に基づく慰謝料請求が認められた事例もある。
　被告側から診療録に記載のない事実が存在すると主張される場合がある。たとえば、「正常値だったので特段カルテに記載しなかったが、血圧はずっと測定していた」「患者の様子を診察したが、特に問題がなかったので所見は書かなかった」といったような主張である。医師法24条は、診療をしたときは遅滞なく診療に関する事項を診療録に記載することを医師に義務づけており、記載をしなかったことによる不利益は医師の側で負うべきであるが、原告の側でもあえて記載しなかったという主張の不自然性を積極的に指摘すべきである。具体的には、診療録の別の箇所には問題がない場合でもその旨がその都度記載されている等という事実を指摘するなどして反駁することになる。なお、診療録の記載と事実認定については、前記森豊論文が網羅的に裁判例を集積しており、参考になる。

7.4.4　因果関係論

<主要参考文献：因果関係論>
☆上田・入門（-1998）「⒃医療過誤訴訟の盲点①　不作為型の対策は十分か？」ニュース118号（1998）10頁、同「⒅医療過誤訴訟の盲点③　不作為型にも蓋然性は必要か？」ニュース120号（1998）8頁、同「⒆医療過誤訴訟の盲点④　所詮救命は無理だった？」ニュース121号（1998）11頁、110番（1997）35頁、石原編・相談（1995）260・266頁［渕上玲子］、対処法（1993）287頁［山田幸彦］・290頁［寺本ますみ］、平井満「不作為型医療事故と因果関係」渡辺・評釈（1988）113頁
○橋本英史「医療過誤訴訟における因果関係の問題」太田編・大系（2000）180頁、定塚誠「因果関係」畔柳ほか編・実務（1996）159頁、塩崎勤「因果関係⑴」根本編・大系（1990）327頁、吉川義春「因果関係の立証」根本編・大系（1990）439頁、安田實「因果関係の立証」山口ほか編・課題（1991）462頁、古部山龍弥「複数の医療過誤の競合と因果関係」山口ほか編・課題（1991）514頁、
□判例ガイド（1996）74頁［植木哲］、稲垣・理論（1985）87頁　稲垣・展開（1992）16頁

　過失から相当因果関係を推認した事例もあるので、訴状の段階では、注意義務違反の内容を具体的に記載すれば、因果関係についての記載はそれほど詳しくなくてもよいであろうが、争点整理の段階になると、被告から因果関係の不存在を主張されることが多いので、その際に詳しく因果関係の存在を主張することとなる。

　基本的に踏まえるべき最高裁判決として、以下の2つがある。

⑴　最高裁第2小法廷昭和50年（1975年）10月24日判決

　まず、訴訟上の因果関係の立証の程度については、東大病院ルンバール事件・最高裁第2小法廷昭和50年（1975年）10月24日判決（民集29巻9号1417頁、判時792号3頁、判タ328号132頁）➡2が基本となる。

　上告人（原告）は、3歳のとき、化膿性髄膜炎のため、東大附属病院に入院し治療を受けたが、11日後、担当医が上告人に対し治療のためルンバール（腰椎穿刺による髄液の採取とペニシリンの髄腔内注入）を実施したところ、その15分ないし20分後突然嘔吐やけいれんの発作が起き、続いて右半身まひや言語障害、知能障害が発生し、後遺症として残った。上告人は、これはルンバール実施のショックによる脳出血が原因であり、担当医のルンバール実施またはその後の看護治療上の過失によるもの

➡2　最高裁第2小法廷昭和50年（1975年）10月24日判決（民集29巻9号1417頁、判時792号3頁、判タ328号132頁）の評釈
○牧山市治・最判解47、中村哲・判例百選（1996）19ほか

であるとして、国家賠償法により右医師らの使用者である国に対し損害賠償請求をした。これに対し、被上告人（被告）国は、本件発作とその後の障害は化膿性髄膜炎の再燃に因るものであって、本件ルンバールとの因果関係は存在しないとして争った。

　控訴審の東京高裁は、本件発作と病変の原因が本件ルンバールの実施によるものとは断定し難いとして上告人の控訴を棄却したが、上告審たる本判決は「訴訟上の因果関係の立証は、一点の疑義も許されない自然科学的証明ではなく、経験則に照らして全証拠を総合検討し、特定の事実が特定の結果発生を招来した関係を是認しうる高度の蓋然性を証明することであり、その判定は、通常人が疑を差し挟まない程度に真実性の確信を持ちうるものであることを必要とし、かつ、それで足りるものである」と述べ、「原審確定の事実、殊に、本件発作は、上告人の病変が一貫して軽快しつつある段階において、本件ルンバール実施後15分ないし20分を経て突然に発生したものであり、他方、化膿性髄膜炎の再燃する蓋然性は通常低いものとされており、当時これが再燃するような特別の事情も認められなかったこと、以上の事実関係を、因果関係に関する前記……に説示した見地にたって総合検討すると、他に特段の事情が認められないかぎり、経験則上本件発作とその後の病変の原因は脳出血であり、これが本件ルンバールに因って発生したものというべく、結局、上告人の本件発作及びその後の病変と本件ルンバールとの間に因果関係を肯定するのが相当である」と判示した（原判決を破棄し、医師らの過失を審理するため原審へ差し戻した）。

　この最高裁判決は、極めて高度の科学的・専門的分野に属する医療過誤訴訟において、採証法則としての経験則がどの程度取り入れられるか示したもので、その後の判例でもしばしば引用されている。

　被告側から、他の原因が考えられるとの主張や原因不明であるとの主張などがなされることがあるが、要は、上述のような「高度の蓋然性」について主張・立証を

すべきである。

(2) **最高裁第1小法廷平成11年（1999年）2月25日判決**

最高裁第1小法廷平成11年（1999年）2月25日判決（民集登載予定、判時1668号60頁、判タ997号159頁）（18頁参照。全文は54頁参照）は、不作為型の医療事故のケースで、前記最高裁第2小法廷昭和50年（1975年）10月24日判決を引用した後、「右は、医師が注意義務に従って行うべき診療行為を行わなかった不作為と患者の死亡との間の因果関係の存否の判断においても異なるところはなく、経験則に照らして統計資料その他の医学的知見に関するものを含む全証拠を総合的に検討し、医師の右不作為が患者の当該時点における死亡を招来したこと、換言すると、医師が注意義務を尽くして診療行為を行っていたならば患者がその死亡の時点においてなお生存していたであろうことを是認し得る高度の蓋然性が証明されれば、医師の右不作為と患者の死亡との間の因果関係は肯定されるものと解すべきである」と述べており、重要である。

なお、この判決は「患者が右時点の後いかほどの期間生存し得たかは、主に得べかりし利益その他の損害の額の算定に当たって考慮されるべき事由であり、前記因果関係の存否に関する判断を直ちに左右するものではない」と述べ、医師が肝硬変の患者について肝細胞がんを早期に発見するための検査を実施しなかったことと患者の死亡との間の因果関係を否定した原審の判断を違法とした。

なお、前掲上田・入門を参照。

7.4.5　割合的因果関係論等

　　　＜主要参考文献：割合的因果関係論＞
　　　☆対処法（1993）315頁［石上日出男］
　　　○橋本英史「因果関係(2)――患者の特異体質」根本編・大系（1990）347頁

割合的因果関係論とは、因果関係の有無についての裁判官の心証の程度によって

部分的に請求を認容するという考え方であり、たとえば、裁判官が因果関係について7割の心証に達した場合には損害額の7割について認容することになる（東京地裁昭和45年（1970年）6月29日判決（判時615号38頁）など）。

癌の見落としは明らかであるが死亡との因果関係が必ずしも判然としないというような事例において、原告側の全面敗訴を避ける目的の下で持ち出されることがある。

しかし、前述のように最高裁第1小法廷平成11年（1999年）2月25日判決が出てからは、割合的ではない因果関係の主張・立証を目ざす場面が増加すると予想される。

なお、損害額の算定については236頁を参照。

7.4.6　特異体質論・素因論など

<主要参考文献；特異体質・素因論>
☆110番（1997）41頁以下、対処法（1993）300頁［上田和孝］、渡辺・評釈（1988）139頁［小笠豊］、石原編・相談（1995）246・255頁［太田治夫］
○草野真人「異常体質と医療過誤」太田編（2000）257頁、草野真人「患者の異常体質と因果関係」山口ほか編・課題（1991）489頁、安田實「因果関係の立証」山口ほか編・課題（1991）462頁、橋本英史「因果関係(2)――患者の特異体質」根本編・大系（1990）347頁、稲垣・理論（1985）18頁

麻酔や抗生物質の投与などによるショックのような事案では、患者自身の特異な体質など（胸腺リンパ性特異体質、過敏反応素因、異常反応素因など）が原因であると反論されることがある。

しかし、仮にこのような特異体質が医学的に認められているとしても（特異体質として扱うか否かにつき争いのあるものもある）、問診や事前テストなどによって事前に予見しうる場合には被告の過失を問うことは可能である。また、予見が不可能であったとしても事後的な救命措置に落ち度があれば無過失とはいえない。したがって、特異体質等の主張に対しては、どの程度医学的な合理性が認められるのか、予見の

ために何をすべきか、救命措置が適切であったかなどを事案に即して検討し、反論を加えることが必要である。

7.4.7 損害額減額事由・過失相殺論など

<主要参考文献：損害額減額事由・過失相殺論など>
☆110番（1997）32・41頁、石原編・相談（1995）300頁［加藤俊子］、対処法（1993）311頁［山本健司］、小笠豊「損害額減額要素」渡辺・評釈（1988）139頁
○鈴木経夫「医療過誤訴訟における過失相殺」太田編・大系（2000）308頁、橋本佳幸「医療過誤訴訟における損害賠償額の調整」京都大学法学部創立百周年記念論文集第3巻（1999）217頁、田中治「損害の算定（その1）」畔柳ほか編・実務（1996）177頁、寶金敏明「被害者の告知・協力義務違反と過失相殺」山口ほか編・課題（1991）544頁、池田亮一「被害者の過失に準ずる付添人等の過失相殺」山口ほか編・課題（1991）558頁、鈴木維夫「過失相殺」根本編・大系（1990）366頁、稲垣・責任（1981）55頁
□錦織成史「医療過誤訴訟における賠償の減額事由について」司法研修所論集93号（1995）1頁、井波理朗「過失相殺」畔柳ほか編・実務（1996）310頁

医療機関の過失の立証、その過失と発生した結果との因果関係の立証のそれぞれに成功する場合、損害の大きさ（損害賠償額）が争点になる。

被告側からは、損害が生じた一因は患者側にあるので損害賠償額は減額されるべきであるというような主張（過失相殺の類推適用の主張）がなされることがある。

典型例は、医師が内視鏡検査の後、経過観察のため院内に留って安静にするよう患者に指示したにもかかわらず、患者がその指示を無視して帰宅したため内視鏡手技のミスから生じた膵炎の発見が遅れたというような事案である。ただ、医師と患者との間には専門知識の量や質において大きな違いがあり、患者の側で医師の指示の意味を十分に理解できなかったために、不適切な行動をとってしまうということも十分にありうる。医師の指示がどの程度わかりやすく行われたかなどを十分に吟味し、安易に損害額の減額が認められないように注意すべきである。

また、出産事故で脳性麻痺となった事案では、被告側から、このような症例の患者の平均的な余命が一般人よりも短いことを理由に、逸失利益を減額すべきである

という主張がなされることもある。このような主張に対しては、余命についての統計資料の有無、その資料の信頼性等に検討を加えて反論することとなろう。

なお、損害と素因などに関しては、以下の判決が参考になる。

＊最高裁第1小法廷昭和63年（1988年）4月21日判決（民集42巻4号243頁、判時1276号44頁、判タ667号99頁）➡3

「身体に対する加害行為と発生した損害との間において、その損害がその加害行為のみによって通常発生する程度、範囲を超えるものであって、かつ、その損害の拡大について被害者の心因的要因が寄与しているときは、損害を公平に分担させるという損害賠償法の理念に照らし、裁判所は、損害賠償の額を定めるに当たり、民法722条2項の過失相殺の規定を類推適用して、その損害の拡大に寄与した被害者の右事情を斟酌することができるものと解するのが相当である」とした。

＊最高裁第1小法廷平成4年（1992年）6月25日判決（民集46巻4号400頁、判時1454号93頁、判タ813号198頁）➡4

被害者に対する加害行為と加害行為前から存在した被害者の疾患とがともに原因となって損害が発生した場合において、当該疾患の態様、程度などに照らし、加害者に損害の全部を賠償させるのが公平を失するときは、裁判所は、損害賠償の額を定めるに当たり、民法722条2項の規定を類推適用して、被害者の疾患をしんしゃくすることができる。

＊最高裁第3小法廷平成8年（1996年）10月29日判決（民集50巻9号2474頁、判時1593号58頁、判タ931号164頁）➡5

交通事故の被害者の身体的特徴が損害の拡大に寄与したとしても、これが疾患に当たらないときは、損害賠償の額を定めるに当たりしんしゃくすることはできないとした。

➡3　最高裁第1小法廷昭和63年（1988年）4月21日判決（民集42巻4号243頁、判時1276号44頁、判タ667号99頁）の評釈
　　〇小倉顕＜最高裁調査官＞・最判解9ほか

➡4　最高裁第1小法廷平成4年（1992年）6月25日判決（民集46巻4号400頁、判時1454号93頁、判タ813号198頁）の評釈
　　〇滝沢孝臣＜最高裁調査官＞・最判解11ほか

➡5　最高裁第3小法廷平成8年（1996年）10月29日判決（民集50巻9号2474頁、判時1593号58頁、判タ931号164頁）の評釈
　　〇長沢幸男＜最高裁調査官＞・最判解31ほか

7.4.8 消滅時効論

<主要参考文献:消滅時効論>
☆橋本栄三「時効」石原編・相談(1995)333頁
○星野雅紀「消滅時効」根本編・大系(1990)375頁

　被告側から、原告の請求は消滅時効にかかっていると主張される場合がある。不法行為構成の場合には、被害者またはその法定代理人が損害および加害者を知った時から3年または不法行為時から20年、債務不履行構成の場合は、債権を行使しうる時から10年が消滅時効期間になる（なお、時効の中断事由、後遺障害の発生時点などに留意する必要がある）。

　医療事故の場合、カルテ等を入手して検討しなければ原告側が医療機関で実際に何が起きたのかを正確に知ることは困難である。そこで、被告の主張する起算点よりも遅い時点から起算すべきであると反論することで消滅時効の主張を排斥しうる可能性がある。また、具体的な事情によっては、被告による消滅時効の援用が権利の濫用にあたるとされることもある。

　ただし、基本的には早期の提訴を心がけ、時効に関する問題が争点となることを可能なかぎり回避すべきである。

7.4.9　証明論・証明妨害など

<主要参考文献:証明論・証明妨害など>
☆石原編・相談(1995)312頁［加藤俊子］、対処法(1993)305頁［串田正克］、塚原英治「過失の証明」渡辺・評釈(1988)121頁
□石井宏治「証明妨害」根本編・大系(1990)405頁

　医療事故訴訟に限らず損害賠償請求訴訟においては、加害者側の過失、損害、その間の因果関係を基本的に原告側が立証しなければならない。しかし、専門的知見が必要な医療事故訴訟で、通常の事件と同様の立証を要求されることは、医学に素人の患者側にとっては大きな負担となる。

そこで、過失や因果関係の立証責任を軽減するための考え方として、表見証明（一応の推定）説、立証責任転換説、蓋然性説、優越的証拠説、間接反証説、疫学的証明説などがある。
 また、証明責任を負わない当事者が、故意または過失による作為または不作為によって、証明責任を負う相手方の証明を不可能または困難にした場合（証明妨害の場合）には、事実認定上不利益を負わせる考え方がある。
 医療事故訴訟の場合には、重要な証拠が証明責任を負わない側（医療機関側）に存在することが多い。そのため、患者側は訴訟前の証拠保全手続あるいは訴訟提起後の文書提出命令等によって診療記録等の証拠方法を入手するのであるが、医療機関側が保存義務期間前に廃棄してしまったり、カルテに記載すべき診療行為を記載していなかった場合、あるいは医師が当然なすべき検査を実施していなかった場合、患者側は医師の過失を立証することが困難になる。このような場合には立証責任を負う側の負担を軽減すべきである。
 なお、以下の判例が参考になろう。
＊東京高裁平成3年（1991年）1月30日判決（判時1381号49頁）
　遅滞分割保険料等の支払いに対し自動車保険の保険代理店において受領日時を記載しないまま弁済受領書を交付したことが右保険料支払いの日時についての証明妨害にあたらないとした（故意または重過失が認められないとして証明妨害を否定した）。
＊東京地裁平成6年（1994年）3月30日判決（判時1523号106頁、判タ878号253頁、判例百選91）
　医療過誤訴訟において歯科医師の診療録不提出が証明妨害的行為とみられ、民事訴訟法317条（旧法）の趣旨に従い患者の供述を真実と認めるのが相当であるとした。

7.5 証拠——書証などの提出

＜主要参考文献：書証＞
☆対処法（1993）165頁［山田幸彦・寺本ますみ］、加藤・過誤（1992）117頁

7.5.1 はじめに

書証（民事訴訟法219条以下）としては、①被告医療機関での診療記録、②医学文献、③他の医療機関（前医、後医）での診療記録、④損害額の立証のための資料などが主なものとなる。

①については、被告医療機関側から自発的に翻訳を付けて出されるのが普通である。

②が第1次的立証手段であり、原告側としては可能なかぎり有利な文献を集めて証拠として提出すべきである。

③については、送付嘱託の手続（民訴法226条）、文書提出命令の手続（民訴法223条）、弁護士会照会の手続（弁護士法23条の2）などの手続を利用することも考えられる。

以下、各書証に関する留意点を述べる。

＜東京地裁の提言＞
3 争点整理手続きにおける書証の提出
(1) 書証の提出時期

当事者に対し、基本的書証の早期提出を促すとともに、争点整理手続きの終了までに、すべての書証を提出させる。

(2) 書証の分類提出と証拠番号の付番

書証については、診療経過等の事実関係に関する書証、医学的評価に関する書証、損害立証に関する書証に分けて提出してもらい、それぞれ順次「甲Ａ」「乙Ａ」号証、「甲Ｂ」「乙Ｂ」号証、「甲Ｃ」「乙Ｃ」号証とし、それぞれの書証群の中で順次付番するなど、わかりやすい方法で提出してもらうのが望ましい。

　なお、「カルテ、レントゲンフィルム、検査記録、看護記録、診断書、陳述書など診療経過等の事実関係を明らかにする書証をＡ号証、医学文献、専門用語の解説書、私的鑑定書など医学的知見を明らかにする書証をＢ号証、治療費等に関する領収書、逸失利益に関する書証など損害立証に関する書証をＣ号証、右分類にまたがりあるいはいずれにも分類が困難なその他の書証をＢ号証として、分類して提出してもらうと、要証事実との関連性が整理しやすい。」とされる。

(3)　カルテ、レントゲンフィルム、医学文献等の提出方法

　カルテ、レントゲンフィルム、医学文献等については、裁判所及び相手方当事者において、内容が分かりやすく、審理に利用しやすいように、提出方法を工夫してもらう。

(4)　証拠説明書の提出

　書証の提出時に、Ａ、Ｂ、Ｃの各号証ごとに分けて証拠説明書を提出してもらう。争点整理が終了した段階で、必要に応じて、整理された争点と対比させた証拠説明書（総括証拠説明書）を提出することを求める。

7.5.2　被告医療機関の診療記録等

　前述のとおり、診療記録等は被告医療機関から翻訳を付して提出されるのが通常である。また、裁判所も被告側医療機関が自ら翻訳を付して提出するように促す訴

訟指揮をするのが通常である。

　自らが作成し管理している記録であること、第三者には判読が困難な筆跡・略語・記号等がありうることなどからすれば、作成した医療機関自らが翻訳を付して提出することが適切かつ合理的であることは疑いない。

　ただ、極めてまれな例と思われるが、自らは自発的に診療記録を提出しないという態度をとっている医療機関があるようである。そのような医療機関は、少なくとも自らの方針を事前に医療サービスの受け手に知らせるべきであろうし、医療サービスの受け手としても万一医療事故訴訟になったときに医療機関がそのような態度をとるのかどうかも医療機関選択の手がかりとしたい。

　被告から診療記録等が提出された後は、提出された診療記録の範囲（証拠保全記録との異同）、翻訳の正しさなどを検討した上で、綿密な分析をする必要がある。

　分析に際しては、時系列に即した経過のメモの作成などが有益である。準備書面に添付することも考えられるし、被告側医師の尋問の準備の際にも役立つ。

　なお、東京地裁の提言では、「カルテ等」につき、「カルテ、検査記録、看護記録等は、原則として保管している状態のままで提出してもらい、枝番を付けることなく、1つのカルテについては最初から通しで下中央に頁を付けてもらう。カルテの外国語の記載については、必ず訳文を付けてもらうこととし、その際には、翻訳する外国語部分にマーカーを付し、その外国語の上部又は下部等の余白部分に、訳文を丁寧な字で読みやすく朱書する等の工夫をして記載してもらう。カルテ等に重要な部分で、文字が不明瞭な箇所がある場合には、必要に応じてワープロで全部について清書してもらうことも考慮すべきである」とされ、「レントゲンフィルム等」につき、「レントゲンフィルム、エコー検査画像等の写真は、パラフィン紙等の透明な紙の上から写真をなぞるとともに説明を付記し、そのパラフィン紙等を写真の上に重ね合わせて一体とする方法で提出してもらったり、写真等のコピーに説明を付記して提出してもらうと分かりやすい」とされる。

7.5.3　医学文献

前述のとおり第1次的立証手段であり、可能なかぎり多く提出したい。

以下では、いくつかの注意事項を述べる。

1つの論文等の中に原告側に有利な医学的知見だけでなく被告側に有利な医学的知見が含まれていることがある。書証としての提出を考える場合には必ず全文を読むべきである。

また、発行時期には十分注意を払うべきである。医療事故が発生した当時の医療水準を立証することが主目的であるから、発行時期は重要である。ただし、医療事故の後に発行された文献でも有意義な場合がある。

重要部分には赤線等を引いて、裁判所に注意を喚起すべきである。なお、裁判所に提出したものに引いた線と自分用に引いた線を区別するために、それらの線の色（たとえば、裁判所用は赤、自分用は黄など）を変えるようにするとよい。

なお、東京地裁の提言では、「医学文献」につき、「医学文献は、出典を明らかにするためその奥書等を付して提出してもらい、特に立証趣旨とする箇所については、マーカーを付してもらう」とされる。

7.5.4　他の医療機関の診療記録等

前医・後医等における診療記録等は提訴前の段階で入手しているのが通常であろう。

これらは原告側から提出することになる。

訴訟開始後に入手する場合は、文書送付嘱託（民事訴訟法226条）をすることになろう。

7.5.5 文書提出命令・送付嘱託

＜主要参考文献：文書提出命令等＞
☆伊藤まゆ・畔柳達雄「文書提出命令」畔柳ほか編・実務（1996）106頁
○清水信雄「診療録の文書提出命令と送付嘱託」山口ほか編・課題（1991）669頁、吉本俊雄「診療録についての文書提出命令と送付嘱託」根本編・大系（1990）485頁
◇畔柳・研究（1987）71・75頁

　被告医療機関での診療記録などについては、被告から翻訳を付して書証として提出されるのが普通であろう。もし提出しない場合には、文書提出命令（民事訴訟法220条以下など）の申立てをすることも考えられる。診療記録については証拠保全手続を経ているのが普通であろうから、原告側からも書証として提出できないわけではない。しかし、証拠保全手続では入手できていない資料などについて被告が任意に提出しない場合は文書提出命令の申立てを検討すべきであろう。

　前医や後医の記録その他については、前述のように文書送付嘱託（民事訴訟法226条）の活用が考えられる。

7.6　尋　　問

＜主要参考文献：尋問＞
☆加藤良夫『患者側弁護士のための　実践医師尋問』（1997）、交流集会（1996）「尋問技術——医師に対する反対尋問を中心に——」［加藤良夫］31頁、対処法（1993）173頁［山田幸彦・寺本ますみ］、加藤・過誤（1992）119・125・127頁、交流集会（1990）「医師の尋問の技術」41頁
○金子順一「証人尋問（その1）」畔柳ほか編・実務（1996）85頁
□ウォルター・G・オールトン（伊藤健二ほか訳）『医療過誤』（サンケイ出版、1982）274・364頁
◇畔柳達雄「証人尋問（その2）」畔柳ほか編・実務（1996）91頁、米田（1993）85頁、畔柳・研究（1987）89頁
＜尋問技術一般に関する文献のうち、特に参考としたいもの＞
　ステファン・M・コズロー（島田眞琴訳）「反対尋問の基本原理」判タ508号65頁（1983）、同（同訳）「反対尋問のテクニック」判タ515号49頁（1984）、R・E・キート

ン『法廷技術——主尋問および反対尋問』（司法研修所、事実認定教材シリーズ第2号）（原著1954、訳1964）、F・L・ウェルマン（梅田昌志郎訳）『反対尋問』（旺文社文庫）（原著 改訂増補版1936、訳1979）、同（林勝郎訳）『反対尋問の技術 上・下』（青甲社）（原著改訂増補版1936、訳1973）、東弁・弁護士研修委員会『もっとも効果的な反対尋問』（東京弁護士会、東弁研修叢書13、1990）、山口和男「裁判官からみた尋問技術」東弁・弁護士研修委員会『民事弁護における訴訟活動』（東京弁護士会、東弁研修叢書11、1989）

7.6.1 はじめに

弁論（双方の主張や争点の整理、主な書証の提出など）の段階が終わると、証拠調べの段階になる。証拠調べの段階では、証人尋問（民事訴訟法190条以下）・当事者尋問（民事訴訟法207条以下）が行われる。

なお、証拠調べを行う前の段階で裁判所から和解の勧告や打診がある場合もあるが、その段階では裁判所は心証の形成が十分ではないので、強力な勧め方をしにくいのが通常であることもあって、和解が成立することは少ない（和解については321頁以下参照）。

「証拠調べ」の対象としては、

①被告側の人証（担当医師、看護婦など）

②原告側の人証（原告本人（患者本人または遺族など）など）

③第三者である人証（前医、後医、解剖医、鑑定人、鑑定証人）

などがあるが、被告側医師の尋問が最も重要である（訴訟の最大の山場ともいえる）ので、以下では被告側医師（証人である場合と被告本人である場合があるが、以下では単に「証人」と呼ぶことがある）の尋問に重点をおく。なお、鑑定人・鑑定証人に対する尋問については鑑定の項でふれる。

「証拠調べ」の順序は慎重に検討すべきである。原告側の人証の尋問は通常は最後の段階であろうが、被告側の人証の中で担当医師を先にするべきか看護婦等を先にするべきか、また、担当医師の尋問と前医・後医の尋問との先後関係については、状況をきちんと踏まえる必要がある。

なお、原告側としては通常は反対尋問として行うことになる（双方申請であっても実質的には反対尋問である）ので、被告側医療関係者に対する反対尋問に即して述べることとする。

とにかく医療事故訴訟における被告側関係者の尋問は、最も難しい訴訟活動の1つである。三重の難しさがあるといえよう。

第1に、反対尋問自体が、非常に高度な技術を要するものである。

第2に、敵性証人に対する反対尋問は、さらに難しい。

第3に、専門家証人に対する反対尋問としての難しさもある。

＜東京地裁の提言＞
1　証拠調べの基本方針

> 証拠調べは、争点整理手続きの結果に基づいて、各争点ごとにどのような証拠方法をどのような順序・方法で実施するかについて、当事者と協議をして適切な審理計画を立てた上、実施する。

2　証拠調べの運営方法

> 事案の内容・当事者の立証等に照らして、鑑定を要するか否かを的確に判断することが必要であり、適切な証拠調べが行われるよう証拠調べの方法等について配慮、工夫されなければならない。

なお、「例えば、説明義務違反が争われている事件や、医師の診断・治療行為の違法性等が争われている事件であっても、転医した際の医師等がいる場合、患者側からの私的鑑定書がある場合等には、鑑定をするまでもなく、提出された医学文献・私的鑑定書に基づき、また、担当医師と患者側が申請する医師を尋問し、互いに相手方の専門的判断を弾劾させることにより、結論を出せることも少なくない。」とされる。

3　鑑定を要する事件における証拠調べ方法の工夫

　鑑定を要する事件において、事案・争点の内容等に即した人証調べを実施し、鑑定人が鑑定に必要な的確な情報が得られるようにするために、人証調べの尋問事項について鑑定人の意見を聴いたり、鑑定人に人証調べ等に立ち会ってもらうなどの工夫も必要である。

　なお、「鑑定を要する事件における証拠調べ方法の工夫として具体的には、次のようなことが考えられる。」として、「(1)鑑定人の事情が許せば、鑑定人に人証調べに立ち会ってもらい、補充尋問をしてもらうことも検討する。鑑定人が人証調べに立ち会うことが困難な場合であっても、人証調べの前に、鑑定人から各証人等に尋ねたい事項を書面で提出してもらい、これを当事者に交付して当事者の尋問に加えてもらうか、裁判所において尋問することを検討する。」、「(2)人証調べ後に鑑定人を選任した場合において、鑑定人から取調べ済みの証人等に確認すべき事項があるとの申出がされたときには、その点について陳述書・意見書を追加提出してもらったり、書面尋問の方法で尋問を行うことも検討する。」と書かれている。

4　集中証拠調べの実施とその準備

　人証調べは、できる限り集中して実施することが望ましい。そのためには、争点整理手続きの充実、書証、特に一定の様式による陳述書の事前提出、人証調べ前の書面尋問の実施等、様々な配慮と工夫が必要になる。

　なお、「当事者の立証の仕方等によって集中証拠調べを実施できない場合であっても、少なくとも担当医師に対する尋問は、出来る限り一期日で終了させるべきである。」とされる。

(1)　事前準備の重要性

　集中証拠調べの実を挙げるためには、的確な事前準備を行う必要がある。

(2)　陳述書による供述内容の事前開示

> 集中証拠調べを実施するためには、相手方が反対尋問の用意が出来るだけの内容を有する陳述書が事前に提出される等の工夫をする必要がある。

なお、「当該治療に立ち会った看護婦で既に退職した者や転医先の医師等で陳述書の提出を期待できない場合には、書面尋問を先行させ、その結果が不十分であるときに、法廷における尋問を実施することも検討する。」とされる。

> (3) 充実した人証調べ期日にするための工夫

充実した人証調べを実施するためには、尋問方法について配慮、工夫する必要がある。

なお、「あらかじめ当事者の了解を得た上で、争点整理手続において作成されている診療経過一覧表・医学用語集の記載を前提として尋問し、場合によってはこれを調書に引用する等により、尋問の充実・効率化を図る。」とされる。
また、「必要に応じて、シャウカステン、人体模型、ビデオ装置等の利用を検討する。複数の証人がある場合、当該証人と争点との関係等を考慮して、複数の証人の主尋問を連続して行うことも検討の余地がある。」とされる。

7.6.2 反対尋問の特質
反対尋問にはいくつかの留意事項や鉄則などがある。
以下で例示する事項は、弁護士としても当然注意すべき事項であるが、一般の人が誤解しやすい事柄でもある。代理人弁護士としては、反対尋問の意味・性質等を当事者（依頼者）に十分に説明をしておく必要があり、その説明のための資料になろう。また、本人訴訟の場合にはもちろん、当事者が代理人として弁護士を選任している場合も、当事者が反対尋問の特質等を理解しておくことが有益である（たとえば「なぜ、もっと端的に（直接的に）質問してくれないのだろう？」「なぜ、もっとつっこんで質問してくれないのだろう？」などという疑問を抱く場合があり、代理人弁護士の活動について

無用な誤解を生む原因になりうる)。

(1) 尋問は弁論ではないこと(答こそが証拠になること)をわきまえること

尋問では、尋問者側がした「質問」に対する「答」こそが証拠になる。したがって、「AはBでしょう？」と質問して、「いいえ、(Aは)Cです」という答が出てくれば、「AはCである」という証拠になるだけである。そして、同じような質問を何回しても、「答」が何回も「(Aは)Cです」であれば、「AはCである」ことを示す証拠が増えるだけである。

反対尋問の性質や技術を理解していない人が反対尋問で行う質問は、自分が「AはBである」という主張(弁論)をしているだけか、自分に不利な証拠を増産している結果になることが多い。この点は、法律専門家でない人が自分で尋問する場合に特に注意するべき事柄である。また、法律専門家に依頼している場合でも、その法律専門家がする尋問について、「当方の言いたいことをなぜもっと言ってくれないのだろうか？」と不満を感じる人が理解すべきことがらであろう。

(2) 答を予想すること、次の矢を用意しておくこと

答こそが証拠になるのであるから、質問して不利な答が返ってきたら、質問しなかったほうがよかったということになる。

原則として「答をが予想できない質問はするべきではない」とか、「不利な答が返ってきたときに次の「矢」(質問)を出せないような質問をするべきでない」とかいわれている。

自分の側に不利な答しか出てこないと予想され、しかも次に有効な矢を用意できていない場合には、むしろ尋問しないほうが得策なのであり、「質問しないことが最良の反対尋問である」という格言があるぐらいである。

(3) ストレートな聞き方をしないこと(回りから攻めること)

「Aは、CではなくBである」という命題を立証したいときに、「AはBでしょう？」と質問して、「いいえ、(Aは)Cです」という答を簡単にするほど証人は愚

かではないのが普通だろう。

したがって、反対尋問においては、否定されることが予想されることについてストレートに訊かないのが賢明であり、たとえば、「AはCである」というテーマと両立しないDという事実、Eという事実など、尋問者が肯定する可能性のある点から尋問していく（回りから攻める、外堀から埋めていく）のが普通である。

(4) コントロールをキープすること

反対尋問の技術のキー・コンセプトは証人・証言のコントロール（制御）といわれている。

たとえば、限られた選択肢などの中から答えるのではなく自由な回答を招く「開かれた質問」（オープン・エンディッド・クエスチョン）はコントロールを喪失する原因になりやすい。反対尋問では誘導尋問が許されていることなどを十分に活用すべきである。

また、質問者が求めた回答の範囲を越えて述べようとする証人の「演説」等については、「お聞きしたことについて答えていただくので結構です（そうでないと、不必要に尋問時間が長くなります）」などと言って、厳しく制限すべきである。

このようなことをはじめ、反対尋問は訴訟技術の中で最も重要な技術である。そして、真実の発見という観点からは、反対尋問に耐えられた証言こそが、信用性があるとされ、証拠として評価されることになっているのである。

7.6.3 申請、尋問の順序、期日の扱い

(1) 申　請

被告側医師の尋問については、被告から申請があるのが普通であろう。

反対尋問には、尋問の範囲が主尋問の範囲内に限定されるという制約がある。

尋問の範囲や時間が実際上制約されない場合（主尋問が陳述書の成立やその骨子を聞く程度にとどまり、陳述書が広汎な事項を対象としていて、反対尋問時間を十分確保できる場

合など）以外や被告が申請しないときなどは、原告側からも申請すべきことになる。

(2) 尋問の順序

原告・被告による双方申請の場合の尋問の順序であるが、普通は、被告から尋問することになろう。原告側としても、あまり争う必要がない事項などについては、被告側の尋問でまかなうことにより、反対尋問時間を有効に利用できる面があろう。

被告側の主尋問では時として誘導が行われるが、争いがある事項についての誘導については的確に異議を出すべきである。

なお、原告側が主尋問を行った場合は、再主尋問で的確な補充を行う必要がある。

(3) 期日の扱い

裁判所から主尋問と反対尋問を同一期日に行うことが求められることがあるが、詳細な陳述書が事前に提出されて反対尋問を十分に準備できる場合など以外は、別期日に反対尋問を行うべきであろう。

また、証人の負担の軽減のために同一期日で行うよう求められることもあるが、法廷への出頭が1回から2回になったとして、たいした負担の増加ではないだろう。また、証人とはいえ、実質は被告の場合もあり、2回程度の出頭を過度の負担と考えるべきではないだろう。

訴訟の進行の迅速さを理由に同一期日で行うよう求められることもあるが、1期日が増えることの影響はたいしたものではないし、反対尋問権を十分に保障することのほうがはるかに重要であろう。

なお、主尋問の期日を決める際に、その尋問調書ができあがってから検討時間を確保できることを条件に、反対尋問の期日を同時に決めることは考えられる。

なお、反対尋問を充実させるためには、主尋問の内容を十分に検討し分析することが必要不可欠である。主尋問の内容をその場でどんなに正確にメモしていたとしても医師の証言内容がどのような筋立てを持ったものなのか、あるいはどのような医学的な裏付けを持ったものなのか、を読みとることは困難である。

7.6.4 尋問の準備

(1) 心構え

前述のように医師に対する尋問は医療過誤訴訟において、非常に困難な作業であるが、最大の山場であり、医師に対する尋問に失敗すれば訴訟全体の見通しが悪くなることを肝に銘じて尋問に臨むべきである。

尋問を成功させる要因は、日頃からの尋問技術の習得の努力のほか、とにかく十分な準備を行うこと（「準備なくして尋問なし」）である。

かなり十分な準備を行ったつもりでも限界はあり、準備したいと思う事項が次々に出てくることがあるし、答の予測にも限界がある。それもあって、ついつい不安感を抱きがちである。しかし、不安感を抱いたまま尋問に臨むことは禁物である。

準備をした上で、最後は一種の「開き直り」（「これだけ準備したのだから、あとはもう仕方がない」と思うこと、あるいは、むしろ緊張感を楽しむぐらい気持ちを持つことなど）が必要であろう。

また、相代理人との間で作業分担や役割分担をすることにより、作業的負担・心理的負担を軽減すべきであろう。

(2) 尋問材料の整理・収集・検討

診療記録、医学文献（証人の著作と第三者の著作）などの読み込みが必要である。主要な事実経過の表、症状や検査結果の表などをまだ作成していなければ作成する。

協力医の助言についてのメモなども読み返す。

これらでは不十分な場合は、さらに医学文献を収集したり、改めて協力医に助言を求める。

また、図、模型、スライド等の視覚的素材の活用することも考えられる。

レントゲン写真に即して尋問するときは、事前に裁判所にシャウカステンの準備を求めておくべきである。

利用する医学文献を利用しやすいように整理しておくべきである（「文献で迫る」）。

医学文献については執筆時期と執筆者に注意すべきである。

なお、看護記録を重視すべきである。カルテと別保管のことが多く、医師は意外にも看護記録を読んでいないことが多い（医師が看護記録をきちんと見ていなかったと思われる事案で、ある協力医に「医師は看護記録をあまり読まないのですか」という質問をしたら、あっさりと「読まないですね」という答が返ってきたことには驚いた）。

(3) 主尋問・陳述書の分析

主尋問での証言や陳述書の分析は徹底的に行うべきである。以下の点に留意したい。

① 有利な部分と不利な部分との区別
② 事実に関する部分と評価・解釈に基づく部分との区別
③ 具体的な記憶がある部分とそうでない部分（診療録、ルーティン等からの推測による部分）との区別
　・カルテ書いていないから「なかったと思う」のか
　・「正常所見は書かない」のか（書くほうが望ましいはず。正常所見を書いている他の例の存在）
④ 当時の認識と現在の弁解との区別
⑤ 医学的知見の正確度の検討
⑥ 推論（理由づけ）の特徴の検討
⑦ 述語等の表現（「である」「であると思う」「であると推測する」など）の検討
⑧ 証言態度・性格（慎重度、プライド、知的廉直さ、断言性向など）の把握
⑨ 医療機関内の地位（利害関係の程度など——経営者・勤務医、常勤・アルバイト、教授・助教授・講師等）の把握
⑩ 診療への関与度（主治医、指導医、当直医など）の把握
⑪ 経歴・経験（医師免許の取得時期、同種事例の経験、卒後研修の程度）の検討
⑫ 専門分野（科の中でも特に何か）、著書等の把握

(4) 尋問の組立てと尋問メモの作成

尋問の組立てにあたっては、獲得目標を明確にすべきである。無目的の尋問や総花的尋問は禁物である。

原告の主張との関係では、相手方の証言で認めさせておきたいこと、医学文献では十分立証できない医学的知見など、被告の主張との関係では、免責ストーリーのうちの、たたくべきポイントなどを意識する必要がある。

尋問メモ（尋問事項を記載したもの。質問の仕方や予想される答へ次の対応も記載しておくべきであろう）を作らずに自分の力を最大限に発揮する尋問はできないだろう。

尋問メモには、引用する証拠番号と頁数等の表示をしたり、専門用語の扱いについての配慮をしておくとよい。

また、質問には適切な表現をするよう表現に細心の注意を払うべきである。期待する答えが返ってきにくい表現をするべきではない。たとえば、「簡単な検査ですね？」という質問では、時間がかからないのか、手間がかからないのかがはっきりしないので、必ずしも期待する答を得られないことがあろう。

予想外の答が返ってきたときの対応の事前検討も重要である。別の事項に移るのか、さらに切り込むかなどを考えておく必要がある。最小限、本人の認識レベルの問題に限局する対応が必要であろう。深追い尋問・欲張り尋問にならないように注意したい。

ただし、尋問メモで予定したことにとらわれすぎてはならない。予定を固守する尋問をすべきではなく、証人の答や態度、裁判官の反応（裁判官を眠らせない尋問を行うべきである）などに応じて、臨機応変、柔軟に対応することを前提の尋問メモを作成すべきであろう。

弁護士は共同で受任している場合が多いと思うが、尋問メモを準備した上で相代理人と事前検討をしないと、折角の集団的取組みの利点が生かされないし、相代理人がどのように補充尋問をしてよいかがわからないことになる。

(5) 各種尋問法

個別事項の尋問法には、いろいろな方法がある。たとえば、以下のような尋問法のうち個別事項ごとにどの尋問法を使うのかを考慮すべきであろう。

①積極的誘導法

　有利な医学的知見、事実の確認などについて使用することになろう。

②消極的誘導法（嘘固め法）

　過剰防禦の姿勢がある場合、知ったかぶりをする場合などについて使用することになろう。

③撹乱法（不意つき法）

　免責ストーリーに対する意識や防衛意識が強い場合などに、時点や論点をずらすなどして使用することになろう。

④外堀埋め法：逃げ道塞ぎ法

　診断や治療法の選択などについて使用することになろう。

⑤外堀埋め法；非両立行動指摘法

　当時の認識と両立しない作為・不作為などについて使用することになろう。

⑥累積効果法

　症状・検査データの推移などについて使用することになろう。

⑦自尊心くすぐり法

　医学的知見などの認識について使用することになろう。

⑧無知暴露法：お尋ね法

　知ったかぶりや無知が予想される場合などについて使用することになろう。

(6) 尋問事項と尋問法の例

考えられる尋問事項と対応の留意点を例示しておこう。

①地位、経歴等

・専門性を否定または限定等する（本件患者のような症例の経験）。

・有利な答が出そうな場合に尋問する。
・無知暴露法を使う場合は、材料となる医学的知見を用意しておく。

②診療体制等
・関与度、したがって主体性・記憶等の程度を限定する。
・責任者を明確化する。
・チーム医療での無責任体制を明らかにする。
・診療録の記載者を明確にする。
・看護婦への指示者を明確にする。

③医学的経験則
・医学文献を効果的に使用する。
・あまり医学論争をしない。
・本人の著作を適切に扱う。
・原告側に有利な医学的経験則は、積極的誘導法が原則であろう。
・教え乞い尋問・お尋ね尋問は原則として禁物である。

④診断
・原告の主張を裏付ける所見——積極的誘導法、累積効果法など
・相手方が有利に援用する所見——積極的誘導法など
・検査の不実施——積極的誘導法、外堀埋め法（逃げ道塞ぎ法）など

⑤治療
・適応の有無
・複数の方法の選択——外堀埋め法など
・注意事項——自尊心くすぐり法など
・危険性——自尊心くすぐり法など

⑥結果・因果関係等
・不作為

・治癒率等
⑦説明その他
・原告側に対する事前・事後の説明、説明会での発言等との関係（矛盾、変遷等）
・原告側の体験部分（目撃・同席）――原告本人尋問の裏付け
・転医

7.6.5 当日の対応

前述のように、自信を持って臨むことが重要である。開き直ってでも冷静さを確保したい。

相代理人に尋問メモを渡して、補充尋問が適切にできるようにしたい。

相代理人は、尋問材料や書証の提示について協力するようにしたい。また、相代理人は、証言の語尾を注意したり、裁判官の反応に注意したりするようにしたい。

細かい論争に入り込まず、大きなストーリーを追う尋問を心がけるべきだろう。

相代理人が問題を感じたら、尋問者にメモを回すようにしたい。

7.6.6 対質尋問について

> ＜参考文献：対質尋問＞
> ○西口元「対質尋問」西口元編『民事訴訟』（現代裁判法大系13）（新日本法規、1998）267頁、水上敏ほか「新民事訴訟法における証拠調べ」大阪地裁新民訴法研究会『実務　新民事訴訟法』193頁（220頁以下）（判例タイムズ社、1998）、西口元「対質尋問の実証的研究――証拠法研究のプロローグ――」中村英郎教授古稀祝賀論文集上巻『民事訴訟法学の新たな展開』（成文堂、1996）265頁
> □東京弁護士会法友会新民事訴訟法実務研究部会編『実践新民事訴訟法――民事弁護の在り方とその対応――』279頁以下（ぎょうせい、1998）

(1) 対質尋問の必要性

医療過誤事件においては、争点の判断に、医学的見解の対立が影響を与えることが少なくない。

たとえば、医療水準が争点となるケースでは、「何がスタンダードであるか」の立証が必要となるが、しばしば原告主張とは異なる医学的見解が被告により主張され、いわゆる「医学論争」の様相を呈することになって、裁判所を困惑させる。
　裁判官の事実認識において要求されるのは、厳密な自然科学的証明ではないにせよ、こと科学的認識の問われる場面であるから、裁判所もなかなか自信を持って判断をすることが困難な場合は少なくない。
　そのため、訴訟が遅延したり、あるいは、裁判所が事実上判断を放棄し、裁判所選任の鑑定人の判断に全面的に依拠した判決に逃避する弊害に陥ること（これを「鑑定丸投げ判決」などというが）は、実際上しばしば見受けられる。
　このような隘路を突破する1つの方法が「対質尋問」である。

(2) **対質尋問の意義および実施方法**

　対質尋問（民事訴訟規則118条）とは、質問者が2人以上の証人を同時に面前に並べて尋問をする方法のことである。証人同士が言い合いをすることではない（もっとも、必要があれば証人相互に議論をさせることも可能であると解されている）。
　対質の実施方法は必ずしも一通りではない。
　たとえば、「証人Aの主尋問・反対尋問→証人Bの主尋問・反対尋問→AB対質」という方法や、「証人Aの主尋問・反対尋問の中で随時証人Bとの対質を行う→証人Bの主尋問・反対尋問の中で随時証人Aとの対質を行う」という方法など、バリエーションがありうるので、事前の準備手続で実施方法について協議すべきである。
　なお、専門家証人相互間の対質だけでなく、被告医師本人と専門家証人との対質（民事訴訟規則126条）、鑑定人と専門家証人の対質（民事訴訟規則135条）等の場面での利用も考えうる。

(3) **対質尋問の特性**

　対質尋問の最大の特徴は、心証形成効果が絶大であること、である。
　対質では、見解を異にする専門家同士が、双方の議論の根拠を検証し合う形で攻

防が進むものであり、また裁判官自身のもっていた疑問点についても逐一双方の専門家に直接質すことができるから、対質尋問期日を経た裁判官の心証は、当該争点についてはほとんど決定的である。

したがって、医学論争に陥った局面を打開し、裁判所に自信を持って当方の主張する医学的見解に依拠した判断をしてもらうためには、極めて有効性の高い手段である。

反面、そのことは、注意を要すべき点ともなる。

対質は1回限りでやり直しはきかない。対質に限らずすべての証人尋問は1回限りのものではあるが、特に対質の場合、心証形成に与える影響が余りに大きいので、失敗した場合、他の立証では挽回はほとんど不可能である。そのリスクは十二分に認識されなければならない。

また、対質の場合、両証人から異なる趣旨の証言が出されるので、こちらから組み立てていく「ストーリー性の強い尋問」には、不向きである。

(4) 対質尋問を成功させるためのポイント

対質尋問を成功させるためには、次の点が重要である。

①論点の絞り込みを十分に行い、可能なかぎり「単一テーマ」で実施する。

論点が多岐にわたると、「裁判所に明確な心証をとらせる」という対質の目的が達成できないので、可能なかぎり単一論点で実施すべきである。

②1期日で決着をつける。

同様に、争点について明確な心証をとらせるために行うのであるから、五月雨式に何回もの期日にわたって実施されるべきではない。

③十分な事前の尋問準備をする。

これは当然のことではあるが、対質で失敗した場合致命的であるので、通常の反対尋問の場合以上の準備が不可欠である。

④証人の性格・属性等に細心の注意を払う。

専門家証人といえども、法廷の場で、自分とは異なる見解を有する他の専門家と並べて比較されるのであるから、一般の尋問の場合とは異なる対応は当然起こりうる。しかも、その対応全体が、裁判官の心証に直結する。
　したがって、対質尋問の申請の前には、こちらの証人が対質という形式に対する適性があるかどうか、あるいは相手方の立ててくる証人がどのような性格・属性を有しているか、という点につき、十二分に検討すべきである。
　証人が興奮しやすかったり、ことさらに論争的な性格だったりしないかどうか、質問に積極的に即答できる果断さがあるかどうか、あるいは、相手方証人との人的関係等からの遠慮（あるいは敵愾心）が必要以上にないかどうか、等の吟味を、慎重かつ十分に行うことが必要である。
　⑤裁判官の性格・属性を考慮する。
　記録を十分に検討し、論点を自分なりに深めてくるような熱心な裁判官でないと、対質を実施する意味が半減するのみならず、単なるその場の印象で逆の心証をとられかねず、危険が大きい。
　したがって、対質の申請をするかどうかは、担当裁判官の性格・属性等についても慎重に検討のうえ、決すべきである。

7.7　鑑　　定

<主要参考文献：鑑定>
☆上田・入門「(4)「鑑定前最終準備書面」のすすめ」ニュース106号（1997）11頁、交流集会（1997）「欠陥鑑定の対策」[小山田貫爾] 1頁、伊藤まゆ「鑑定及び鑑定人尋問（その1）」畔柳ほか編・実務（1996）106頁、対処法（1993）197頁[石上日出男]、小笠豊「医療事故訴訟と鑑定」白正44巻6号（1993）27頁、センター・シンポ（1992）「医療裁判の鑑定を考える」加藤・過誤（1992）146頁、交流集会（1992）「医療過誤訴訟における鑑定の諸問題」[長谷川彰ほか] 57頁、交流集会（1991）「鑑定準則の策定に向けて」67頁、交流集会（1990）「鑑定をめぐる諸問題」14頁
○西口元「医療過誤訴訟と鑑定」太田編・大系（2000）509頁、中村也寸志「日本の専門訴

訟の問題はどこにあるか――ドイツの実務と比較して」判タ1011号（1999）16頁、徳田薗恵「鑑定の活用をめぐる問題について――フランスの実情と比較して」判タ1010号（1999）42頁、園尾隆司「鑑定に関する訴訟指揮」浅井ほか編・大系（1998）81頁、菅原郁夫「鑑定の在り方」西口元編『民事訴訟』（現代裁判法大系13）（新日本法規、1998）279頁、原啓一郎「鑑定及び鑑定人尋問（その2）」畔柳ほか編・実務（1996）114頁、稲垣・展開（1992）120頁、山口和男「医療過誤と鑑定」山口ほか編・課題（1991）728頁、山口和男「医療鑑定」根本編・大系（1990）390頁、瀬木比呂志「医療訴訟における鑑定」判タ・現状と展望（1989）107頁

□加藤新太郎ほか「＜座談会＞民事訴訟における専門的知見の導入――鑑定の効果的利用を中心として」判タ1010号（1999）4頁、浅井登美彦「鑑定人選任に関する医師からの提言」浅井ほか編・大系（1998）96頁、浅井登美彦「鑑定書の作成とこれを読む上での留意点」浅井ほか編・大系（1998）106頁、木川統一郎ほか「民事鑑定の欠陥の原因」判タ844号（1994）21頁、中野貞一郎『科学裁判と鑑定』（日本評論社、1988）

◇畔柳・研究（1987）97頁

※一般向きのものとして、加藤良夫『患者・依頼者のための　鑑定のはなし』（センターパンフNo.4）（医療事故情報センター、1995）

7.7.1　はじめに

　鑑定（民事訴訟法212条以下）は、裁判官の判断能力を補充するために、特別の学識経験に属する経験則その他の専門的知識や意見を報告させる証拠調べで、当事者の申出により行われる（つまり、裁判所が職権で鑑定をすることはできない）。

　医療事故訴訟では鑑定が行われることが多い。裁判官は鑑定を行いたがるし、鑑定の結果に頼りがちになるといわれる。裁判官によると、鑑定を待たなければ医師の過失や損害との因果関係についてまったく心証を得ることができない事件があるし、書証や人証の証拠調べによって医師の過失の有無について一応の心証を得ることがあっても、系統的な医学教育を受けたことがなく医療の実務の経験のない者が専門家の意見を聞くことなく、文献等で得た断片的かつ教科書上の医学的知識にすぎないものを具体的事案に当てはめて医療上の処置の適否について判断を下すことには不安を抱かざるをえないので、そのような判断をするにあたって一応の医学上の論理的説明をすることができる場合でも、それがいわゆる「専門家の常識」からみても首肯できるものであるということが確認できないとなかなか判断を下すこと

ができないともいわれる。

　原告側（患者側）としては、鑑定を申請すべきかどうか、鑑定を行うとして適切な鑑定となるためにどのようなことをすべきか、不当な鑑定結果が出た場合にどうすべきかなどが課題となる。

7.7.2　鑑定についての方針と鑑定申請

　鑑定について、原告側としては、できるだけ鑑定をしないようにする（原告側から鑑定申出をしない、被告側からの鑑定申出に反対する、裁判所からの鑑定申出の勧めに応じない）という方針が強く主張されたことがあった。

　その理由としては、
①医学界にはかばい合いの体質が強いことから、医療機関側に有利な鑑定結果になることが多いこと、
②過失・注意義務違反があるかというのは法律的判断であり、医療行為の適切さについての医学専門家の判断と同じではないこと、
③裁判所が安易に鑑定によりかかってしまい、法律的判断をするべき裁判所の職責を放棄する結果を招きやすいこと、
などが指摘されていた。

　しかし、①については、医学専門家の中にもミスや質が悪い医療行為はそれとしてきちんと指摘すべきであるという人もおり、適切な鑑定人や鑑定結果を得ることも不可能ではないし、適切で有利な鑑定結果は勝訴に向けて大きな材料になる。

　②と③についても、鑑定事項の決め方や鑑定結果への対応の仕方により、鑑定人の判断が直ちに裁判所の判断にならないような工夫が可能であること、その他医学的経験則などを立証するために鑑定が必要な場合があることも否定できない。

　また、原告側が申請しない場合でも、被告側が申請をして裁判所が採用することを防ぐことは否定しにくい。

したがって、原告側としては、安易に鑑定に頼るべきではないし、また、安易に鑑定をさせるべきではないとしても、適切な鑑定が行われるための努力、適切な鑑定結果を活用し、不適切な鑑定を弾劾する努力なども必要である。

<東京地裁の提言>
1　鑑定等の基本方針

> 医学的知見を獲得するための証拠調べは、事案に最も適切な方法を選択して行うべきであり、鑑定のほか、事案等に応じてそれ以外の方法を試みることも工夫する。

なお、「鑑定を必要とする場合であっても、複数の鑑定人による共同鑑定や、研究所等の法人に対する鑑定嘱託の活用によって、鑑定人又は鑑定受託者の選定の困難さの軽減を図ることができる場合も少なくない。口頭鑑定の採用も、場合により考慮の余地がある。また、事案によっては、通常の鑑定事項をさらに要点に分けた小問を設け、鑑定人がそれに対する結論のみを答える方式（一問一答方式）や、そのような小問に対して、複数の鑑定人がそれぞれ独立して鑑定し、各別に結論を提出する方式（アンケート回答方式）が、客観性を保ちつつ迅速に医学的知見を導入するのに資する場合もあろう。」とされる。

7　鑑定に関するその他の留意すべき点
(1)　鑑定人に対する鑑定終了後の情報提供

> 事件が終了したときは、鑑定人にその旨を連絡する。その際、事件の結果を知ることを希望する鑑定人には、できる限りその概略等をも知らせる。

(2)　鑑定費用の予納

> 鑑定の手続きを進めるに当たっては、申出当事者から円滑に費用の予納を受けられるよう配慮する必要がある。

■書式一訴訟：鑑定申請書の例

```
平成○○年（ワ）第○○○○号損害賠償請求事件
        原　告　　○○○○
        被　告　　○○○○外○名

              鑑　定　申　請　書

   ○○年○月○日
        原告訴訟代理人弁護士　　○○○○
        同　　　　　　　　　　　○○○○

   ○○地方裁判所民事第○部○係　御中

   右事件につき、原告は、以下のとおり、鑑定を申請する。
 1　証すべき事実
     被告らの診療に過失があったこと

 2　鑑定事項
     別紙のとおり

 3　鑑定人
     ○○の専門医であって、○○大学・○○医師会等と関係がない者
```

7.7.3　鑑定人

鑑定にあたって重要なことの1つは、適切な鑑定人をどのようにして確保するか

である。

　鑑定人になると、鑑定書の作成に時間をとられたり、鑑定書の作成後も鑑定書の内容について法廷で尋問されたりすることがあるなど、各種の負担がありうるので、鑑定人になることをいやがる人もいるため、鑑定人を見つけにくいという状況もある。

　原告側としては、まずは、医療事故情報センターの「鑑定書集」、医学文献などを参考資料として鑑定人候補者を探すことが多いと思われる。また、医療問題弁護団・研究会の弁護士に聞いたり、協力医に聞いてみることも有益である。

　被告側が提案した鑑定人候補者には注意が必要である。被告医療機関側と学閥など何らかのつながりがないかどうかはチェックすべきである。また、被告代理人は複数の医療機関の顧問などをしていることがあり、被告代理人が関係している医療機関などに属するかどうかもチェックするべきである。判例雑誌、医療問題弁護団・研究会の情報に注意すべきであろう。また、法廷で被告代理人と顧問関係その他がない医療機関に属する鑑定人候補者でないかどうか確認することも考えられよう。

＜東京地裁の提言＞
2　鑑定人の選定
(1)　鑑定人選定の準備

> 　裁判所は、適切な鑑定人を迅速に指定するため、指定に先立ち鑑定を求める事項及び鑑定人の選定方法について当事者と協議する。

(2)　鑑定人の選定方法

> 　鑑定人を迅速、円滑に指定するため当事者からの推薦や医療関係者、医学文献等からの情報を活用する。

なお、「ア　鑑定人の選定については、まず当事者に候補者を推薦させるという方法がある。鑑定人の選定に関し当事者の対立が激しくない場合には、一方当事者（鑑定を申し出た当事者に限る必要はない。）の推薦する者をそのまま採用し得ることもあろう。それが難しい場合には、当事者の双方に推薦をさせ、共通する者等に鑑定を依頼する方法や一方当事者に複数の候補者を推薦させて相手方にその中から選択させる方法などが考えられる。」、「イ　当事者が鑑定人を推薦する方法によることが困難で、裁判所が主導して候補者を探さなければならない場合には、後記ウの名簿類を検索する方法によるほか、以前に当該部において鑑定を依頼したことのある医師に再度依頼したり、推薦を頼んだりする方法や、書証として提出された医学文献の執筆者等のその分野における専門家に鑑定又は推薦を依頼するなどの方法も有効であろう。分野によっては、学会から推薦依頼に事実上協力が得られる場合もあるので、当該分野の学会事務局に相談するのも一法である。」、「ウ　鑑定人候補者を検索することのできる名簿類としては、民事事件鑑定等事例集（第10集まで配布されている。）、J・NET通信端末を利用する民事事件鑑定等事例集データベース（平成11年7月19日地方裁判所事務局長あて民事局第二課長、行政局第一課長書簡別紙「データーベースの利用等について」参照）が整備されている。また、民事第22部において作成され、各部に配布されている鑑定人名簿には、医師を含む、鑑定の引受の可能な調停委員が掲載されている。」とされる。

(3)　鑑定または鑑定人推薦の依頼

> 　鑑定又は鑑定人推薦を依頼するに当たっては、診療経過一覧表等を利用し、事案の概要、鑑定の必要性、鑑定事項案等を説明して協力を求める。

(4)　鑑定に関する情報の集積

> 　鑑定人、鑑定手続きに関する経過、鑑定事項等に関する有益な情報や鑑定人選任に関する実務上のノウハウを蓄積する方策を講ずる必要がある。

7.7.4 鑑定費用

鑑定の費用は鑑定を申出た側があらかじめ納めることになっており（双方の申出による場合は半額ずつになる）、1件の鑑定につき30万円から50万円のケースが多いと思われる。

なお、非常に膨大な分量の鑑定書が提出された事案であるが、非常に高額の鑑定費用の納付が求められた例がある。しかし、その鑑定書は鑑定人が以前から書いていたと思われる論文を収録した部分が多いと思われた。

鑑定人の言い値やそれを受けた裁判所の求める額を無批判に受け入れるべきではないだろう。

7.7.5 鑑定事項

鑑定事項をどのように定めるかも非常に重要である。

鑑定例の中には、裁判所の役割と鑑定人の役割が意識的に区別されず、鑑定人の意見として本来裁判所の任務とする過失の判断そのものが示されている場合がある。

しかし、過失の有無の判断はあくまで法的判断として裁判官の職責に属し、鑑定人の意見はいわば参考意見にすぎないのであるから、裁判所が自らの判断で過失の有無を認定するために必要とする医学上の知識と経験則が鑑定の主文または理由中で事案に即して具体的に示されるように鑑定事項を決める必要がある。

たとえば、医師のある治療行為の適否が争われている場合に、単に医師が選択した治療方法が適切であったかどうかを抽象的に問うだけでは不十分であり、当該患者に対する一般的な治療方法としてどのようなものが考えられるのか、治療方法を選択する基準は何か、具体的な治療効果は何か、危険性は何か、具体的な治療方法の選択にあたって医師の医学上の知識、経験、医療機関の物的・人的設備いかんによる差異は考えられるか、などの具体的な事案に即した一般的な医学上の知見を問う設問を設定する必要がある。

なお、前提事実をあいまいにしたまま鑑定を求めてはならず、事実に争いがある事項については、少なくとも原告・被告の主張事実のそれぞれを前提事実として、各場合についての鑑定を求めるべきである。

鑑定人経験者からは、鑑定を求められた事項以外の点こそが過失等に関係すると思われるのに鑑定事項に含まれていないから鑑定書に書けなかったという話を聞くことがある。したがって、鑑定事項の最後に、「その他本件診療及び診療記録を通じて問題を感じた事項があれば付記されたい。」などという項目を設けることも考えられる。

＜東京地裁の提言＞
3　鑑定事項の決定
(1)　鑑定事項の決定等に向けた協議

> 裁判所は、鑑定事項の決定に当たり、事案に照らして適切な事項を定められるよう、鑑定人（候補者）及び当事者と十分に協議する。

なお、「鑑定事項を定めるに当たっては、鑑定人（候補者を含む。）を交え、弁論準備手続等の期日において、前記2(1)の鑑定事項案に更に検討を加えるなどして、鑑定事項を確定すべきである。」とされる。
(2)　鑑定事項の策定

> 鑑定事項は、簡潔かつ明確なものとする。

4　鑑定要領等の交付

> 鑑定人に、鑑定要領（別紙12「鑑定をお願いするに当たって」）並びに鑑定書の記入式の表紙（別紙11－1）及び本文のひな形（別紙11－2）を交付する。

■書式—訴訟：鑑定事項の例

鑑 定 事 項

1 12時30分ころの時点において
 (1)78歳の女性で、開腹手術の既往があり、腹痛を訴えている場合に、疑うべき重要な疾病は何か。
 (2)同時点において、被告〇医師が行った診断方法や検査以外で行うべきものはないか。

2 13時ころの時点において
 (1)同時点の所見・検査結果等を前提に、絞厄性イレウスを疑うべきか。
  （強い腹痛、圧痛、筋性防御、開腹手術歴、ニボー像、腸ガス、78歳の女性の血圧・白血球数（左方移動の有無を含む。）、従前の通院時の血圧、イレウスの診断にあたっての筋性防御の有無の重要度等に言及されたい。）
 (2)被告〇医師が行った治療（投薬等）は適切であったか。
  （手術を行わないという方針が決まるまでの鎮痛剤の投与が相当かどうか、投与の量や投与方法等にも言及されたい。）
 (3)診断のために追加して行うべき検査方法等はなかったか。
  （腹部エコーを撮ること、CPKの測定、血液ガス分析、腸雑音の聴取等を行うべきかなどに言及されたい。）
 (4)同時点の所見・検査結果等を前提に、絞厄性イレウスとの確定診断に至らない場合でも、その可能性があるときは外科医に相談し、又は外科的措置をとるべきであったか。
 (5)同時点の所見・検査結果等を前提に、どのような状況になれば、又はどのような経過をたどるとエンドトキシン・ショック、多臓器不全等に至るか。

3 13時ころから18時30分ころの間において
 (1)本件のような救急患者について、13時ころから18時30分ころまでの間、医師はどの程度の回数・時間感覚で直接診断を行うべきであったか。
  （絞厄性イレウスの診断にとっての頻回の診察の要否について言及されたい。）
 (2)本件患者の鎮痛剤の投与状況と腹痛の経過を前提として、被告〇医師が行った対応に

不適切なところがあるか。診断・治療上さらに行うべき対応があったか。

4 18時30分ころの時点において
 (1)同時点の所見・検査結果等を前提に、絞厄性イレウスと疑うべきであったか。
  (CT所見、鎮痛剤の投与経過と腹痛に関する所見、白血球数減少、GOT・LDH等の所見等に言及されたい。)
 (2)診断のために追加して行うべき検査方法等はなかったか。
  (腹部エコーを撮ること、CPKの測定、血液ガス分析、腸雑音の聴取等を行うべきかなどに言及されたい。)
 (3)同時点の所見・検査結果等を前提に、絞厄性イレウスとの確定診断に至らない場合でも、その可能性があるときは外科医に相談し、又は外科的措置をとるべきか。

5 19時20分ころの時点において
 (1)「顔色、全身色不良、四肢冷感、チアノーゼ気味、血圧測定不可」等の場合、看護婦は医師に連絡すべきであったか。
 (2)その後、20時00分、20時40分にも家族からナースコールがあったが、21時10分までの医師の診断がないことは本件のような救急患者に対する診療において適切であったか。

6 19時20分以降において
 (1)本件患者に発生したショック状態を予見できたか。
 (2)本件患者に発生したショックに対して被告○医師及び看護婦が行った処置に不相当な点があるか。

7 全時点を通じて、被告○医師が本件患者を癒着性イレウスと疑ったことは適切か。

8 その他、本件の診療全般に関して鑑定人が問題があると考えた事項があれば付記されたい。

7.7.6 鑑定資料

鑑定を求めるに際し、どの範囲の資料を鑑定人に提供するかが問題になる。

被告の免責ストーリーが記載された被告準備書面や被告側医師の証言調書等を提供することは、鑑定人に対してどのような鑑定結果が医師側に有利であるかを示唆したり、医師側に有利な事実認定を積極的に行わせたりするおそれがあるので、公平さが担保されないという考え方がある。

しかし、より積極的に、公正でない鑑定人に対して逃げ道を塞ぐことができ公正な鑑定人にはあるべき鑑定の道筋を示すことができることなどから「鑑定前最終準備書面」を作成して鑑定資料として提供すべきであるという考え方もある（前掲上田・入門「(4)「鑑定前最終準備書面」のすすめ」）。

＜東京地裁の提言＞
5　鑑定人に対する事実及び資料の提示

> 鑑定の前提とすべき事実関係は、診療経過一覧表等の書面を鑑定人に交付してこれを提示する。鑑定資料は、鑑定人が有用な資料を容易に利用することが出来るように整理して提供するのが適当である。

7.7.7 不当な鑑定結果の場合

不当・不適切な鑑定結果が出た場合、再鑑定を求めるという方法もありうるが、むしろ重要なのは鑑定書のもつ不合理な点や弱点を徹底的に検討することが必要である。

たとえば、幼児について特異体質であるとして、死亡につき特異体質を強調した鑑定結果に対して、あらためて特異体質について病理学的鑑定を行ったところ、特異体質が否定された例もある。

誤った前提事実の指摘や反証等のためには、鑑定人尋問や新たな証拠の申請を行うことが必要である。なお、悪い鑑定結果が出ても、裁判所がそれを排斥して原告側が勝訴した例も少なくないといわれる。

＜東京地裁の提言＞
6　鑑定結果に対する反証

> 鑑定結果を争うための主張立証については、真に有益な反証活動がされるよう、その範囲、方法について十分検討する。鑑定人に対する尋問に際しては適切に訴訟指揮権を行使する。

なお、「(1)まず、鑑定結果を不服とする当事者に、疑問点、反論点を個別的に指摘する準備書面を提出させた上で（事案によっては、相手方当事者にも再反論をさせるのもよいであろう。）、裁判所がこれを吟味して反証を許すべき範囲を十分に見定める必要がある。」、「(2)反証の方法は、鑑定人に対する通常の尋問に限られるものではなく、反証を許すべき必要性の程度、審理の見通し等に照らして適切な方法によるべきである。例えば、当事者の質問事項に対する補充鑑定書を鑑定人に提出してもらうこと、書面によって鑑定人に対する尋問を行うことなどを十分に検討すべきである。」、「(3)鑑定人に対して尋問を実施する場合には、訴訟指揮に意を用い、場合によっては裁判所が尋問をするなどして、当事者の的外れな尋問、非礼な尋問に鑑定人をさらすことがないよう注意すべきである。他方、鑑定人に対しても、尋問の意義や、当事者の発問も誹謗中傷を意図しているわけではないことなどを裁判所から説明し、訴訟手続に対する理解を深めるような配慮も、時には必要となろう。」とされる。

7.7.8　鑑定人尋問

＜主要参考文献．鑑定人尋問＞
☆畔柳ほか編・実務（1996）106頁［伊藤まゆ］

鑑定人尋問（民事訴訟法216条）で不愉快な反対尋問を受けることが鑑定を引き受

けることの障害になっているとの指摘がある。

　意味のない人格攻撃は行うべきではないが、反対尋問の試練を経た内容こそが価値が認められることについての理解を求めたい。

　なお、鑑定人の勤務地や住所地が遠方である、鑑定人の日常業務が多忙である等の理由で、裁判官から、鑑定人を直接裁判所に呼び出すことなく、書面による尋問、テレビ会議システムによる尋問、出張尋問等の方法を用いて鑑定人尋問を実施して欲しいと要請されることが増えているようである。しかし書面やテレビ会議システムという間接的な方法では実効的な反対尋問を行うことが困難をきたす場合もあり、出張尋問では鑑定人の勤務先で行われるため緊張感を欠くことも多い。不利な鑑定の結果を鑑定人尋問で覆すことが必要な場合には、出来るかぎり通常の尋問方式で実施すべきであり、特に前二者の方式による尋問は避けることが望ましい。

7.7.9　鑑定証人

　　＜主要参考文献：鑑定証人＞
　　☆対処法（1993）181頁［田中清隆］

　鑑定証人（民事訴訟法217条）とは、特別の学識経験によって知り得た事実について証言をする証人である。医療訴訟では、被告医療機関の前医や後医、被害患者の解剖を担当した医師等が証人となる場合がこれにあたる。

　鑑定証人は証人尋問手続によって行われるので、裁判上の鑑定とは異なるが、医学的知見を有する者が当該事案についての意見を述べるという点で、医療裁判において裁判上の鑑定に代替する機能を果たすことも多い。

　後医として状態が悪化した患者を引き受けた医師が証人となる場合は、前医である被告の実施した処置等について批判的な見地からの証言を得ることも期待できるので、原告としては鑑定証人の積極的な活用を視野に入れて訴訟進行を検討すべきである。

ただ、患者を搬送する医療機関とそれを引き受ける医療機関の間には系列関係があることも多く、被告をかばう証言に終始する可能性も否定できないので、原告側としては、鑑定証人として呼ぶ専門家が被告とどのような関係にあるのかということには常に細心の注意を払う必要がある。

7.7.10 私的鑑定意見書
<主要参考文献：私的鑑定意見書>
☆加藤・過誤（1992）130頁
○西口元「医療過誤訴訟と鑑定」太田編・大系（2000）509頁、菅原郁夫「鑑定の在り方」西口元編『民事訴訟』（現代裁判法大系13）（新日本法規、1998）279頁

私的鑑定意見書とは、当事者が独自に医師らに対し事案の検討を依頼して作成される意見書であり、法律的には書証して扱われ、裁判所が鑑定人を選任して行う裁判上の鑑定とは区別される。

私的鑑定意見書では、誰が作成したかを明らかにしなければ証拠としての価値があまり認められないので、作成した医師の名を明らかにした顕名の意見書であることが必要となる。そのためなかなか作成に協力する医師を捜すことが難しく、また膨大な資料の検討を依頼することとなるので相当の費用も必要となるため、現状ではすべての訴訟において提出しうる訴訟資料とはなっていない。ただ、医療事故調査会（巻末参照）や各地の医療問題弁護団・研究会（巻末参照）の協力医などから、意見書の作成について積極的な協力を得られる例が増えてきているので、今後ますます私的鑑定意見書の活用が進むこととなると思われる。

私的鑑定意見書を提出する目的は、当該事案について医学的見地から検討を加えた結果を裁判所に説明するところにある。そのため、可能であれば早期に裁判所に対して提出し、裁判官に対し心証形成を働きかけることが理想であるが、証人尋問などを経て事実経過が確定できないと作成依頼が困難であることもあって、多くの場合は証人尋問がひととおり終了した段階で作成・提出されることになる。

この場合、原告側としては、裁判所が必要とする医学的経験則の補足をまず私的鑑定書にて行うこととし、裁判上の鑑定を行うとしても、2次的なものとして位置づけることとなる。なお、近時、裁判官によっては、双方から異なる内容の意見書が提出されるとどちらが正しいのか判断することが困難となり、結局は裁判上の鑑定を行わざるをえなくなるので、私的意見書は提出せずに裁判上の鑑定1つに絞って欲しいとの要請があることもある。しかし、そのような訴訟指揮は民事訴訟の原則である当事者主義との関係で問題があるし、複数の鑑定意見があっても、その内容や理由に照らして当否を検討することは裁判所の本来的任務というべきである。むしろ、1つの鑑定意見を鵜呑みにすることの危険性が指摘されるべきである。

　裁判上の鑑定として不当な内容の鑑定書が提出されたような場合に、これを覆す目的で私的鑑定意見書が作成・提出されるケースも多い。

　原告側としては、裁判上の鑑定を先に経るべきか、それとも裁判上の鑑定に依存せず私的鑑定意見書を先に提出して行くべきか悩ましいところであるが、費用の問題や作成者の問題をクリアできるのであれば、より積極的に私的鑑定意見書を利用することを考えるべきであろう。

　私的鑑定意見書の内容について疑義が生じる場合は、作成者の医師を証人として尋問することが必要になることもある。そのため、作成を依頼する際には、当該医師が裁判手続についてどこまで協力をしてくれるつもりであるかということを事前に確認する必要がある。また、被告側から私的鑑定意見書が提出された場合には、作成者の過去の論文や教科書などの記述と意見書の内容に矛盾がないかどうかなどを精査するとともに、必要に応じて証人として法廷に呼ぶことも検討すべきである。

7.8　和　　解

　＜主要参考文献：和解＞
　☆対処法（1993）233頁［串田正克］、加藤・過誤（1992）183頁

○澤野芳夫「医療過誤訴訟における和解」太田編・大系（2000）497頁、林豊「和解（その1）」畔柳ほか編・実務（1996）209頁、林豊「医療過誤における和解、示談」山口ほか編・課題（1991）750頁
◇奥平哲彦「和解（その2）」畔柳ほか編・実務（1996）218頁

7.8.1 はじめに

訴訟の結果としては、判決に至る場合もあるが、和解により解決することも多い。1981年から1997年までについていえば（4頁参照）、医療過誤訴訟についても判決率の平均は約41％、和解率の平均は約46％であり、和解が果たしている役割は通常の訴訟事件以上に大きいと指摘されている。

判決が出される場合は、原告の全部勝訴または一部勝訴（実質的に原告の全面勝訴であっても、実際には原告の主張する損害額が裁判所によって削られることが多いので、厳密には一部勝訴であることが多い）か全部敗訴かということになる。判決の内容を確実に予測することは困難なので、判決による解決にはリスクがあるし、当事者のいずれか一方または双方が判決に不服がある場合には控訴や上告により訴訟が続くことになり、解決が遅れることになるので、リスクの回避と早期解決のために、和解に応じることが適切な場合も多い。

しかし、判決による解決の場合には、白黒をはっきりできるし、裁判例として今後の医療事故再発防止に向けて広く事件の内容を国民等に知ってもらうという効果も期待できるという面がある。

いずれにせよ、当事者本人の意思が重要であり、代理人弁護士としては、和解することのメリットとデメリットをよく説明し、自己の意見を述べた上で、最終的には当事者本人の意思に基づく方針で臨むべきである。

7.8.2 和解の時期

訴訟を提起して間もなくの時期に和解による解決に至る場合もありうるが、訴訟外での交渉で解決の目処がついているとか、この段階で判決の予測が立つという、

極めて稀なケースに限定されるであろう。

　争点が整理された段階での和解解決もありうる。双方の主張と提出された書証によってある程度判決の予測が立つような場合には、この時期に和解し解決することもあろう。

　現在の実務で最も多いのは、争点を整理しさらに人証の証拠調べがなされたうえでなされる場合であろう。この段階では裁判所の心証もかなりの程度確立しており判決の予測をすることができ、和解に向けての説得も容易な時期といえる。しかし一方で証拠調べの結果医師側の過失が明らかになった場合には、判決を望む患者も多く、この段階で敢えて和解による解決を選択することが難しい場合もある。

◆被害者・原告からのアドバイス◆——和解勧告への対応❶

　「安易な和解には応じない」……和解を勧める理由にもいろいろあると思います。裁判官や弁護士が「和解ですめば楽に解決できるから」と安易に勧めているようでしたら、自分たちの思いをしっかり伝えるべきだと思います。

　私の場合、一審は順調に進んでいたのですが、結審間際に裁判官が3人とも一度に交代してしまいました。その後の新しい裁判長は、再三執拗に和解勧告をしましたが、私たちは、「なぜ提訴したのか」「どのような判決を求めているのか」など、それまでにも本人尋問や陳述書などで繰り返していたことを新しい裁判官に再度説明しました。私たちの場合は子どもは既に死亡してしまっており、もはや担当の医者や助産婦に過失があったことを認めさせ、反省を促し改革を迫ることしかありませんでしたから、和解ははっきりと断りました。しかし、結局その後の努力の甲斐なく一審判決は完全敗訴になりました。和解の調整は裁判官の部屋に被告・原告が交互に入り、また、弁護士だけを呼び入れたり、というような動きをします。私たちの場合、被告側は和解をしたがっていましたので、せめて弁護士には裁判官が考えている和解の内容を聞いておけば良かったと思いました。私たちはまったく和解を考えていないという気持ちを伝えるために、和解の内容については一切聞きませんでしたが、弁護士には裁判官の考えを聞いてもらっておくことで、その後の訴訟対策を考える上で役立ったかも知れないと思ったからです。

　裁判官は「本当は原告は勝てない裁判だけど、原告のつらさがわかるので何とか和解に持ちこみたい」といって和解を勧めますが、原告自身が「勝つべき裁判だ」と確信しているなら、内容を正しく理解できていない裁判官にさらにレクチャーすべきだし、それがうまくできず、たとえ一審が敗訴でも、私たちのように二審で勝訴するかもしれません。

(か)

7.8.3 和解条項

和解が成立すると、当事者間の合意の内容（和解条項）を記載した和解調書を裁判所が作成する。

和解条項の中には、損害賠償などの性質を有する和解金などの支払いについての条項のほか、「被告は原告らに対し、本件事故の結果の重大性にかんがみ、今後、被告の運営する医療機関において、本件のような事故の再発を未然に防ぐとともに、診療行為につき万全を期するよう一層の努力をすることを表明する」という医療改善条項を入れるように努力すべきであろう。同種事故の再発防止に役立つ可能性があるし、もし同種事故が発生した場合には免責を強く主張しにくくなるという面があろう。

また、当事者の納得や慰謝のためには、遺憾の意や謝罪を表す謝罪条項を入れることも意味がある。

◆被害者・原告からのアドバイス◆──和解勧告への対応❷

「和解にもメリットはある」……しかし、実際にはさまざまなケース・条件の医療裁判があり、「医療過誤によって介護が必要になっており、その保障が必要である」「病気が進行しており長期の裁判が闘えない」「残念ながらどうしてもうまく証拠がそろえられない」「被告側に反省の意志がうかがえる」等のケースでは、必ずしも判決にこだわらず、和解も検討すべきだと思います。

また、和解をするタイミングにもいろいろあります。最も多いのは、すべて証人尋問が終わり、第三者の鑑定も終わってからの和解勧告だと思いますが、提訴時にした記者会見で社会に問題をアピールでき、被告側がある程度の非を認めるなら、提訴後すぐの和解もありえるでしょう。しかし、真実の究明や被告の医療者として人間としての本質の理解が十分でない場合は、せめて被告らの証人尋問を終えてから和解を検討すべきでしょう。

そして和解の際には、必ず金銭賠償以外にいろいろな条件を付加しましょう。「反省を促すための謝罪の約束」「事故を繰り返さないための具体的改革案の提示」などを盛り込むことで、和解が勝訴判決以上のすばらしい内容にもなりえると思います。

（か）

■書式―訴訟：和解条項の例

1　被告は原告に対し本件の結果が生じたことについて心から謝罪する。
2　被告は原告に対し本件診療の損害の賠償として○○円の支払い義務があることを認め、○年○月○日限り原告訴訟代理人○○名義の○○銀行○○支店、普通預金（口座番号○○○○）に振込送金して支払う。
3　被告は本件のような事故の再発防止のため病院内における診療につき改善に向けて一層の努力を行う。
4　原告と被告は本件に関し本和解条項に定めるほか、何ら債権債務のないことを相互に確認する。
5　訴訟費用及び和解費用は各自の負担とする。

7.9　判決と上訴

＜主要参考文献：判決・上訴＞
◇米田・紛争（1993）89頁

7.9.1　判　　決

和解が成立することなく弁論が終結すれば、追って判決が言い渡されることになる。

判決言渡期日（民事訴訟法251条以下）については当事者の都合を聞かずに裁判所が決める扱いになっているため、当事者や代理人は出席できない場合がある。また、判決の結論に不服でも、法廷では判決の主文しか朗読されないので、詳しい検討は判決書を入手しないと行えない。したがって、当事者や代理人としても判決言渡期日に出席する意味が乏しく、実際上は出席しないことが多い。

しかし、都合がつけば出席して、判決言渡しの直後に書記官室で判決書を受け取

り、場合によっては記者会見等を行うことが考えられる。

＜東京地裁の提言＞

> 医療過誤訴訟に係る判決書は、診療経過一覧表等を利用するなどして、当事者に分かりやすく、かつ、簡潔なものを目指す。

なお、「争点整理の段階で作成された医学用語集、診療経過一覧表及び争点整理表を証拠調べの結果を踏まえて付加訂正して判決書に引用することも考えられる。また、当事者双方の最終準備書面に、争点ごとに、(1)争点についての主張、(2)診療録、入院記録等についての意見、(3)専門文献についての意見、(4)人証の供述についての意見、(5)鑑定についての意見、(6)損害についての意見等を項目を分けて記載してもらい（そのモデルとして別紙14参照）、これを判決書において引用しつつ、上記項目別に当事者の主張に対してそれぞれ判断を示すことも参考に値する。」とされる。

7.9.2 記者会見

記者会見については、東京地裁の場合、司法記者クラブの部屋で行うことが多い。

一般的には、事前に記者クラブに電話して当月の当番幹事社につないでもらい、当日の記者会見の時間帯を予約する（他の事件とのバッティングを避けるためである）。

幹事社につないでおけば、あとは幹事社の責任でクラブ加盟全社に連絡をとってくれるので、関心のある社は時間になれば自分でやってくる。幹事社への連絡があまり直前になると、幹事社が会見設定に難色を示すので、最低限前日までには連絡が必要である。

配布用のレジュメは30部位のコピーを用意しておく。事案の概要と、主要争点について双方がどういう主張をしてきたかを簡潔にまとめておくとよい。

判決当日は、このレジュメを基にして、各争点について裁判所がどういう判断をしたのかを解説する。

民事訴訟の場合は、当日に判決原本が手に入るが、これを30部コピーするのは大変なので、とりあえず会見前に1部だけコピーして当番幹事社に渡すとよい。関心のある社は、幹事社から借りて自分で増し刷りをする（記者クラブでの配付資料は持ち込む人がコピーしてくるのが原則だが、判決当日の判決原本などではさすがにそこまでは要求されない）。

なお、東京地裁の場合、コピーサービスは1階弁護士控室内の司法協会カウンタ

> ◆**被害者・原告からのアドバイス**◆――判決への対応❶
>
> 「勝訴判決の場合」……私は、二審の大阪高裁でほぼ完全勝訴しました。しかし、「完全」といっても、最終的に絞り込まれた3つの争点で、ほぼ原告側の主張が認められた、というだけのことです。裁判では、証明しきれない事実の主張は繰り返しても水掛け論になるだけですし、結果との因果関係が認められにくい直近でない過失の認定に必要以上にこだわっても意味がありません。したがって、そもそも裁判はある程度の妥協をして闘っているのです。そういう意味では、本当の意味での完全勝訴などないでしょう。ですからある程度十分な内容であるなら、その判決に満足し、原告が判決内容だけで不十分だと感じる点については、その判決をきっかけにした市民運動など別の方法での解決を考えるべきだと思います。
>
> 私の場合、被告側が上告をせず勝訴が確定した後で、被告の枚方市民病院に対して18項目の要望書を提出しました。過失が認定されたのですから、事故を教訓にした反省と改革を求めたのです。そして、要望書の中では、反省と改革のきっかけになった判決に至った事故があったことを病院内に永久掲示することや、毎年、死亡した子どもの命日に事故を忘れないために職員研修を行うことなども求めました。要望書提出は地元の新聞各紙で大きく報道されました。被告が公立病院でない場合は、当該病院と、監督責任がある都道府県に対して要望書を提出し、記者会見すると良いと思います。他にも、裁判の中で特に悪質な証拠改ざんや偽証があったのであれば、裁判終了後にその点で刑事告訴することもできます。また、事故から5年以内に勝訴判決を得られた場合は、業務上過失傷害罪などでの刑事告訴も可能です。なかなか検察が起訴に踏み切らない現状はありますが、特に悪質なものに対しては毅然とした訴えをすることが必要だと思います。
>
> また、判決内容にほぼ満足できる場合でも、被告側が控訴（上告）することがわかれば原告側も控訴（上告）すべきだと思います。そもそも勝訴判決には完全なものはありませんし、賠償額も人の命の値段にしては安すぎるのが現状ですから、そうすることで守りに入らず攻め続けることができると思います。
>
> (か)

ーで頼めるが、混雑している場合は隣の弁護士会館地下1階にもコピー屋がある（さらにいえば、弁護士会館5階と9階にはコイン式のコピー機もある）。

7.9.3 上　訴
(1) 控　訴
第一審で全面敗訴または一部敗訴した場合、控訴（民事訴訟法281条以下）をすべきかどうかを検討することとなる。

控訴を申し立てる期間は、第一審の判決書が送達されてから2週間の間に行わな

◆被害者・原告からのアドバイス◆──判決への対応❷

「敗訴判決の場合」……予期せぬ敗訴判決を受けた場合、裁判所や司法全体に対して嫌気がさしたり弁護士にも不信感を持ってしまったりするのは無理もありません。しかし、冷静に敗訴にされてしまった理由を考えるべきで、裁判官が判決を書く際に何をどのように間違えたのか、またなぜそうなってしまったのかを突き止めることで、控訴（上告）審への意欲が湧くと思います。

私の裁判では、一審は完全敗訴でしたが、二審で完全に逆転勝訴し確定しました。一審が敗訴になったときには信じられない思いでしたが、その後、判決文をよく読んだ上での、なぜ敗訴になってしまったのかの分析結果が一致したので、同じ弁護士で控訴審をやり直しました。

しかし、私たちと同じように陣痛促進剤被害を受けた人たちの中には、子どもを亡くした傷心の中、または子どもの介護に明け暮れながら、家族や財産、時間を犠牲にして闘い続けた結果の心なき判決に、ショックと共に「こんな大変なことをまた一からやり直すなんてとてもできない」と、泣き崩れながら控訴を断念されるケースがいくつかありました。でも、高裁や最高裁での逆転勝訴は結構あります。それだけ誤った判決が多いのです。勝訴すべきと確信している裁判で、一緒に闘おうという弁護士が1人でもいるかぎり、ぜひ最高裁まで頑張って欲しいと思います。

実際、裁判で最も大変なのは一審なのです。高裁や最高裁は一審に比べ、公判も少なく判決の誤りを指摘するだけでよいのですから、あまり手間はかかりません。複数の争点ですべて完全に敗訴したとしても、たった1つの事実認定の誤りを正すだけですべての争点が逆転することもあるのです。「一審で勝っていても逆に被告側から控訴されてどうせ闘いは続いていたかも知れない」くらいの思いでくじけず頑張って下さい。

(か)

ければならない。判決言渡期日に欠席した場合は郵送で送達されるため、その間に多少の時間的余裕が生まれることになるが、判決言渡期日に出席して判決書を受け取ると、その日に送達がなされるため、控訴期間がその日から進行を開始するので、裁判所からの和解勧告の内容などから原告敗訴の可能性が極めて高い場合などには、判決期日に出席すべきかどうかも検討を要することもある。

第一審で敗訴した場合には、判決内容を見て控訴をすべきかどうかを検討することが必要になるが、判決内容を詳しく検討して決断するための時間的な余裕は十分ではないこともあるので、できるかぎりの範囲で、事前に敗訴した場合の方針について当事者と代理人の間で相談をしておくことが望ましい。

特に全面敗訴の場合、第一審で訴状に添付した額の1.5倍の額の印紙を控訴状に添付する必要があるので、その準備が可能かどうか、訴訟救助は受けられるか、なども検討しておく必要がある。

控訴状は第一審裁判所に提出する。

◆被害者・原告からのアドバイス◆──記者会見について

どこの病院でどのような医療被害があったのかということは、多くの人に必要な、広く社会に伝えられるべき情報です。ぜひ、提訴時と判決時には記者会見をして欲しいと思います。勝訴的和解の際も同様です。また、結審したときにも、そのことを記者に伝えることは意味があると思います。

しかし、たまたま被害にあった人が誰かについては、社会的に必要な情報ではありませんので、会見は基本的に匿名でするのがよいと思います。匿名にしたからといって、被告側も匿名になったり、記事が小さくなることはありません。

また、新聞によっては、被害の内容や病院名よりも損害賠償額が大きな見出しになることがありますが、このような記事は記者会見をする主旨から考えると原告本人にとっては不本意なものです。「賠償額を書かないわけにはいかないのかも知れませんが、せめて見出しにはしないで欲しい」と、会見の際に言っておくと良いと思います。

私が一審で予期せぬ敗訴判決を受けたときには、ＴＶカメラだけで8社来ていたのですが、会見で「高裁で逆転しますからそのときまで記事を延ばして下さい」と苦笑いしながら言いました。そうすると、ほとんどニュースになりませんでした。元来、原告敗訴では社会的な意味がないのかも知れませんが、会見では遠慮なく思いを話すべきだと思います。

（か）

送達から2週間というわずかな控訴期間中に第一審の判決の取消や変更を求めるための具体的事由を詳しく検討することは困難であるため、控訴状には控訴するという旨のみを記すにとどまり、具体的事由については追って書面を提出することとするのが普通である。

　この具体的事由を記載した書面（控訴理由書）は、控訴提起後50日以内に提出することが要求されている。この提出期間は訓示的なものと解されているが、期間内に提出しないと、訴訟を行う熱意のなさの現れとして控訴審の裁判官の心証を害するであろうことは容易に想像されるところであり、弁護士の交代などやむをえない理由で期間内の提出が困難と考えられる場合には、その旨を早期に控訴審の裁判所に連絡しておくことが望ましい。

　なお、控訴することを決断した場合、依頼者としては、第一審の代理人弁護士に控訴審の手続を依頼するかどうかということも検討することになると思われる。第一審で大きなトラブルがなければ、事案に精通している同じ弁護士に依頼を継続することが好ましいと思われるが、仮に信頼関係が壊れているような場合でなくとも、別の視点から事案を精査し直すことを目的として他の弁護士に依頼するという方針にも一定の合理性があると思われる。

　この点はなかなかすぐには決断がつかないことも多いので、とりあえず控訴状だけは第一審の弁護士に依頼し、控訴趣意書の提出期限までに、弁護士を変更するかどうかを検討するということも少なくないと思われる。

　控訴審は続審制といわれ、第一審で現れた訴訟資料に、控訴審で提出された新たな訴訟資料をも加味して第一審の判決内容を吟味することになる。

　しかし他方で、訴訟資料は訴訟の進行状況に応じて適切な時期に提出しなければならないとされており、まったく自由に新たな訴訟資料を控訴審で提出できるというわけではなく、第一審で当然に提出することが可能であった資料等について控訴審で提出を制限されることもありうるので注意が必要である。

控訴審の裁判官は第一審で明らかとなったことを蒸し返されるのを嫌う傾向にあるともいわれており、控訴審において提出する資料にはこれまで以上の慎重な吟味を加えておく必要があるととともに、不当に提出が制限された場合には第一審において提出できなかったやむをえない理由などをねばり強く主張して裁判官を説得することが必要となる。

特に再度の鑑定申請などについては、鑑定人探しが困難を伴うこともあって、裁判所が採用をためらう傾向があるといわれており、再度の鑑定を申請する場合には第一審の鑑定の不当性や鑑定の不当性が第一審では見逃されてしまっていることなどを詳しく説明することが必要になることも多いと思われる。

(2) 上　　告

控訴審で敗訴した場合には、上告（民事訴訟法311条以下）をするかどうかを検討することとなる。

この場合も、敗訴した場合の方針について事前にできるかぎり検討を加えておくべきことや、今後の手続につき代理人を変更するかどうかなどを検討すべきであることは、控訴審の項で述べたことと同様である。

最高裁判所へ上告するためには、上告理由（民事訴訟法312条）が必要であるが、①憲法違反、②法令違背のうち重大な手続法違反のいずれか（絶対的上告理由）が要求される。このような告理由が存在する場合は上告（権利上告）が可能である。

それ以外の場合は、原判決に影響を及ぼすことが明白な法令違反の存在を指摘して上告受理の申立て（民事訴訟法318条）を行い、最高裁の受理決定を得られれば上告が可能となる（裁量上告）。なお最高裁は理由を付することなく上告不受理を決定することができる。

上告状兼上告受理申立書という形で提出することも多い。

なお、医療裁判ではまれと思われるが、第一審が簡易裁判所から始まったようなケースでは高等裁判所に上告することとなるが、この場合は法令違背も上告理由と

なるので上告受理申立ての必要はない。

　上告の申立ても、上告受理の申立ても、ともに原審の判決書の送達から2週間以内に原審の裁判所に対して行う。

　上告状に上告の理由を記載しなかった場合は、上告提起通知書送達の日から50日以内に上告理由書を原裁判所に提出することが必要である。同様に、上告受理申立書に上告受理申立ての理由を記載しなかった場合は、上告受理申立通知書の送達の日から50日以内に上告受理申立理由書を提出することが必要である。これらはともに、控訴理由書とは異なり、訓示規定ではなく法律上の義務であるため、必ずこの期間を遵守することが必要になる。

　医療裁判で上告を行う場合、控訴審判決の内容が経験則に違背していることを理由とすることが多いと思われるので、通常は上告受理申立てを行うこととなるであろう。

　上告受理申立理由書には、控訴審の判決に最高裁の判例に相反する判断があることその他法令の解釈に関する重要な事項を含むことを示すことが要求されているので、過失や因果関係等についての最高裁判決を精査し、これを引用しつつ論理的に控訴審判決に対して批判的検討を加えることが望まれる。

第8章

医療事故の予防と救済のために

8.1　医療事故──現状の問題点

　自分や家族等が現に医療事故にあった人も、あきらめの気持ちから、あるいは、時間がたつにつれて悲しみを忘れようなどとして、その後は医療事故の予防や救済をめざす行為を行わなくなりがちである。また、医療事故を担当した弁護士も、事件が継続中はいろいろな問題意識を抱きつつも、事件が終了すると、同種事故の予防に向けての活動は鈍りがちであろう。

　しかし、貴重な経験をバネにして医療事故の予防と救済のために制度面も含めて問題意識を持って取り組んでいくことが必要だろうと思う。そうでないと、予防できるはずの医療事故を防止できず、救済の困難さと合わさって、医療事故にあった人は不幸な事態を甘受しなければならなくなるといえよう。

8.1.1　医学の限界

　当然のことながら、医学には限界があり、すべてのことが解明されているわけではない。まだ解明されていないことは多い。➡1

　また、人間には個体差があるのであり、ある検査や治療法がすべての患者にとって適切とは限らない。

　医療の不確実性ということがいろいろと指摘されており、「医学は他の科学に比べて不確実性の程度は高い」ともいわれている（中川米造『医学の不確実性』（日本評論社、1996）30頁）。

　ある整理によると、①相対的不確実性（すべての医師がすべての医療技術・知識に習熟してはいないこと）、②理論的不確実性（いかに習熟した医師といえども答えられない医学的知識の未熟があること）、③必然的不確実性（個体差のある人間を対象とするために絶対に避けられない不確実性）に分けられるという（唄孝一編『医療と人権』（中央法規出版、

1985）所収の中川米造論文、前掲・中川『医療の不確実性』30頁など）。
　したがって、医療事故を予防すること、また、発生した医療事故の原因を解明することには限界があることを否定できない。しかし、限界を超えた領域を狭くする努力は必要であり、そのためには、医療に関する情報、医療事故に関する情報が広く収集されて分析されること、市民にそのような情報が提供されることが不可欠と思われる。

8.1.2　訴訟の限界
　法治国家においては、市民には「裁判を受ける権利」（憲法32条）があり、最終的な紛争解決手段として訴訟の利用が保障されている。しかし、訴訟には、かなりのエネルギーとコスト（時間・労力・費用）が必要であり、訴訟に至る過程でも、証拠の保全や調査にかなりのコストがかかる。
　訴訟の提起を勧められたが、かなりのエネルギーとコストを要すること、「訴訟沙汰」を嫌う家族の反対などで、訴訟の提起が断念された例も多い。市民の権利意識の向上により提訴される率は向上しているが、医療事故全体の中で訴訟が提起される例は非常に少ないと思われる。
　そして、訴訟の結果である判決については、担当裁判官によって判断が異なることがある。最近のいくつかの裁判例をみても、裁判官によって判断が異なるケースが目につく。そして、そのようなケースでは、最終的な結果の妥当性の問題を別にしても、解決までの時間が異常に長い。
　訴訟には膨大なエネルギーが費やされるが、苦労しても結果はうまくいくとは限らない。
　最終的な解決手段としての訴訟の意味を確保しつつも、訴訟以外の救済制度も考えるべきであろう。
　以下、いくつかの例を示そう。

➡ 1　ミーダー（クリフトン・K・）（福井次矢訳）『ドクターズルール425　医師の心得集』（南江堂、1994）には興味深いルールが数多く収録されているが、ルール96は、「現在のあらゆる医学的知識をもってしても分からない患者がいる」、ルール97は、「ありとあらゆる知識を動員しても分からない患者もいる」というものである。
　なお、ハマーシュミット（R・）ほか（井部俊子訳）『ナースのルール347』（南江堂、1997）というのもある。

以下で、「○」は原告勝訴、「●」は原告敗訴、「△」は原告勝訴の見込みを示す。

＜例1＞第一審—●　控訴審—●　上告審—△

最高裁第3小法廷平成9年（1997年）2月25日判決（民集51巻2号502頁、判時1598号70頁、判タ936号182頁）（17頁参照。全文は44頁参照）の事案→2では、第一審判決までが10年前後、控訴審判決までが16年前後、上告審判決までが18年前後で、さらに差戻審が続いた。

＜例2＞第一審—●　控訴審—○

高松高裁平成8年（1996年）2月27日判決（判タ908号232頁）の事案→3では、第一審判決までが5年前後、控訴審判決までが6年前後である。

＜例3＞第一審—●　控訴審—●　上告審—△

最高裁第3小法廷平成8年（1996年）1月23日判決（民集50巻1号1頁、判時1571号57頁、判タ914号106頁）（16頁参照。全文は34頁参照）の事案→4では、第一審判決までに10年前後、控訴審判決までに16年前後、上告審判決までに21年前後で、さらに、差戻審が続くことになったが、差戻後に、平成8年（1996年）7月1日、名古屋高裁

→2　提訴——昭和54年（1979年）
　　第一審判決——原告の請求棄却（山口地裁下関支部平成元年（1989年）2月20日判決（判タ902号154頁に参考収録））
　　控訴審判決——原告の控訴棄却（広島高裁平成7年（1995年）2月22日判決（判タ902号154頁））
　　上告審判決——破棄・差戻し（最高裁第3小法廷平成9年（1997年）2月25日判決）
　　差し戻された広島高裁で原告勝訴の可能性が生じた。

→3　提訴——平成2年（1990年）
　　第一審判決——原告の請求を棄却（高知地裁平成7年（1995年）1月30日判決）
　　控訴審判決——原判決変更、原告の請求を一部認容（高松高裁平成8年（1996年）2月27日判決）
　　確定したようである。
　　これは裁判官の判断が分かれたケースとしては短いが、認容された額があまり大きな額ではなかったことなどによるかもしれない。

→4　提訴——昭和50年（1975年）
　　第一審判決——原告の請求棄却（名古屋地裁昭和60年（1985年）5月17日判決）
　　控訴審判決——原告の控訴棄却（名古屋高裁平成3年（1991年）10月31日判決）
　　上告審判決——破棄・差戻し（最高裁第3小法廷平成8年（1996年）1月23日判決）

で和解が成立した。20年以上にわたる救済までの道のりは異常に長すぎるといわざるをえないだろう。

＜例4＞第一審―●　控訴審―●　上告審―△

最高裁第2小法廷平成7年（1995年）6月9日判決（民集49巻6号1499頁、判時1537号3頁、判タ883号92頁）（14頁参照。全文は27頁参照）の事案➡5では、第一審判決までが12年前後、控訴審判決までが15年前後、上告審判決までが19年前後で、差戻審では平成9年（1997年）12月4日に判決が出たが、上告された。

＜例5＞第一審―●　控訴審―●　上告審―△

最高裁第2小法廷平成7年（1995年）5月30日判決（判時1553号78頁、判タ897号64頁）（全文は22頁参照）の事案➡6では、第一審判決までが8年前後、控訴審判決までが12年前後、上告審判決までが16年前後で、まだ差戻審が続く。

＜例6＞第一審―●　控訴審―○

東京高裁平成6年（1994年）年10月20日判決（判時1534号42頁）の事案➡7では、第一審判決までが5年前後、控訴審判決までが6年前後であるが、上告審判決はまだのようであり、上告審で解決するとしても少なくとも9年前後はかかることになる。

＜例7＞第一審―○　控訴審―○　上告審―●

最高裁第2小法廷平成4（1992）年6月8日判決（判時1450号70頁、判タ812号177頁）

➡5　提訴――昭和51年（1976年）
第一審判決――原告の請求を棄却（神戸地裁昭和63年（1988年）7月14日判決）
控訴審判決――原告の控訴を棄却（大阪高裁平成3年（1991年）9月24日判決）
上告審判決――破棄・差戻し（最高裁第2小法廷平成7年（1995年）6月9日判決）
差戻審では大阪高裁が原告の請求を一部認容したが、上告があった。

➡6　提訴――昭和54年（1979年）
第一審判決――原告の請求を棄却（大阪地裁昭和62年（1987年）11月9日判決）
控訴審判決――原告の控訴を棄却（大阪高裁平成3年（1991年）9月24日判決）
上告審判決――破棄・差戻し（最高裁第2小法廷平成7年（1995年）5月30日判決）
これにより差し戻された大阪高裁では原告の勝訴の可能性がでてきた。

➡7　提訴――昭和63（1988）年
第一審判決――原告の請求を棄却（東京地裁平成5年（1993年）3月5日判決）
控訴審判決――第一審判決を取消して原告の請求を一部認容（東京高裁平成6年（1994年）年10月20日判決）
上告されたようである。

の事案➡8では、第一審判決までが6年前後、控訴審判決までが11年前後、上告審判決までが17年前後で、やっと最終的解決がされたことになる。

　比較的最近の7つの例をみただけであるが、このように、裁判官の間でも判断が分かれる場合がいくつもある。これらの事例の中で、ある審級の裁判所の判断だけが絶対的に正しいという断定は不可能だろう。もちろん、現行制度の下では上級審の判断が最終的な法的効力を持つのであるが、このように裁判官の判断が分かれる事例で上級審の結論によって、患者側が救済されるかどうかが決定的に分かれること（ある者は一定の救済を得られ、ある者はまったく救済を受けないということ）がはたして公平な結果なのだろうか。大きな疑問が残るところである。

　なお、裁判官によって判断が異なる原因の1つには、個体差がある人間の生理、それに対する検査や治療の影響が完全には解明されていないという医学の限界の問題もあろう。

　最終的な結果として医療被害が適正に救済されるとしても、時間がかかりすぎだろう。医療事件での当事者間の情報力の格差を考えると審理期間の短さだけを追求するわけにはいかないが、それにしても時間がかかりすぎであろう。そして、これらの事例で、時間がかかりすぎるからという理由でもし当事者が上級審への上訴を断念した場合には、実際に行われた最終的な法的解決と異なった解決が行われたことになる。

　訴訟手続の適正さを確保しつつ迅速な審理が行われるような改善、あるいは、当事者の了解の下での代替的紛争解決制度（ADR）が真剣に検討されるべきであろう。

　裁判官による判断の違いには、注意義務の程度などについての判断枠組み（法律判断）自体が異なることもあれば、事実認定が異なることもあるが、事故の原因論（因果関係論）の問題もある。

　「近代医学がとくに依拠している自然科学の世界では原因という言葉は使われてい

➡8　提訴——昭和50年（1975年）
　　第一審判決——原告の請求を認容（津地裁昭和56年（1981年）6月18日判決（判タ629号254頁））
　　控訴審判決——原告の請求を一部認容（名古屋高裁昭和61年（1986年）12月26日判決（判タ629号254頁））
　　上告審判決——控訴審判決の破棄、第一審判決の取消、原告の請求を棄却（最高裁第2小法廷平成4年（1992年）6月8日判決）

ない」といわれる（前掲・中川『医療の不確実性』34頁）。ものごとの原因とはいったい何かということについては哲学的な議論の歴史もあり、簡単な問題ではない。「風が吹けば桶屋が儲かる」ほどではなくても、因果の連鎖は完全には解明できないことのほうが多い。

　以上要するに、かなりのエネルギーとコストをかけても、現実に救済される事案と救済されない事案があり、その区別は絶対的に正しいとは限らないというべきだろう。

8.1.3　予防と救済のために必要なこと

　このような事情を考えた場合、第1に、インフォームド・コンセントによる情報の十分な提供を中心として患者の権利を一層確立することなどによる医療の質の改善、第2に、医療事故についての情報が集積され、分析などに活用される制度、第3に、最終的には訴訟による解決をするとしても、もっとコストがかからないようにする工夫、たとえば代替的紛争解決制度（ADR）の整備など、紛争解決手段を改善すること、第4に、免れることができない危険を分散し、救済の不公平が生じないようにする保険制度の創設などが検討されるべきであろう。

　以下、少し具体的に述べてみよう。

8.2　患者の権利の一層の確立などによる医療の質の改善

　医療の質の改善、医療事故や薬害の予防のためには、医療に関する情報が公開され、適切に提供されること、したがって、インフォームド・コンセントを中心とする患者の権利の一層の確立が不可欠である。そのための具体策は、既に多くの形で提案されている。主なものを紹介しよう。

8.2.1　徹底した情報の開示（情報の隠匿の防止）とその活用（死蔵の防止）

広井良典氏（元厚生省職員、経済学者）は、アメリカのポール・エルウッド氏（医師、1970年当時は全米リハビリテーション財団の長）が1988年にマサチューセッツ医学会で行った有名な講演を紹介しつつ、現代医療の問題点を次のように論じている（広井良典『医療の経済学』〔日本経済新聞社、1994〕202頁以下）。

エルウッド氏は「医療システムは（中略）現代の医学の複雑性に対処する手だてとなる中枢機構を必要としている。問題なのは、よりよい生活の質を求める患者の希望に対して、患者や支払者や医師が行う選択が一体どのような効果をもつものであるかを、誰も測定したり理解することができない状況となっていることである。／その結果、患者は情報を与えられず、保険者は懐疑的となり、医師は欲求不満となり、官僚たちは攻撃される、という事態となっている。」と述べたという。

広井氏によると、医療システムのこのような閉塞状況は、具体的には、

①患者にとって

　医療行為の中身とその成果についての情報を知らされず、その結果、医師の態度の善し悪しや待ち時間などの「アメニティ」の質についてしか判断できない状況におかれ、できることはせいぜい医師や病院を代えることで、いくらそうしても、どの診療方法の選択がよい結果を生むのかについての情報がないため事態はかわらないという状況

②医師にとって

　「技術の爆発」の状況と文献の洪水の中で、どのような療法が最も適切かつ効果的であるかの判断がつかない状況

③保険者にとって

　いったい医師が行った行為のどれが適切なもので、どれが適切でないものかの判断ができない状態で、ある医療行為について保険の償還をすべきかどうかについて懐疑的にならざるをえない状況

に置かれていることであるという。

　そして、エルウッド氏が必要とする「中枢機構」とは、診療ガイドラインを含む、医療行為とその効果についてのデータベースないし情報システムであるとのことである。

　このような問題状況は、日本において、もっと深刻であるか、少なくとも同様であろう。そして、医療行為とその効果についての情報の集積が対策として必要であることは疑いないと思われる。

　広井氏は、結論として、「診療行為の客観的評価研究や情報開示、インフォームド・コンセントの普及を推進し、『ブラックボックスとしての医療』観を是正していくことが、医療をめぐる大きな時代の要請である」としている。

　また、「医療の質の向上を図っていくためには、単に『『医療の質』の重要性を説いて"個々の医師の良心"に期待する』といった対応では不十分である。改革は、個々の意識の問題ではなく、制度ないしシステムとして行われなければならない」という（広井良典『医療保険改革の構想』〔日本経済新聞社、1997〕39頁）。

　医療事故の防止のためには、医療行為の質の改善が重要な要素であり、医療行為の質の改善自体にとって、情報の開示（あるいは情報を隠匿しないこと）とその活用（あるいは死蔵しないこと）が不可欠である。もちろん、医療事故自体についての情報の開示も医療事故の予防と救済のために不可欠であるが、医療事故についての情報の開示に限らず、医療行為全体に関する情報の開示がスムーズに行われる仕組みが必要である。

　カルテ（医療記録）開示の法制化をめぐっては、厚生省の「カルテ等の診療情報の活用に関する検討会」報告書（1998.6）＜ http://www.mhw.go.jp/houdou/1006/h0618-2.html ＞が、「医療の場における診療情報の提供を積極的に推進するべきであること、また、今日、個人情報の自己コントロールの要請がますます強くなり、行政機関に限らずあらゆる分野においてその保護対策の充実が図られていること等にかんがみると、

法律上開示請求権及び開示義務を定めることには大きな意義があり、今後これを実現する方向で進むべきであると考える」などとしたが、その後に日本医師会等の強い反対のため、医療審議会（議事については、＜http://www.mhw.go.jp/shingi/s9811/s1109-1_10.html＞など参照）で法制化の方向にならなかったのは残念である。➡9

患者の権利法をつくる会（巻末参照）編『カルテ開示　自分の医療記録を見るために』（明石書店、1997）にあるような医療記録開示法によって開示を促進することが急務である。そして、プライバシーに配慮して（住所・氏名などを匿名にして）医療行為とその効果に関する情報が集積され分析・評価される制度的な取組みが行われるべきであろう。

また、医療の質の改善のためには、医療技術評価➡10、EBM（根拠に基づく医療、Evidence Based Medicine）➡11、診療ガイドラインの作成の推進が必要である。厚生省でも、1997年6月に「医療技術評価の在り方に関する検討会報告書」＜http://www.mhw.go.jp/houdou/0906/h0627-6.html＞を、次いで、1999年3月に「医療技術評価推進検討会報告書」＜http://www.mhw.go.jp/houdou/1103/h0323-1_10.html＞を発表した。

アメリカでは厚生省に設置された医療政策研究局（Agency for Health Care Policy and

➡9　国立大学病院における診療情報の提供に関する指針（ガイドライン）（1999.2）、都立病院における診療情報の提供に関する指針（ガイドライン）（1999.9）、日本医師会の診療情報の提供に関する指針（1999.4）。

➡10　「医療技術評価の在り方に関する検討会報告書」では、医療技術評価とは、「個人や集団の健康増進、疾病予防、検査、治療、リハビリテーション及び長期療養の改善のための保健医療技術の普及と利用の意思決定支援を目的として行うものであり、当該医療技術を適用した場合の効果・影響について、特に患者の健康改善を中心とした医学的な側面、経済的な側面及び社会的な側面から、総合的かつ包括的に評価する活動」とされている。

➡11　「医療技術評価推進検討会報告書」では、EBMは、(1)利用可能な最善の科学的な根拠、(2)患者の価値観および期待、(3)臨床的な専門技能、の3要素を統合するものと考えられるとし、「診ている患者の臨床上の疑問点に関して、医師が関連文献等を検索し、それらを批判的に吟味した上で患者への適用の妥当性を評価し、さらに患者の価値観や意向を考慮した上で臨床判断を下し、専門技能を活用して医療を行うこと」と定義できる実践的な手法であるとする。

そして、EBMの実践手順は、(1)目の前の患者に関して臨床上の疑問点を抽出する、(2)疑問点に関する文献を検索する、(3)得られた文献の妥当性を自分自身で評価する、(4)文献の結果を目の前の患者に適用する、(5)自らの医療を評価する、5段階に分かれるとされる。

なお、EBMについては、EBM関連リンク＜http://www.page.sannet.ne.jp/onai/EBMLINK.html＞、「EBMジャーナル」（中山書房、隔月刊）＜http://www.nakayamashoten.co.jp/ebm/＞など参照。

Research：AHCPR）より医療技術評価の結果に基づき臨床診療指針（clinical practice guideline、診療ガイドライン）（National Guideline Clearinghouse＜http://www.guideline.gov/＞参照）が作成され広く公開されている。➡12

この診療ガイドラインには医療技術の使用に関する基準や指針が記されており、その技術の選択、使用に関しての、臨床医をはじめとする医療関係者における意思決定を支援するための情報が提供されている。また、医療技術評価に基づく医療機関情報がさまざまな形で提供されている。

日本では、㈶日本医療機能評価機構＜http://www.jcqhc.or.jp/＞があり、「認定病院一覧」＜http://www.jcqhc.or.jp/hospitals.html＞を公開しているが、認定を受けた医療機関が質の高い医療を提供しているとは必ずしもいえないようである。

8.2.2 健康保険制度の改革

日本のこれまでの健康保険制度が一定の役割を果たしてきたことは否定しないが、改善すべき点があることも疑いないと思われる（1997年3月9日付朝日新聞社説、1997年4月9日付日本経済新聞社説など）。

第1は、保険点数を適切にすることである。インフォームド・コンセントを充実させるためには、説明に対して十分な手当てがされる必要がある。

たとえば、福島雅則氏（医師）は、「量で稼がざるをえない現行の診療報酬制度も改めるべきだ」として、「リスクの高い治療については『説明』を点数化し、患者に署名してもらった説明書を診療報酬の請求時に提出する方法が可能だ。患者がコスト意識を治療を厳しく評価するため、説明料については自己負担にすることも検討されてよい」など具体策を提案している（1995年7月22日付朝日新聞）。

➡12 アメリカ合衆国で医療機関情報の提供については、たとえば、日経メディカル1998年9月号84頁以下の「医師患者間の情報の"非対称性"埋める」の中の、「表　患者がアクセスできる医療情報（米国の例）」参照。

　　たとえば、JCAHO（The Joint Commission on Accreditation of Healthcare Organizations）＜http://www.jcaho.org/＞は、全米の病院を対象に、認定評価の結果（5段階評価）（病院の運営体制や医療サービスの提供体制などに関する評価）、アウトカム評価の結果（IMSシステム（手術、出産、心臓病、癌、外傷、投薬、感染予防などの分野に関するアウトカム評価）などの情報を提供している（そのほかの医療評価については医療機関情報研究会「医療機関情報——患者の権利の尊重のために」＜http://www.ne.jp/asahi/law/y.fujita/MO/mo_index.html＞を参照）。

また、問診、触診、聴診なども適切な点数が与えられるべきである（日野原重明『医のアート』（中央法規、1987）186頁）。他方で、1日に何名以上の診療報酬の請求は認めないなどの措置をとることも考えるべきだろう（前掲・日野原188頁）。とにかく、工夫の余地はいくらでもあると思う。

　第2は、「出来高払い制」（検査などをすればするほど医療機関の収入になるという仕組み）による弊害の是正である。「定額制」の拡大をすることについて、「必要な投薬や検査までしなくなり、粗診粗療になる」というのが医師会などの反対理由のようである（1997年4月16日付朝日新聞など）。しかし、「必要な投薬や検査」をしないというのは医師の過失になるのであるから、それをしないことが許されるという議論にはならないはずであるし、「定額制」の場合の「定額」をいくらにするか、特別事情がある場合に「定額」からの超過をどのように認めるかなどの決め方によって解決できる問題もあり、「定額制」の拡大を否定する理由にはならないと思われる。

　第3に、患者の負担率の問題については、医療機関での患者の支払額の比率を高めるべきと思われる（これは、保険料と医療機関への支払額の合計額の増加を必ずしも意味しない）。実質は患者が負担しているのにもかかわらず、医療機関にかかった際に患者が現実に支払う金額の少なさが、サービスの受け手という意味での消費者としてサービスの対価についての感覚を鈍麻させ、消費者としての正当な要求を抑制している側面があると思う。対価の負担感をあまり感じない状況の下ではサービスの向上への力となりにくいだろう。なお、薬の問題については別の項で述べる。

　ところで、日本医師会は1996年11月に「21世紀に向けての医療保険制度改革」＜http://www.med.or.jp/japanese/ippan/kaikaku_11.html＞を発表した。しかし、「現行の医療制度および医療保険制度の評価すべき点」として「最新の良質な医療サービスが提供されていること」が挙げられており、状況認識として疑問を禁じえない。また、「診療報酬体系の合理適正化」の項目では「医師の基本技術（各診療科固有の専門技術）に対する適正評価」が挙げられているが、高度で良質な医療行為を高

く評価することによる医療の質の向上が目指されているとは思えないし、インフォームド・コンセントを重視した患者への情報提供を促進する診療報酬制度が重視されているとは思えない。「21世紀に向けて」の意見とは思えないのであるが、どうだろうか。

8.2.3 薬の過剰使用の是正

薬の過剰使用の問題は至急に改善すべきであろう。つまり、日本の薬剤費は諸外国と比べて大きく、日本の医療費全体の約3割を占めている。薬価基準制度（公定価格としての薬価が決められており、医療機関などは、実際にいくらで購入しても、患者に対して交付した薬について健康保険にはその薬価で請求できるという制度）は至急に改革すべきであろう。この制度の下では、医療機関は、薬価差益で儲けるために、製薬会社や卸業者に対して、低い価格での納入を要求し、製薬会社などは、それを断ると他の薬に変えられるために値引きに応じざるをえなくなる。これにより実際の取引価格が下がると、製薬会社は、儲からなくなるので、その薬の生産をやめ、効能を少し変えた新薬を製造する。政府は新薬には高い薬価をつけるという循環である。

このような制度の下では、「薬漬け医療」を防げないことが明らかだろう。

ドイツでは、「参照価格制」（同じ成分や効能を持つ薬のグループについて健康保険に請求できる価格（参照価格）を決める制度）がとられており、この制度の下では、製薬会社は品質に自信があれば高い価格をつけ、参照価格との差額は患者が負担する（1997年4月6日日本経済新聞社説など）。この制度の下では、本当に必要で有効な薬のみが使われる傾向が促進されると思う。

福島雅典氏（医師）は、「有効性の確認されていない薬が日本ではあまりに多く流通している。薬剤費は現在の3分の1にできると思う」と述べている（1995年7月22日付朝日新聞）。

8.2.4 薬害防止のための措置

片平洌彦氏（医学者）は、1996年6月の衆議院厚生委員会での参考人としての陳述や書籍で次のような提案をしている（法と民主主義1996年11月号の片平洌彦論文、薬害根絶フォーラム『薬害エイズはなぜ起きたか』〔桐書房、1996〕、片平洌彦『ノーモア薬害』〔桐書房、1995〕など）。

- ●企業　医薬品に関わる検討と意思決定を民主的・科学的に行う。生命・健康被害への賠償額を大幅に引き上げる（実際は裁判所の課題）。
- ●行政　医薬品の審査・規制体制の抜本的改革・情報公開と、国民の監視システムの導入。役人の関連企業への天下り禁止など。企業との癒着を断つ。
- ●医療　副作用報告の積極化・迅速化。治験の倫理化・科学化、薬物治療の相対化、企業との癒着を断つ。
- ●研究・教育　企業との癒着を断ち、臨床薬理学・薬理疫学・社会医学など、医薬品の安全性確保に役立つ研究・教育を公的に抜本的に拡充する。

また、全国保険医団体連合会などは、1996年6月に厚生大臣に対して「医薬品の有用性評価・薬害防止・高薬価の是正のための提案」をした（浜六郎『薬害はなぜなくならないか』〔日本評論社、1996〕415頁など）。

この提案は14項目にわたるが、主要な項目名だけを紹介すると、

①薬務局を廃止し、「医薬品庁」を新設し、機構改革を断行する。

②化学物質の医薬品としての有用性評価のための臨床試験（治験）実施の可否の判断（治験の審査と監視）、医薬品の承認審査・再評価・承認後の承認取消、回収の命令、回収の実施は政府の責任（権限）とすること。

③「医薬品監視機構」を設置し、「政府による治験の審査監視、医薬品の承認審査、再評価」を監視する。中央薬事審議会は廃止する。

④情報の公開

⑤医薬品の真の有用性、安全性を重視する研究の奨励・推進

⑥研究者・専門家・医師と製薬企業等との資金的な相互依存の構造を排する。
⑦行政と製薬企業との人的・資金的な相互依存の構造を排する。
などがある。

もし制度的な改革が進まないとすれば、民間レベルでの「薬害オンブズパーソン」＜http://www.t3.rim.or.jp/~yakugai/＞などの活動で当面補っていかないといけないであろう（なお、薬害全般につき、「Live and let live」＜http://www.sam.hi-ho.ne.jp/live/index.html＞など参照）。

厚生省が1996年7月に発表した「医薬品による健康被害の再発防止について」という報告書（http://mhw.go.jpを通じてアクセスできる）は、「情報の収集、分析、評価、伝達体制の強化」、「情報提供、インフォームド・コンセント」など「再発防止のための危機管理システムの構築」、「透明度の高い薬事行政の確立」などを提言しているが、今までの例からして、実現されるかどうかを注意深く見守っていくべきであろう。

8.2.5 医学教育と研修の改善

医学の教育と研修についても改善すべき点が多いと思われる。たとえば、大学の医学部で、医療事故の事例から学ぶということが十分に行われているとは思えない。また、卒後研修の中でも同様であろう。

文部省に設けられた「21世紀医学・医療懇談会」の第1次報告「21世紀の命と健康を守る医療人の育成を目指して」（＜http://www.monbu.go.jp/singi/chosa/00000156/＞）では、「患者中心、患者本位の立場に立った医療人」という項目があり、「患者の接し方、インフォームド・コンセントやチーム医療の重視など、教育内容及び方法の改善が強く求められる」と書かれているが、具体的な内容が乏しい。

また、「期待される医療人像」という項目では、「医師の判断と能力に基づき選択した医療を提供するという医療の在り方は、患者の意思を無視した医療が行われる

危険があり、近時『医師のパターナリズム』として批判されるようになっている。これに対し、医療に関する患者の意思と自由を尊重し、患者の人権を守れるような医療を提供できるように、医療人と医療を受ける者との関係が変わることが求められており、その中心となる視点としてインフォームド・コンセントの重要性が指摘されている。このことは、患者が医療情報あるいは医療の選択肢へアクセスできることを意味しており、また一方で、患者にとっても選択する責任が生じることを認識することが重要である。」と書かれている。

ここでは、「批判されるようになっている」とか「指摘されている」という傍観者的と思える書き方（つまり、自らは必ずしもそのようには考えていないという書き方）であり、しかも、「医療人像」を論じるはずが、「患者にとっても選択する責任が生じることを認識することが重要である」として患者の責任の重要性を強調しているのである。

このような姿勢には疑問を禁じえない。この懇談会の協力者名簿を見ると、いずれも学識者であることを疑わないが、医療関係者がほとんどのようであり、構成の仕方の適正さに疑問があるし、また、学識ある医療関係者の認識にしてこのようであるのかと考えると、問題の深刻さを感じざるをえない。

今後の医学教育の在り方を真剣に検討するなら、患者側代表、医療事故裁判例を把握している法律家などを含めて検討が行われるべきであろう。

8.2.6　患者の権利法などの制定

政府系シンクタンクである総合研究開発機構の「薬害等再発防止システムに関する研究会」は、先に「薬害等再発防止システムに関する研究」（中間報告）（1997年4月）を出したが、続いて、「薬害等再発防止システムに関する研究」（研究報告）（1998年7月）＜http://www.nira.go.jp/newsj/nirarepo/yakuga2/index.html＞を出した。➡13

同報告は、

① 「薬害を防止するリスク管理システムの早急な確立」
② 「患者中心の医療の確立」
③ 「産官学医の関係のあり方」
④ 「厚生省の果たすべき役割」
⑤ 「国民の生命と健康に係わる情報体制の強化と完全公開」
⑥ 「医薬品の厳格で科学的な審査制度の実現」
⑦ 「医療・処方の適正化及び医師のあり方」
⑧ 「血液政策の是正」
⑨ 「被害者の早期救済策の実現」

の9項目にわたる提言を行っているが、そのうちの、②「患者中心の医療の確立」では、「患者中心の医療を確立するべきである。このため、特に厚生省は中心となって「患者の権利に関する法律（仮称）」を制定する一方、医師の義務・責任も法制度上で明確にするとともに、医療政策に患者の知見や意向が十分反映されるように制度改革を図るべきである」としている。

　報告は、「必要性」の項で次のように述べている。
　「薬害の発生構造に共通していることは、患者不在の医療となっていることである。患者は、医療現場において、医療の主体であり中心的存在であるべきである。しかし、医療現場ではいわゆる薬漬けに代表されるように、また、血液製剤では予防的使用にみられたように、医薬品についての情報が正しく提供されないまま多量の医薬品が処方されるなど、患者の人権が十分に保障されてきたとはいえない状況にある。このことが、薬害の発生・拡大の温床ともなっており、患者の権利を法律で定める一方、医師の義務や責任も法律に明記する等の是正策が必要である。
　患者には、当然ながら、適切な医療が提供されなくてはならない。同時に、治療に当たっては、個人の尊厳、幸福追求権及び自己決定権の根幹をなす患者の意思が最大限尊重されなくて

はならない。／＜中略＞／今後は、医療が患者と医師の協同作業であるという考えに立ち、患者が没主体的、恩恵的、受け身の姿勢を克服して、自己の診療や我が国の医療政策に対し、意見を提供し、意向を十分主張する等により主体的に参加していくことが極めて重要である。医師もまた、患者の意思を尊重し、より適切な医療を提供することにより、医療の質の向上に努め、患者との信頼関係を確立することなど（提言7参照）が重要である。このような取り組みが、安全かつ良質な医療の実現、薬害の防止、医療の改革にも不可欠である。」

次いで、「具体策等」として、次のように述べている。

「患者中心の医療に変えていくためには、まず、医療における中心的存在であるべき患者の地位を法制度上も早期に明確に位置づけることが必要である。

このため、厚生省は、『患者の権利に関する法律（仮称）』（以下、『患者の権利法』）を早急に制定するべきである。法制化は、患者の法的権利を明確にするだけではなく、患者の権利を保障し発展させていく制度的枠組みとするべきである。

同時に、患者が治療に係わる情報の入手等を容易にできるように必要な諸施策を実行しなければならない。

『患者の権利法』には、インフォームド・コンセント（患者が治療法などについて医療従事者から正しい説明を受け、理解した上で自主的に選択・同意・拒否できること）の概念を盛り込む必要がある。その内容として、例えば、患者が服用を勧められた医薬品に関する正しい情報を医療従事者から得て理解する「知る権利」、服用するかどうか、あるいは他の医薬品を選択するかどうかを医療従事者の助言を得つつ検討して自ら決定する「自己決定権」についても規定するべきである。また、患者が最も妥当な自己決定を行なうことを可能にするためには、自己に対する医療行為に関し、別の医療従事者に意見（セカンド・オピニオン）を求めることを可能にすることも必要である。／＜中略＞／「患者の権利法」には、カルテ等が患者のものであり、いつでも利用可能である、と明記する。患者にこれらの閲覧謄写請求権を認めるとともに、医療機関側が、患者の意向を確認することなく最終診療の時点から10年以内には、一方的にカルテ等の記録を廃棄することができないように法律に規定するべきである。厚生省は、

医療機関の廃業等の場合に必要となる所要の措置を講ずるべきである。また、1患者1カルテを早急に実現するとともに、プライバシーの保護を行った上で、速やかに診断に必要な情報を全て活用できる電子カルテ方式の実現に向かうべきである。

　厚生省は、患者の諸権利が保障されるようにするため、医療従事者や行政担当者に対し、『患者の権利』（ヘルシンキ宣言をはじめとする歴史的経緯や「人間の尊厳」等の権利の内容）を随時教育する責務を負う。インフォームド・コンセントを中心とする患者の権利が早期に国民に普及・定着することを促進するため、厚生省は、国民の自主的な活動・交流の場づくりを支援したり、副作用情報や効能を患者へわかりやすく伝える情報の提供、啓発・啓蒙を行うべきである。例えば、民間で実施している『くすりのしおり』の提供が参考となる。こうした施策を担う組織的受け皿も検討するべきである。

　このような患者の権利が、日常生活において十分定着し、確立することがまず重要である。その上で、国民は日常生活において健康増進に努める役割があることを周知させる必要がある。例えば、慢性疾患においては、健康管理に努めることが重要である。患者も医療従事者からの十分な説明に基づき、治療法を自己決定できるよう、自らの病状の把握や治療法、医薬品について学習するとともに、疾病を克服する主体として積極的に治療に参画することが必要である。

　さらに、国民は我が国の医療政策に対し、知見を示す必要がある。厚生省の行う審議会や研究会等の専門家会合には、医療専門家以外の外部の専門家の参加も認めるべきであり、患者の意向が反映されるように、ヒアリングを義務づける等の配慮が必要である。」

　「患者の権利法」については、既に「患者の権利法をつくる会」（巻末参照）によって、「患者の諸権利を定める法律案要綱」＜ http://www02.so-net.ne.jp/~kenriho/kenriho/draft.html ＞が提案されている。

　「患者の諸権利を定める法律案要綱」は、「前文」のほか、
「1　医療における基本権」((a)医療に対する参加権、(b)知る権利と学習権、(c)最善の医療を

受ける権利、(d)平等な医療を受ける権利、(e)医療における自己決定権)、

「2　国および地方自治体の義務」((a)権利の周知と患者を援助する義務、(b)医療施設等を整備する義務、(c)医療保障制度を充実する義務)、

「3　医療機関および医療従事者の義務」((a)誠実に医療を提供する義務、(b)患者の権利を擁護する義務、(c)医療従事者としての研鑽義務)、

「4　患者の権利各則」((a)自己決定権、(b)説明および報告を受ける権利、(c)インフォームド・コンセントの方式、手続き、(d)転医する権利と転医・退院を強制されない権利、(e)検証権、(f)医療記録の閲覧謄写請求権、(g)証明書等の交付請求権、(h)個人情報を保護される権利、(i)快適な施設環境と在宅医療および私生活を保障される権利、(j)不当な拘束や虐待を受けない権利、(k)試験研究や特殊な医療における権利)、

「5　患者の権利擁護システム」((a)権利の公示制度、(b)患者の権利擁護委員、(c)患者の権利審査会、(d)制裁および審査手続と裁判の関係)

を規定している。

8.3　事故情報の集積と活用

人間の能力に限界があることは明らかであり、人間が過誤を犯さないという前提に立つことは不当であろう。しかし、人間は過誤(あるいはニアミス)から学ぶことは可能であり、それにより過誤を減らすための努力はすることができる。

「工学領域に安全性工学とか信頼性工学というのがあるが、それらはいずれも失敗の分析から安全性や信頼性の原則を導きだそうとしている。秘匿することによっては失敗の教訓は一般化しない」のである(前掲・中川米造『医学の不確実性』16頁)。

「『事故から学び』、それを『事故防止に役立たせる』ためには、事故に関する情報を公開して、知識として共有する必要がある」(海保博之ほか『ヒューマン・エラー』〔新曜社、1996〕160頁)ことに疑いはない。既に存在する事故に関する情報を秘匿し

て活用されない状態にすることは、倫理的・社会的に非難を免れないと思う。

8.3.1　事故情報の開示と集積

　現在多くの医療事故情報を保有していると思われる日本医師会や保険会社は事故情報を積極的に開示すべきであろう。そして、裁判所は医療事故訴訟の判決をもっと公開すべきである。

　医療事故情報センター（巻末参照）など各種民間団体が医療事故についての情報を収集するよう努力しているが、組織的・資金的に十分な基盤があるとはいえず、不十分な情報収集しか行われていないとみるべきであろう。

　事故情報が集積されると、その分析を通じて事故の防止に役立つとともに、事故の救済にも役立つ（因果関係の判断などに役立つと思われる）のであるから、事故情報の集積のための制度的な取り組みが検討されるべきであろう。

　医療事故情報が十分に収集され、分析されて活用されるためには公的な制度が検討されるべきであろう。

　既に存在する情報を収集するだけでなく、もっと広く情報を収集するには検討すべき点も多い（たとえば、前掲・海保博之ほか160頁以下）。特に、責任の所在の問題とからんで開示されにくい構造との関係は簡単ではない。情報の提供が一定の限度で責任を軽減させる仕組みを考える必要があるかもしれない。また、実害が発生しなかった「ヒヤリハット」体験（前掲・海保博之ほか『ヒューマン・エラー』160頁）ないしニアミス体験についての情報は責任の問題が起きにくいので、収集はより容易だろう。広く情報が収集され、コンピュータを利用したデータベース化、ネットワークによる活用が行われるようにすべきであろう（前掲・海保博之ほか『ヒューマン・エラー』163頁）。

　なお、アメリカでは、トロイアン・ブレナン教授（ハーバード大学）らのハーバード・メディカル・プラクティス・スタディ（1991）という研究、全米科学アカデミ

一・医学研究所の「過ちをおかすのが人間——より安全なヘルス・システムの構築」(To Err Is Human Building a Safer Health System)(1999)という報告書<http://books.nap.edu/html/to_err_is_human/>などを承けて、医療事故防止策に取り組んでいる。

8.3.2　分析と活用

　集積された医療事故情報は、さまざまな人々によって十分に分析されて活用される必要があろう。医師会、学会、厚生省、保険会社、製薬会社、民間団体などや個々の研究者によって分析・活用が可能な形で提供されるべきだろう。

　前に述べたように、現行の損害賠償責任保険の下では情報の公開が不十分であり、医療事故の分析や再発防止にほとんど貢献していない。

　各学会が、各専門分野での医療事故例の分析を継続的に行い、事故防止のためのガイドラインなどを示すようになればよいと思う。

　なお、事故情報の分析にあたっては、統計が正しく利用される必要があろう。つまり、検査による事故、手術による事故、薬による事故などには、もし完全に解明できるとすれば、それぞれの事故にはそれぞれの原因があるはずである。統計には、個別の事故での個別具体的な条件を捨象して初めて成り立つという面がある。たとえば、手術による事故の率については、執刀者の手術手技の未熟や誤りによる場合も含まれうる。事故率、治癒率、予後についての平均余命などの統計については、どのような個別具体的な条件を捨象したのかが明示されるべきであり、統計を利用する際には捨象された条件のことも考えるべきであろう。

8.4　紛争解決手段・補償方法の改善
　　　　　——ADR（裁判外紛争解決制度）など

最終的な紛争解決手続である訴訟について、市民の負担を減らせる工夫が重要で

あるが、最終的な紛争解決手段であるため慎重さや手続的保障などを欠くことはできない。したがって、訴訟を提起する権利を確保しつつ、比較的に簡易・迅速な代替的解決手段を提供したり、簡易・迅速な補償方法を検討すべきであろう。

患者の権利の確立、情報の流通・活用、紛争解決手段の改善などが十分に行われるとしても、医学の限界などにより、一定の医療事故が発生することは避けられないであろう。そして、救済される医療被害と救済されない医療被害との区別が公平ではないこともありうる。そこで、被害者がなるべく公平に救済され、また、最小必要限度では救済されるような制度が検討されるべきであろう。

以下では、まず、ドイツの例を紹介し、次いで、日本での提案を紹介しよう。

8.4.1　ドイツの例

ドイツでは、州（ラント）医師会が、州によっては弁護士会と共同して、調停所や鑑定委員会を設けている。これらの役割や機能などを紹介しよう。➡13

1975年から開設され始めたが、現在では12か所の機関によりドイツ全域をカバーしているとのことである。

調停所は医師の賠償責任保険の支払いのための医師の責任の有無を判断し、鑑定委員会は医師の賠償責任保険との関係とは無関係に医療過誤の有無を鑑定するとのことで、「いずれも医療事故の原因を分析し、医療過誤の存否に関する鑑定報告書を

➡13　ドイツの例
　　中村也寸志「日本の専門訴訟の問題はどこにあるか——ドイツの実務と比較して」判タ1011号（1999）16頁、中村也寸志「ドイツにおける専門訴訟（医療過誤訴訟及び建築関係訴訟）の実情」判時1696号（2000）32頁、浦川道太郎「ドイツ医師会の調停所と鑑定委員会——ドイツにおける医療事故防止の試み」年報医事法学11号（1996）16頁、石川明ほか『比較　裁判外紛争解決制度』のハンス・プリュッティング「第2章　ドイツの側から見た裁判外の紛争解決（ADR）」19頁および三上威彦「第3章　ドイツの裁判外紛争解決制度（ADR）について」35頁、畔柳達雄「現代型不法行為事件と裁判外紛争処理機構——ドイツにおける『医療事故鑑定委員会・調停所』管見——」判タ865号69頁、畔柳達雄「ドイツにおける「医療事故鑑定委員会・調停所」管見（続報）」法の支配111号（1998）、唄孝一編『医の倫理』＜講座　21世紀に向けての医学と医療　第1巻＞（1987）の「第8章　医師の倫理と職業義務と職業集団——西ドイツの職業裁判所から」［宇都木伸執筆］など参照。

　　そのほか、ドイツの医療制度全般については、岡嶋道夫（東京医科歯科大学名誉教授）「ドイツの医療制度について　透明性の高い理想的な保健医療制度」＜http://www.hi-ho.ne.jp/okajimamic/m401.htm＞、同誌「ドイツ医師のための職業規則」＜http://www.hi-ho.ne.jp/okajimamic/d101.htm＞などが参考になる。

作成することで、医師・患者間の紛争を解決する手掛かりを与える」とされる。

1992年度の新受件数は6,349件、同年度に処理件数は5,584件とのことで、かなり利用されていることがわかる。そして、実体判断（中身に立ち入っての判断）がされた事件の28%ぐらいが患者に有利な結論であるという。プリュッティング論文によると、「全体として、医療鑑定人・調停委員会はドイツにおいてもっともしられた質的にはベストの、すべての関係人にとってもっとも成果の上がっている調停機関に属している」とのことである。

そして、「調停所と鑑定委員会は、取り扱った医療紛争のデータを分析することで、将来の医療事故を防止する目的に利用しようと試みている」のであり、「取り扱った医療紛争に関するデータの公表にも大変熱心である」という。

8.4.2　日本の場合

ドイツの医師会は強制加入であり、公務員である医師以外は全員が加入しており、日本の医師会とはかなり性格が異なる。また、現状では、日本の医師会の医事紛争処理委員会などは会員医師のための活動をしているにすぎず、公平な紛争解決機関としての一般的信頼を獲得することは困難である。

裁判所とは別の「医療事故審判所」を設置すべきだという提案が行われたこともあるが、全国各地に設置する必要があり、そのためのコストが膨大になるなどの理由で実現までには至っていない。

裁判所の調停制度を活用する「医療事故調停制度」を創設することが、当面最も現実的で、試してみる価値があるかもしれない。

畔柳達雄氏（弁護士）は、①調停裁判所を地方裁判所とすること、②調停委員会の構成を、裁判官、弁護士、当該事件の専門分野の医師の3名とすること、③この3名が必ず出席すること、④経過をきちんと記録することなどを要件として、「医療事故調停制度」を提案している。➡14

➡14　「医療事故調停制度」の構想
　　畔柳達雄『医療事故訴訟の研究』(1987) の中の「補論2　いわゆる「医療事故審判所」の可能性と妥当性——医療事故紛争の迅速・妥当な解決策を求めて」、加藤一郎ほか「座談会　不法行為制度と被害者救済」ジュリスト926号 (1989)

もちろん最終的には訴訟を提起する権利が保障されなければならないが、このような「医療事故調停制度」により解決される事例も多いはずであり、1つの代替的解決手段として考えられてよいと思う。

8.4.3 加藤良夫氏の構想

加藤良夫氏（弁護士、医療事故情報センター理事長）は、「速やかに医療被害者の救済が図られ、かつ迅速に医療現場等に再発防止の教訓が生かされていくシステム」を作り上げる必要があるとして、「医療被害防止・救済センター」の構想を発表している➡15。

この構想によるセンターの目的は「医療被害者の早期救済を図ると同時に医療現場等への再発防止策等のフィードバック、診療レベルの向上、医療制度の改善、患者の権利の確立等に役立つ活動をすること」で、医療被害者はセンターにいつでも、電話、ファックス等自由な方法で相談申込みができ、医師・医療機関・製薬会社・医療機器メーカー等も、事故情報を誠実にセンターに報告することができるとされる。

そして、センターとしては事故情報を集めて分析・検討し、医学教育、医療現場、メーカー等への教訓として生かそうとするほか、センターが救済すべき事案であると判断したケース（相談を受けてから3か月以内に判断をすることを目途にとする）についてはセンターが被害者に対して補償（金銭的援助）を先行させ、加害者側が事故を隠そうとしたりすぐに改善の方策を取らなかったりする等の問題がある場合には、被害者に補償等を行ったセンターが被害者に代わって加害者側に求償をしていくとされる。

医療に起因して起こった大変気の毒なケースについては過失が立証できなくても補償していき、「著しく意外な結果」であれば厳密に因果関係が立証できなくても補償していくとされる。

➡15 「医療被害防止・救済センター」構想
　　センター・シンポ（1998）「医療被害者の救済システムを考える」28頁など［加藤良夫］、加藤良夫「「医療被害防止・救済センター」構想について」けんりほうnews74号（1997）＜ http://www02.so-net.ne.jp/~kenriho/news/074.html#74 ＞

医師、医療機関、製薬会社、医療機器メーカー等に過失があるケースについてはセンターが求償することができるが、

① 常日頃からまじめに医療活動・企業活動を行ってきたこと（それまでまじめに診療をしてきた人がうっかりミスをしてしまった場合は常日頃よりいい加減なことをしてきた人がミスをした時と比べて責任非難の度合いも異なるとされる）

② 速やかに被害者に謝罪するとともに、被害者がセンター等へクレームを提出する前に加害者側がセンターに自発的に事故報告をして自らの失敗を社会の教訓としようとしたこと

③ 同種事故の再発防止へむけた改善策を立案し、それを実践しはじめたこと

の3つの条件を満たした場合はその責任を軽減するか、免除することができるようにするとのことである。

センターの理事の過半数は患者・市民とし、センターの運用全般については常に市民オンブズマンの監視をうけるほか、迅速な救済をするために、被害の調査、判定には陪審制をとり入れる（国民の中〔40歳から60歳の有権者〕から陪審員を選び、陪審員チームは新件1件ごとにその都度新たに構成され、登録している専門家の意見をも吟味し、検討して判定する）とされる。

問題となる財源については、自動車の自賠責保険と同様に医療事故の被害回復を図る互助の精神から税金および患者の一部負担金を充て、医療側も収益の一部を被害救済のための基金に拠出し、製薬メーカー、（今後は医療機器メーカー等も）はこれまで「医薬品機構」に負担してきた拠出金と同様、副作用被害救済の観点から負担を継続すべきとされる。

すばらしい構想であるが、法律の制定、財源の確保、補償額と損害賠償額との関係など検討課題や整備すべき条件もあろう。幅広く議論していきながら、広範な国民がこの構想を支持していくことが必要であろう。

8.5　危険の分散などのための保険制度

8.5.1　スウェーデンの例
スウェーデンには患者保険制度がある。この患者保険の概要は次のようになっている。→16

患者保険制度は1975年から施行されており、「スウェーデンの医療や保健のサーヴィスの大部分を担っているランスティング（日本の県にあたる）と保険会社連盟（大手4保険会社で構成）との契約に基づいて」、医療従事者の過失の有無を問わずに、医療事故の被害者に対して一定の補償が行われている。補償金は一時金または年金の形で支払われるが、障害度100%の場合は、約504万円とのことである。

患者保険がカバーする医療事故は、「①治療に直接起因する被害（事故）、②現に罹患している疾病に比して不合理に重大な被害、③誤診に起因する被害、④感染による被害、⑤事故による被害」の5つとされている。

1975年から1991年までの16年間で6万2,890件が患者保険に報告され、41%が補償され、53%が補償対象外とされたとのことである。財源はランスティングの住民税の一部であり、1991年度の全保険料は約20億1,400万円で、これは住民1人あたり年間約250円とのことである。

医療従事者の過失を問わないために、医療機関側も発生した事故についての情報提供に協力的であるとのことで、保険会社連盟に膨大な事故データが集約され、そのデータの体系的分析や事故原因の究明が行われているとのことである。

なお、医療従事者の責任を問うものとして責任委員会の懲罰制度があり、また、損害賠償請求訴訟の提起も可能であるが、患者保険制度の施行以来、提訴件数は激減しているとのことである。

→16　スウェーデンの例
　　センター・シンポ（1998）「医療被害者の救済システムを考える」20頁など［朝見行弘］、加藤佳子「医療事故防止と被害者救済——スウェーデンの患者保険」年報医事法学11号（1996）25頁、植木哲ほか編『世界の医事法』（信山社、1992）の中の「第6章　スウェーデン——ヘルナー『スウェーデンにおける医療責任』」［手嶋豊執筆］、「スウェーデン　新医療法」九州・山口6（1990）249頁など参照。

8.5.2　ニュージーランドの例

　ニュージーランドでは、1972年制定の事故補償法があり、事故の原因を問わずにすべての人身損害の被害者に対して補償金（ただ、補償金はあまり高くない）が支払われるシステムがある。このシステムは、被害者の救済が共同体の責任としてとらえられ、それが国益にかなうという基本理念に基づくとされる。➡17

　原資は、何らかの損害を発生させる活動に関連した者（自動車運転者、労働者を雇用している者など）と国の一般的財源からの拠出である。

　また、救済の内容も単に金銭的な補償だけでなく、被害者の社会復帰を含んでおり、事故の防止も目的とされているという。

8.5.3　加藤雅信氏の構想

　加藤雅信氏（法学者）は、交通事故、労働災害、医療事故、公害、製造物事故などについて、危険行為を行う者などから課徴金（危険行為課徴金）を徴収するとともに、被害者が自衛的に負担している生命保険・傷害保険などの保険料（自衛的保険料）を加えて、総合的救済システムとして救済基金制度の創設を提案している。➡18

　この制度の下では、被害者がこの基金から必要な給付を受ける限度で、加害者に対する損害賠償請求制度が廃止されることになる。

　検討すべき点は多いと思うが、検討を進めていくべき1つの方向であろう。

　以上のように既にいくつかの提案が行われており、また、外国での例も存在する

➡17　ニュージーランドの例
　　　センター・シンポ（1998）「医療被害者の救済システムを考える」22頁など［朝見行弘］、浅井尚子訳「ニュージーランド「事故のリハビリテーションと補償に関する保険法」〔1〕～〔5〕」国際商事法務25巻11号～26巻3号（1997～1998）（頁表示を省略する）、加藤雅信編著『損害賠償から社会保障へ——人身被害の救済のために——』(1989) の中の「第2章　ニュージーランド事故補償法とその運用実態」［浅井尚子執筆］・「資料　1982年事故補償法全文翻訳」［浅井尚子訳］、加藤一郎ほか「座談会　不法行為制度と被害者救済」ジュリ926号（1989）17頁、加茂隆康『交通事故賠償』（中央公論社、中公新書、増補改訂版1995）215頁など

➡18　救済基金制度の構想
　　　加藤雅信編著『損害賠償から社会保障へ——人身被害の救済のために——』(1989) の中の「第2章　不法行為法の将来構想——損害賠償から社会保障的救済へ——」［加藤雅信執筆］・「第4章　結章」［加藤雅信執筆］、加藤一郎ほか「座談会　不法行為制度と被害者救済」ジュリ926号（1989）17頁

ことからして、日本の現在の制度以外に選択肢がないというわけではない。
　医療事故の予防と救済の適切なあり方について国民的に議論をし、検討をしていくべき時期であるといえよう。

本 書 の 執 筆 者

(注)〔 〕内は、医療関係の所属団体（364頁参照）
<略称>
　MIネット　　　　　：医療改善ネットワーク
　医弁　　　　　　　：医療問題弁護団
　センター　　　　　：医療事故情報センター
　メディオ　　　　　：医療事故市民オンブズマン
　権利法の会　　　　：患者の権利法をつくる会
　開示・市民の会　　：医療情報の公開・開示を求める市民の会

<編著者>
●藤田康幸（ふじた　やすゆき）　　東京大学卒業、弁護士（東京弁護士会、1980年登録）
〔MIネット、医弁、センター、メディオ、権利法の会、開示・市民の会、日本医事法学会、日本生命倫理学会など〕
プライム法律事務所（〒102-0083 東京都千代田区麹町6-6-1 麹町松尾ビル5階）
　　　　　　　　　　　　　　　　　　　　　　TEL03-3221-7251　FAX03-3221-7257
　　　　　　　　　　　　　< HomePage >プライム・ロー　http://www.ne.jp/asahi/law/y.fujita/
　　　　　　　　　　　　　　　　　　　　　　< E-mail > y.fujita@f.email.ne.jp

<各章・コラムの執筆者>
●阿部康一（あべ　こういち）　　京都大学卒業、会社員、医療事故訴訟原告経験者〔MIネット、メディオ〕
　　　　　　　　　　　　　< HomePage >医者にメス　http://www.sf.airnet.ne.jp/abe/
　　　　　　　　　　　　　　　　　　　　　　< E-mail > abe@airnet.ne.jp
●五十嵐裕美（いがらし　ひろみ）　　早稲田大学卒業、弁護士（東京弁護士会、1994年登録）
〔MIネット、医弁、センター、権利法の会〕
都民総合法律事務所（〒160-0004 東京都新宿区四谷1-18 高山ビル4階）
　　　　　　　　　　　　　　　　　　　　　　TEL03-3357-0277　FAX03-3357-0297
　　　　　　　　　　　　　　　　　　　　　　< E-mail > QZT07374@nifty.ne.jp
●安東宏三（あんどう　こうぞう）　　東京大学卒業、弁護士（東京弁護士会、1992年登録）
〔MIネット、医弁、センター、メディオ〕
安東宏三法律事務所（〒150-0022 東京都渋谷区恵比寿南3-5-7 若葉ビル5階）
　　　　　　　　　　　　　　　　　　　　　　TEL03-5720-1533　FAX03-5720-1566
　　　　　　　　　　　　　　　　　　　　　　< E-mail > fwka9709@mb.infoweb.ne.jp
●高木康彦（たかぎ　やすひこ）　　早稲田大学卒業、弁護士（東京弁護士会、1993年登録）
〔MIネット、医弁〕

高木康彦法律事務所（〒160-0022 東京都新宿区新宿 5-4-1 新宿Ｑフラットビル 710）
　　　　　　　　　　　　　　　　　　　TEL03-5363-3527　FAX03-5363-3528
　　　　　　　　　　　　　　　　＜ E-mail ＞ fwpe9091@mb.infoweb.ne.jp
●大森夏織（おおもり　かおり）　　早稲田大学卒業、弁護士（東京弁護士会、1992 年登録）
〔MI ネット、医弁、センター〕
東京南部法律事務所（〒144-0052 東京都大田区蒲田 5-15-8 蒲田月村ビル 4 階）
　　　　　　　　　　　　　　　　　　　　TEL3736-1141　FAX3734-1584
　　　　　　　　　　　　　　　　　＜ E-mail ＞ YRS00625@nifty.ne.jp
●福地直樹（ふくち　なおき）　　中央大学卒業、弁護士（東京弁護士会、1991 年登録）〔MI
ネット、医弁、センター、権利法の会〕
福地・野田法律事務所（〒124-0025 東京都葛飾区西新小岩 1-7-9 西新小岩ハイツ 506 号）
　　　　　　　　　　　　　　　　　　　TEL03-5698-7511　FAX03-5698-7512
　　　　　　　　　　　　　　　　　＜ E-mail ＞ CYS01647@nifty.ne.jp
●堀康司（ほり　やすじ）　　東京大学卒業、弁護士（第一東京弁護士会、1997 年登録）〔MI
ネット、センター、医療事故研究会〕
吉川総合法律事務所（〒101-0052　東京都千代田区神田小川町 2-2 センタークレストビル 7 階）
　　　　　　　　　　　　　　　　　TEL　03-3291-8661　FAX　03-3291-8664
　　　　　　　　　　　　　　　　　＜ E-mail ＞ BYR16064@nifty.ne.jp

＜コラムの執筆者＞
●安原幸彦（やすはら　ゆきひこ）　　東京大学卒業、弁護士（第二東京弁護士会、1977 年登
録）〔MI ネット、医弁、センター、権利法の会〕
東京南部法律事務所（〒144-0052 東京都大田区蒲田 5-15-8 蒲田月村ビル 4 階）
　　　　　　　　　　　　　　　　　　　　TEL3736-1141　FAX3734-1584）
　　　　　　　　　　　　　　　　　＜ E-mail ＞ yyasuhara@hotmail.com
●勝村久司（かつむら　ひさし）　　京都教育大学卒業、高校教諭、医療事故訴訟原告経験者、
『レセプトを見れば医療がわかる』（メディアワークス／主婦の友社、1999）編著者〔MI ネ
ット、開示・市民の会、陣痛促進剤による被害を考える会、医療過誤原告の会〕
　　　　　　　　　　　　　　＜ HomePage ＞ http://homepage1.nifty.com/hkr/
　　　　　＜ E-mail ＞ katumura@mbox.kyoto-inet.or.jp　CZT02077@nifty.com
●海野祥子（うみの　しょうこ）　　構成作家・コピーライター、医療事故訴訟原告経験者、
『インターネットを使って医療過誤裁判やっています！』（メタモル出版、2000）著者〔MI
ネット〕
　　　　　　　　　　　　　　　　＜ HomePage ＞ http://www.gokuraku.net/umi/
　　　　　　　　　　　　　　　　　＜ E-mail ＞ umi@us.office.ne.jp

各種団体リスト

●医療改善ネットワーク（MIネット）
〒102-0083　東京都千代田区麹町6-6-1麹町松尾ビル5階　プライム法律事務所内
（TEL03-3221-7251　FAX03-3221-7257）
＜HomePage＞http://www.mi-net.org/
＜E-mail＞info@mi-net.org

患者の権利を基本として医療の改善をめざす市民運動団体で、「医療の改善のために自分にできることをしましょう」がモットー。医療の改善のための各種の活動のほか、会員向けに医療事故法律相談の担当弁護士の紹介やセカンド・オピニオンのための助言等を行っている。

●医療事故市民オンブズマン（メディオ）
〒163-8023　新宿区西新宿6-21-1アイタウンレピア808
（TEL/FAX03-5323-5260）
＜HomePage＞http://www.hypertown.ne.jp/medio/
＜E-mail＞medio-owner@ml.air.ne.jp

医療被害者の支援や市民のための医療制度の確立をめざす活動をしている市民団体。

●医療情報研究所
〒160-0023　東京都新宿区西新宿5-8-14西新宿元木ビル403号
（TEL/FAX03-5358-2668）

医療事故の医学検証や証拠保全での診療記録の撮影などのほか、医療情報の各種研究に取り組んでいる。

●医療事故情報センター
〒461-0001　名古屋市東区泉1-1-35ハイエスト久屋6F
（TEL052-951-1731FAX 052-951-1732）
＜HomePage＞http://www.nttl-net.ne.jp/mmic/
＜E-mail＞mmic001@mint.ocn.ne.jp

医療事故被害者の救済、再発事故防止、診療レベルの向上、患者の権利の確立、医療制度の改善などを目ざしている。会員に対して各種の医療事故情報の提供などを行っている。

●医療事故調査会
〒581-0036　大阪府八尾市市沼1-41医真会八尾総合病院内
（TEL/FAX0729-48-7799）

< HomePage > http://www.reference.co.jp/jikocho/
< E-mail > jikocho@mail.reference.co.jp

医療事故についての鑑定意見書を作成したり、問題点の解析、医療の改善のための提言などを行っている。

● 医療情報の公開・開示を求める市民の会
〒619-0224　京都府相楽郡木津町兜台 1-2-8-101 勝村方
（TEL090-8529-7016　FAX0774-72-9619）
< HomePage > http://homepage1.nifty.com/hkr/simin/index.htm
< E-mail > CZT02077@nifty.com

医療情報の公開・開示を求める市民運動団体で、さまざまな活動を行っている。

● 患者の権利法をつくる会
〒812-0044 福岡市博多区千代 4-31-7　九県前ビル 3F
（TEL092-641-2150　FAX092-641-5707）
< HomePage > http://www02.so-net.ne.jp/˜kenriho/index.html
< E-mail > kenri-ho@gb3.so-net.ne.jp

患者の権利法の立法化をめざす市民運動団体で、患者の諸権利を定める法律案要綱、医療記録法要綱案などを提案している。

● 医療過誤原告の会
〒388-8014　長野市篠ノ井塩崎 6985-76　近藤方
（TEL026-292-6956）
< HomePage > http://www.cypress.ne.jp/takaoka/genkoku/main.htm

医療過誤訴訟の原告を中心とする市民団体で、会員の交流、医療被害者への情報の提供などに取り組んでいる。

● 陣痛促進剤による被害を考える会
〒706-001　岡山県玉野市宇野 4-7-1-502　出元方
（TEL/FAX0863-32-2310）
< HomePage > http://homepage1.nifty.com/hkr/higai/
< E-mail > fwnx3293@nifty.com

出産の際の陣痛促進剤（分娩誘発剤）による被害の防止などに取り組む市民運動団体。

■各地の医療問題弁護団・研究会など

（注）メンバーの数、活動の活発さなどは各弁護団・研究会等により差異がある。

地区	各地相談窓口	TEL
北海道	札幌医療事故問題研究会	011-251-0362
群馬県	群馬医療問題研究会	027-223-2848
埼玉県	埼玉医療問題弁護団	048-645-2026
東京都	医療問題弁護団	03-5698-8544
東京都	医療事故研究会	03-3535-1045
神奈川県	神奈川医療問題弁護団	045-201-6133
愛知県	医療過誤問題研究会、医療事故相談センター	052-951-3226
京都府	京都医療問題研究会	075-222-0011
大阪府	大阪医療問題研究会	06-6365-9297
富山県	富山医療問題研究会	0764-23-2466
岡山県	岡山医療問題研究会	086-223-5250
広島県	広島医療問題研究会	082-228-8425
山口県	山口医療問題研究会	0832-32-1321
徳島県	徳島医療問題研究会	088-625-8505
福岡県	九州・山口医療問題研究会	092-641-2009
長崎県	九州・山口医療問題研究会　長崎弁護団事務局	095-827-4314
佐賀県	佐賀医療問題研究会	0955-74-7588
熊本県	九州・山口医療問題研究会　熊本弁護団事務局	096-366-3318
大分県	大分医療問題研究会	097-532-8204
宮崎県	九州・山口医療問題研究会　宮崎弁護団事務局	0985-26-4656
鹿児島県	九州・山口医療問題研究会　鹿児島弁護団事務局	099-247-3531
沖縄県	沖縄医療事故研究会	098-875-1901

医療事故対処マニュアル

2000年4月30日　第1版第1刷

編　者：藤田　康幸
発行人：成澤壽信
発行所：株式会社現代人文社
　　　　〒160-0016　東京都新宿区信濃町20　佐藤ビル201
　　　　電話：03-5379-0307（代表）　FAX：03-5379-5388
　　　　Eメール：genjin@gendaijinbun-sha.com
　　　　振替：00130-3-52366

発売所：株式会社大学図書
印刷所：株式会社川島印刷
装　丁：星野雄一

検印省略　PRINTED IN JAPAN
ISBN4-87798-017-2　C3032
Ⓒ 2000　Y. Fujita

本書の一部あるいは全部を無断で複写・転載・転訳載などをすること、または磁気媒体等に入力することは、法律で認められた場合を除き、著作者および出版者の権利の侵害となりますので、これらの行為をする場合には、あらかじめ小社また編集者宛に承諾を求めてください。